増補版 ひとめでわかる のんではいけない薬大事典

浜 六郎

金曜日

はじめに

多くの「薬」は「毒」。その「毒」に、あまりにも多くのお金を使い、被害にあっている――ここ数年、ますますその傾向が激しく、本当におかしな方向に向かっていると、心から思います。

私は、医師になった翌年（一九七〇年）に判明したスモンなどの薬害事件を知り、「自分の処方で患者を害してはならない」と強く思い、自分の処方を正すとともに、自分が知り得た情報や分析結果を広く発信することの重要性を考えて、仕事をしてきました。

二〇〇〇年から一四年間、一般向けの医薬品情報誌として『薬のチェックは命のチェック』誌を編集・発行し、病気はなぜ起こるのか、病気にならないためにはどうすればよいのかを検討してきました。一五年には、『薬のチェックは命のチェック』と、専門家向けの情報誌『正しい治療と薬の情報』（ＴＩＰ）を統合して『薬のチェック』とし、新薬の良し悪しの検討作業に重点を移してきましたが、冒頭の印象は、ますます強まるばかりです。

代表例は、コレステロール低下剤や認知症用、糖尿病用の薬剤です。コレステロールが高いと動脈硬化がすすみ、下げると心筋梗塞などを免れるというのがいわば常識になっています。そのため、コレステロール値が高めだと当然のように低下剤が処方されます。しかし、「六〇歳以上の高齢者のLDL-コレステロールは高いほど死亡率が低い」と、常識と逆の関係を指摘した論文が、一六年六月に英国医師会雑誌（BMJ Open誌）に載りました（筆者も共著者）。この研究結果に照らせば、高齢者のコレステロールは一切下げる必要はありません。ところが、きわめて強力なコレステロール低下剤（注射）が一六年に販売開始されました。LDL-コレステロールが元の三分の一（二五mg／dL以下）になり、感染症と認知症が増加するという〝薬〟の衣をまとった「毒」に一回ン万円、年間ン十万円から一〇〇万円超を使うのです。

二〇年に日本でも流行が始まった新型コロナウイルス感染症（COVID-19）の多くの治療用薬剤やワクチンも、利益が害を上回るとはとても言えません。

二三年の暮れに販売が開始されたアルツハイマー型認知症の進行を抑制するとされる薬剤**レカネマブ**（商品名「レケンビ」）も同様です。アミロイドβ（ベータ）がアルツハイマー型認知症の原因とされていますが、実は、体が受けたダメージ部位の補修のために溜まる

「結果」であり、本当の原因は別にあります。ですから、**レカネマブ**でアミロイドβを取り除くと逆に脳出血が起こりやすく、脳が萎縮して、認知症が進む可能性が高い。そのような「毒物」を使用するために年間一人あたり、数百万円出費してよいのでしょうか。

糖尿病用の新規薬剤もそうです。糖尿病用薬剤は、インスリン以外で、プラセボ（偽薬）と比較して長期効果がすぐれていたものはありません。しかし、「プラセボより劣らなければよい」と、米国の規制当局（ＦＤＡ）が認めてしまいました。何とも、甘い話です。プラセボと同じなら使わないほうがましなのに、そのようなものに一成分で年間一〇〇〇億円以上の金を使っています。

インフルエンザの治療も異常です。日本では、インフルエンザにかかれば、ほとんどの人が受診し、診断のための検査を受け、「**タミフル**」や「**ゾフルーザ**」など、抗インフルエンザウイルス剤の処方を受けて、ときには患者・家族がのみたくないといっても「のみきってください」と医者がいいます。しかしヨーロッパでは、インフルエンザで受診する人はほとんどいないし、「**タミフル**」も「**ゾフルーザ**」も処方されません。人口一人あたり、フランスの五〇倍、スウェーデンの三〇〇倍、英国やイタリアの一〇〇〇倍以上の抗インフルエンザウイルス剤を、日本は使っています。

そもそも日本では、医師自身に、インフルエンザに薬剤は不要という認識がありません。これは、治療ガイドラインの影響が大きいのですが、そのガイドラインを作成する学者グループは、製薬企業から研究資金や謝礼金を得ている人たちです。製薬企業と医学界で中心的な役割の学者グループ、そして、官僚機構との緊密な連携で、病気（病人）をつくり出し、薬剤を多用させるような仕組みをつくり上げています。健診・検診事業も、病気づくりにおおいに貢献しています。

薬の評価に携わり、四〇年近くが経ち、私は不遜なことに、異端裁判で「それでも地球は動いている」と言ったとされているガリレオの心境になってきています。

たとえば、突然に呼吸が止まって死ぬ「**タミフル**」。異常行動の末に事故死する「**タミフル**」――。その被害者（家族）が、国を相手に訴訟を起こしましたが、すべての裁判で、死亡や後遺症と「**タミフル**」との因果関係は否定されました。しかし、それでも、「タミフルは突然死を起こす」「異常行動で事故死を起こす」「インフルエンザに効かない」という事実は、動きません。

同様に、「ＬＤＬも含めてコレステロールは高い人のほうが長生き」「インスリン以外の糖尿病用の薬剤は役に立たない」「高血圧は薬剤で下げないほうがよい」「熱は無理に下げないほうがよい」ことも確かなのです。

私が主張していたことが、後追いで証明されることは少なくありません。たとえば、非ステロイド抗炎症剤系の強い解熱剤が、脳症や多臓器不全を起こすことは、十数年後に証明されました。二〇〇〇年に中止すべきとしていた糖尿病用剤「アクトス」が、一一年にはフランスとドイツで販売中止となり、回収の措置が取られました。日本では二四年二月の段階でまだ販売が継続されていますが、米国では「アクトス」の被害者九〇〇〇人以上が起こした訴訟で、武田薬品は約三〇〇〇億円を支払い、和解をしています。

ほかにも、医学界の常識・通説を覆す情報を、多々発信してきています。いずれも徹底的に調べ上げた結果です。

本書の基本は、〇六年五月発行の『のんではいけない薬――必要な薬と不要な薬』です。これをもとに一七年に大きく改訂した『ひとめでわかる のんではいけない薬 大事典』を出しました。そして今回、さらにCOVID-19関連薬剤、認知症用剤、抗肥満剤などについても最新のデータで評価し直し、追加しました。

本書では、薬の「必要」「限定使用」「不要」「危険」に分類して評価を加えています。ある人には「必要」な薬でも、現在の治療に関するガイドラインで治療対象とされる人の多くには「不要」という場合が、ますます多くなっています。本文をしっかりと読んで、病気が起こる仕組みを理解し、薬に頼らずに治すための方法を十分に理解したうえで、表を見ていただきたいと思います。

「医者にかからないのは、中くらいの医者にかかったのと同じ」という意味の、中国の諺(ことわざ)がありますす。いまや、「医者に行かないのは、よい医者（本当に病気と薬を理解した医者）にかかったのと同じ」という時代になっていると、私は本気で思っています。

いま受けている治療に疑問があり、本書を読んで、やはり間違いだと確信をもった方は、思い切って本書を主治医に見せて、読んでもらってください。多くの医師・薬剤師は、現在の医学界の常識に縛られているため「トンデモ医者のいうこと」で片づけられるかもしれませんが、丁寧に対応してくれる医師を粘り強く探してください。

健康で長生きするためには、病気や薬剤について、少なくとも医者任せにはしないことです。そのための知識と知恵として、本書がお役に立てば幸いです。

二〇二四年二月

浜　六郎

増補版　ひとめでわかる　のんではいけない薬　大事典　　目次

三章 かぜ・インフルエンザの薬

八章 心臓の薬

九章 ワクチン

本書は二〇一七年七月に発行した『ひとめでわかる のんではいけない薬 大事典』から大幅に増補改訂し、新たな項目を追加して、主に二三年一二月現在の情報をもとに増補版として書き改めたものです。なお、本文中（注釈、表などを除く）は、薬剤の一般名（化学構造に基づく世界共通の名称）と商品名（製薬会社などによって異なる名称）を赤字にし、かつ商品名にはカギカッコをつけています。

一章　処方率が高い薬

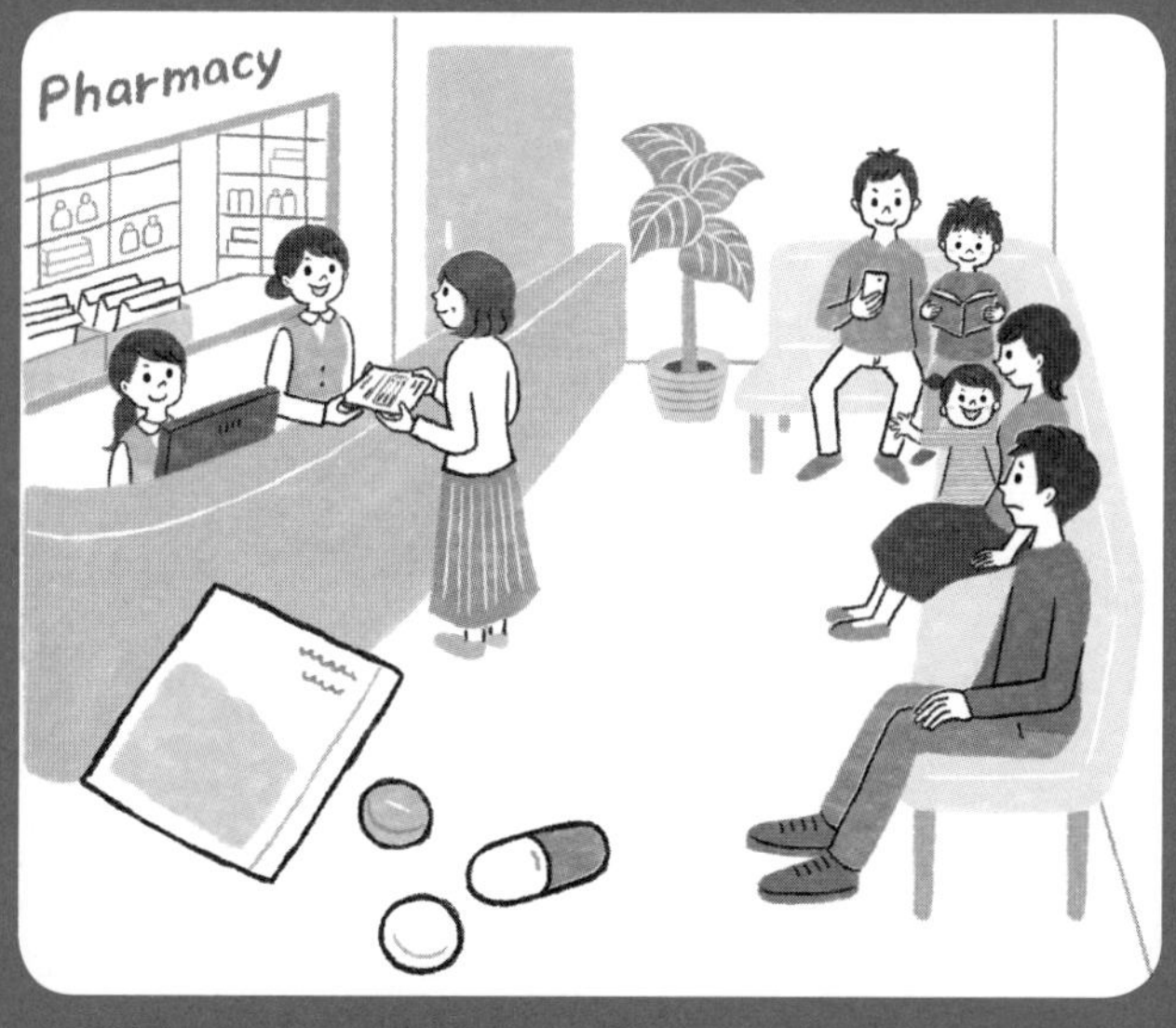

1 糖尿病の薬

大切なのはインスリンだけ！

六〇歳代の男性Aさんは、食事をどれほど節制しても糖尿病がよくならず、やせてきました。血糖値はほとんど正常に近く、「ヘモグロビンＡ１ｃ」という平均的な血糖値を反映した検査データも軽度異常なだけでした。ところが、手足がしびれ、食欲がなく、元気が出ません。のんでいたのは血糖降下剤のスルホニル尿素剤（ＳＵ剤）、ぶどう糖の吸収を遅くする薬剤、それに「**キネダック**」（一般名・**エパルレスタット**）などです。

入院して適切な食事だけにして、薬剤はすべて中止し、少し血糖値が上がったところで、少量から**インスリン**注射を始めました。食欲が出てみるみる元気になりました。「こんなにたくさん食べていいのですか？」――入院後の印象的な言葉です。

体格と運動量に合わせた適切な食事をとっていない人、制限し過ぎて粗食になり、必要な栄養分がとれていない人が糖尿病の人には多いのです。また、いったん一日四回の**イン**

スリン注射が必要になっても、まもなく必要がなくなる人がいます。軽い糖尿病があっても、適切な食事と運動などを心がけ、夜更かしなどをせずにストレスを発散し、睡眠剤に頼らず十分睡眠をとり、平均寿命以上に長生きしておられる方もいます。インスリンをいやがっていたけれど、少量のインスリンを注射したとたんに元気になった方もいます。

インスリンの働き

糖尿病は、不適切な治療や不摂生をしていると、重くなり、さまざまな合併症を起こす病気ですが、適切な食事や運動と、睡眠剤に頼らない睡眠、必要な場合にはインスリンの注射を続ければ、その成果がちゃんと表れる病気でもあります。

インスリンは、血糖値を下げるだけではなく、丈夫な骨や血管・神経・各臓器の基になるたんぱく質や脂肪（脂質）がきちんと利用されるためにも必須です。すべての栄養素を、必要に応じて体が利用するために重要なホルモンで、体内の一〇〇種類以上の遺伝子に働きかけて、栄養が利用されるのに必要な酵素を誘導する作用があります。

糖尿病とは、インスリンが不足するか、その働きが悪くなる病気です。インスリンを分泌する膵臓のβ（ベータ）細胞の働きが悪くなるからです。その原因は、糖質過剰食でβ

細胞を働かせ過ぎることや、睡眠不足や働き過ぎでβ細胞が血液不足（虚血状態）となるからです。植物油脂の過剰摂取もインスリンの分泌を低下させ糖尿病の発症や悪化の原因になります。

糖尿病でインスリンが不足し、病気が進んでくると、血中のぶどう糖の濃度（血糖値）が高くなり、尿量が増え、口が渇き、甘いものや水分がほしくなります。食事量が増え、神経の働きが鈍り、イライラしたり興奮しやすくなってきます。

節制して、血糖値が正常に近かったのにAさんの病状が悪化した理由は、エネルギー源の栄養素が足りないだけでなく、インスリン不足のため、少ない原料も利用できなかったからです。インスリンが不足すると、ぶどう糖は不完全燃焼し、十分なエネルギーが生まれません。たんぱく質も脂肪も十分に利用できなくなり、各種臓器が働かなくなります。年月が経つと、血管や神経が脆くなり、血管が集中している目や腎臓、心臓などが侵されやすくなってきます。網膜症で視力が衰え、神経の障害でしびれも生じてきます。

目の網膜の血管、腎臓の血管、神経に障害が起こる、これが糖尿病の三大合併症です。症状が進むと、網膜症から失明し、腎不全から人工腎が必要になり、神経障害は耐えがたい辛さになります。心臓の血管が詰まる心筋梗塞、足を切断する原因になる脱疽も起こりますが、適切な治療をすれば、このような障害はほとんど生じません。

のみ薬も注射も、インスリン以外はいらない！

インスリンは素晴らしい薬ですが、自分の膵臓から出るインスリンと違い、必要量が過不足なく補充されるのではなく、多過ぎる状態や不足が必ず生じます。そのため、インスリンがもつ細胞分裂促進作用のために、体内に潜んでいるがん細胞の分裂・発育を促進する可能性があります。したがって、インスリンといえども、頼らずに済む方法があれば、インスリン開始時期を遅らせることができるのではないか、と考えられます。その近道は、糖質制限食と、十分な睡眠と運動です。

医薬ビジランスセンター（薬のチェック）で検討した結果、従来の標準的糖尿病食は、糖質過剰だとわかりました。糖尿病の人は糖質制限食がよいと思います。また、適度な運動をし、睡眠不足に代表されるストレスを、できる限り排除しましょう。それでも血糖値が高くなるなら、以下に挙げる薬剤ではなく、迷わずインスリンを選びましょう。

インスリン以外の糖尿病用の薬の一つは、血糖降下剤のスルホニル尿素剤（SU剤）です。あるSU剤を使用した群と、使用しない群とを比較した米国の長期臨床試験で、使用した群で心筋梗塞死が確実に増加し、死亡率も高まる傾向が出ました。その後の英国での臨床試験でも、これを覆す明確な証拠は得られていません。

次はビグアナイド剤といいます。やはり長期使用が効くというデータと、効かないというデータが錯綜（さくそう）しています。その作用は、膵臓で**インスリン**を出すβ細胞のミトコンドリアの呼吸を抑えて、**インスリン**を出にくくするのです。ＢＭＩ(body mass index＝体格指数)が三〇以上あるような超肥満で**インスリン**が過剰に出るために、末梢組織が**インスリン**に反応しにくくなっている場合にだけ効果があるようですが、超肥満者でなければ害があります。また、服用途中で肺炎にかかったり、手術が必要になったり、造影剤を使ったりすると、アシドーシス（酸血症）を起こしやすくなり、大変危険です。

三つ目はグリタゾン剤です。自前の**インスリン**は出ているのに効きが悪い、主に肥満者の高血糖を防止すると主張されているものです。一九九八年に登場した「**ノスカール**」は、肝臓の害のため、二〇〇〇年三月に使用中止となりました。現在その仲間の「**アクトス**」が使われていますが、むくみが生じやすく、心臓への負担も大きいため、心不全を起こしやすく、骨が軟化し、折れやすくなったり、膀胱がんや前立腺がん、膵臓がんが増加することがわかっています。動物実験で、血糖値を下げる用量で心臓などに対する毒性があり、ヒトへの害が予測され、中止すべきと私は主張してきました。

その後の〇五年九月、プロアクティブという「アクトス」の長期臨床試験の結果で、「有効だった」との主張がされています。しかし、心不全を入れて検討すると、悪いことのほうが多い傾向がありました。膀胱がんも増加しました。さらに一一年、フランスとドイツで膀胱がんが多発するなどの理由で「アクトス」は販売が中止され、回収されました。

四つ目「キネダック」は、血糖値を下げる作用はなく、神経障害からくるしびれや痛みなどの症状を抑える効果もありません。アレルギーが多く、危険なため、中止すべきものです。

「アクトス」や「キネダック」は、服用をすぐに中止してもまったく支障はありません。「アクトス」を中止して血糖値が高くなるなら、必要以上に食べ過ぎていないか、インスリンが不足していないか、もう一度徹底的に糖尿病と生活の状態を見直してください。

「プラセボには劣らない」ものが薬!?

なお、〇九年以降に販売が開始された糖尿病用の薬剤は三系統あります。〇九年にはDPP－4阻害剤という系統ののみ薬、一〇年にGLP－1受容体作動剤という系統の注射剤、そして、一四年には、SGLT－2阻害剤という系統ののみ薬が販売されました。

現在では、DPP‐4阻害剤が九成分一九製品、GLP‐1受容体作動剤は八成分九製品、SGLT‐2阻害剤は六成分一〇製品が発売されるという盛況（?）ぶりです。これらはすべて、血糖値を下げます。しかし、長期で使った効果は、プラセボ（偽薬）には劣らない、というだけ。優れると主張しているものも、欠陥試験を理由としたものなので信頼できません。そのような役に立たないものに多額の医療費を使っています。二一年の一年間で、この系統の上位一一製剤の合計売上額は二六八九億円に達していました。

糖分が胃腸に入ると、腸の粘膜の細胞から「インクレチン」というホルモン、中でもGLP‐1というホルモンが出ます。これが**インスリン**を分泌する膵β細胞に働き、**インスリン**の分泌を促します。GLP‐1そのものは、DPP‐4という分解酵素の作用で一～二分で消えます。DPP‐4阻害剤はこの酵素を阻害し、GLP‐1の分解を抑えて長時間作用します。GLP‐1受容体作動剤は、DPP‐4で分解されにくく長時間作用するのです。

生理的な状態では、GLP‐1がごく短時間しか作用しないのは、長時間作用し続けると不都合だからでしょう。GLP‐1受容体は、脳や消化器、呼吸器、心臓など、体のあらゆる細胞にあるGLP‐1受容体に作用し、GLP‐1受容体を持っている「がん細胞」があれば、それを増殖させます。実際、DPP‐4阻害剤もGLP‐1受容体作動剤も、動物実験や臨床試験でがんが多発しています。そのうえ、DPP-4阻害剤は免疫機能を低下させるため、このことも発がん性につながります。

SGLT-2阻害剤は、腎臓からぶどう糖を排泄させて、血糖値を下げる物質です。ぶどう糖を排泄させるため尿量が増え、脱水状態になり、脳梗塞を起こしやすくなります。また感染症、特に尿路感染症や性器感染症が増え、動脈硬化がかえって促進され、がんも増えることが動物実験や臨床試験で認められています。一七年以降、臨床試験で糖尿病や心不全に使用して総死亡を減らしたとの報告が相次いだため、詳しく検討し直しました。A剤を公平に評価するには、Aか、Aを含まないプラセボ（偽薬）かが医師にも患者にもわからない「二重目隠し」が必要です。しかし、SGLT-2阻害剤を使うと尿量が確実に増えるので、多くの試験で「二重目隠し」にならず、SGLT-2阻害剤に有利な偏りのある試験が多かったのです。不適切な試験を除いて解析し直したところ、総死亡に差は見られず、下肢切断例が増えることがわかりました。やはり使う価値はありません。

米国内科学会（ACP）は、血糖のコントロールはHbA1cは七%と八%の間でよいと、勧告をしています。私は大賛成です。日本の糖尿病学会が推奨する七・〇未満にするよりも、ずっと低血糖発作が少なく、心臓病も少なく長生きできるからです。しかも費用もずっと少なくて済みます。追加治療が必要な人はぐっと少なくなります。

必要

インスリン速効型

- ヒトインスリン【ノボリンR、ヒューマリンR】

2相性（速効：中間=3:7）

- ヒトインスリン【イノレット30R、ヒューマリン3/7】

基礎分泌インスリン補充用（最も安定かつ安全な持効型）

- イ：デグルデク【トレシーバ】

→インスリン不足による糖尿病治療に必須

限定使用

インスリン超速効型

- イ：リスプロ*a【ヒューマログ*b】
- イ：アスパルト*a【ノボラピッド*b】

→速効、中間、2相性（速効+中間）製剤がある

ビグアナイド

- メトホルミン【グリコラン、メトグルコ、メトホルミン】

→超限定使用。ミトコンドリアの呼吸を抑え、インスリンを出にくくする。超肥満の人にのみ

不要

インスリン持効型（長時間作用型、イ：デグルデクに劣る）

- イ：グラルギン*a【ランタス*c】
- イ：デテミル*a【レベミル*c】

→疫学調査で発がん。薬理学的に発がん性が説明可

ビグアナイド

- ブホルミン【ジベトス、ブホルミン】

→不要。ほかはメトホルミンのコメントと同様

*イ…インスリン
*a…インスリン製剤は現在、すべて遺伝子組み換え製剤
*b…速効型、中間型、2相性（速効+中間）製剤がある
*c…疫学調査で発がんが報告された。薬理学的にも発がん性が説明できる

 ※薬剤の名称は、• 一般名【商品名】の順に記載してあります。

不要

α-グルコシダーゼ阻害剤

- アカルボース【グルコバイ、アカルボース】
- ボグリボース【ベイスン、ボグリボース】
- ミグリトール【セイブル、ミグリトール】

→食後の急激な血糖上昇を抑えるが、長期効果と安全性はない。重い肝障害も起こりうる

当分使用しない

インスリン速効型

- イ:グルリジン*a【アピドラ（速効製剤のみ）】

→当分使用すべきでない

危険

SU剤（スルホニル尿素剤）

- アセトヘキサミド【ジメリン】

→長時間作用するため、低血糖の危険がより大きい

- グリクラジド【グリミクロンなど】
- グリクロピラミド【デアメリンS】
- グリベンクラミド【オイグルコン、グリベンクラミド】
- グリメピリド【アマリール、グリメピリド】

→膵臓のβ細胞に働いて、インスリンの分泌を促す。使い続けるとβ細胞からのインスリンが出なくなり、かえって糖尿病を悪化させることになる

SU類似剤

- ナテグリニド【スターシス、ファスティック、ナテグリニド】
- ミチグリニド【グルファスト、ミチグリニド】

→危険、不要

アルドース還元酵素阻害剤

- エパルレスタット【キネダック、エパルレスタット】

→糖尿病による神経障害の症状を抑えるとメーカーは主張しているが、効果はなく害のみ

※薬剤の名称は、• 一般名【商品名】の順に記載してあります。

危険

グリタゾン剤

- ピオグリタゾン【アクトス、ピオグリタゾン】

→インスリン抵抗性の人に使用されているが、心不全や骨吸収、骨折、発がん性（特に膀胱がん）がある

DPP-4阻害剤（インクレチン関連薬剤）

- シタグリプチン【グラクティブ、ジャヌビア】
- ビルダグリプチン【エクア】
- アログリプチン【ネシーナ】
- テネリグリプチン【テネリア】
- アナグリプチン【スイニー】
- リナグリプチン【トラゼンタ】
- オマリグリプチン【マリゼブ】
- サキサグリプチン【オングリザ】
- トレラグリプチン【ザファテック】

→免疫に影響し、ホルモン、中枢神経系への影響あり。動物実験で発がんがあり、ヒトでも可能性が高い

GLP-1受容体作動剤（インクレチン関連薬剤）

- リラグルチド【ビクトーザ（皮下注）】
- デデュグルチド【レベスティブ（皮下注）】
- エキセナチド【バイエッタ（皮下注）】
- リキシセナチド【リキスミア（皮下注）】
- デュラグルチド【トルリシティー（皮下注）】
- セマグルチド【オゼンピック（皮下注）、リベルサス（錠）】
- チルゼパチド【マンジャロ（皮下注）】
- リナクロチド【リンゼス（錠）】

→明瞭な発がん性がある。いずれも臨床試験でがん発症が増加した

SGLT-2阻害剤

- イプラグリフロジン【スーグラ】
- ルセオグリフロジン【ルセフィ】
- ダパグリフロジン【フォシーガ】
- カナグリフロジン【カナグル】
- トホグリフロジン【アルプウエイ、デベルザ】
- エンパグリフロジン【ジャディアンス】

→脱水、脳梗塞、尿路・性器感染症、発がん、動脈硬化進行などの害があり、糖尿病や心不全に使われるが、寿命を延ばすことはできない（ただ血糖値を下げるだけ）

2 コレステロール低下剤

薬剤でがんにならないために

人の体は、外敵からだけでなく、体内にできた異物からも身を守るために、免疫など、いろいろな防御機構を備えています。このような機構をつくり出しているのが、各臓器の細胞です。その細胞が活発に働くには、丈夫な構造とエネルギーが必要です。そして、その構造の原料となるのが、たんぱく質と脂肪（コレステロールなど）です。

コレステロールは、動脈硬化の原因として悪玉の代名詞のようにいわれていますが、これは大きな間違い。コレステロールは三大栄養素の一つ「脂質」の主要物質で、しっかりした体づくりには欠かせない善玉の助っ人です。コレステロールが卵にたっぷり含まれているのは、卵からヒヨコになるためにたくさん必要だからです。副腎皮質ホルモンや性ホルモンなど、重要な五種類のホルモンの原料にもなります。

血液中のコレステロールが減ると、免疫力が衰え、感染症やがんにもかかりやすくなります。また、コレステロール値が高いほど、がんになりにくく、長生きだとわかっています。ところが、「LDL‐コレステロール140mg／dL以上、HDL‐コレステロール40mg／dL未満は脂質異常症」……これが、現在の日本動脈硬化学会による判定です。

無理に下げると、がんも死亡も増える

総コレステロール値が血液1dL中260mgだったので、好物の卵や肉を控えて200以下に下げたら、背中が化膿し、切開したという方がいました。180以下にしたら、三年後に白血病になった方もいます。どちらも、低コレステロールと無関係とはいえません。

「日本脂質介入試験＝J‐LIT」という臨床試験では、総コレステロール値が220以上(平均で約270)の人ばかり五万人に、コレステロール低下剤を六年間使いました。平均で約50下がりましたが、死亡率がもっとも低かったのは、220～260の人でした。180未満に下がった人の死亡率は220～260の人の二・七倍となり、四〇%ががんで死亡し、280以上の人のがんによる死亡率の五倍でした。

多くの人には、臨床的に見つからない程度のがんができています。七〇歳以上の男性の八〇%に、前立腺がんがあったという調査があります(401ページ「34がんの薬」の項参

照)。ふだんは免疫力が働き、がんが成長するのを抑えているのですが、免疫力が衰えると、がんは成長を早めます。コレステロールが180未満、特に160未満にもなった人では、免疫力が衰えて、それまでおとなしくしていたがんが暴れ出すと考えられます。

このほか、総コレステロール値が240~260の人が最長寿というデータは多数あります。たとえば、国民健康・栄養調査の対象者約一万人を一九年間追跡した調査や、大阪府八尾市で行なわれた調査、茨城県で行なわれたさらに大規模な調査などです。

オランダで行なわれた、八五歳以上の高齢者をコレステロール値の高さで三グループに分けて調べた調査では、一番長生きしたのはコレステロール値が高いグループでした。低いグループは、がんと感染症死が多く、もっとも短命でした。

総コレステロールだけでなく、LDL-コレステロールについて調べた結果も同様です。筆者自身も参加して徹底的に検討した調査で、この考えが揺るぎないものになりました。六〇歳以上を対象とし、LDL-コレステロール値で分けて、総死亡の危険度を報告した研究を、総当たり文献調査をして分析した結果が二〇一六年六月に出版されました。その結果、「悪玉」と称されているLDL-コレステロール値が高い人のほうが、低い人よりも、例外なく長生きでした。

この調査結果は、英国医師会雑誌のオープンアクセス版（BMJ Open）という雑誌で発行以来、五カ月間、もっともよく読まれた記事であり続けたという重要な論文です。

薬が必要な人はいない

コレステロールは、体内で一〇段階の変化を経て合成されます。「その合成過程や吸収を妨げれば、コレステロールは下げられる」と考えて、低下剤開発は、心筋梗塞が多い米国を中心に、一九五〇年ごろから進められてきました。しかし、それは失敗の連続でした。

現在もっとも広く使われているのが、「**リピトール**」や「**メバロチン**」など、スタチン剤と総称される低下剤です。合成過程の最初の段階（アセチルCoAからメバロン酸への変化の段階）で合成を妨害し、コレステロールをできにくくします。

アセチルCoAからコレステロールが合成されるまでの段階には、途中にファネシル2リン酸という重要なものがあります。このファネシル2リン酸からは、コレステロールだけでなく、ほかにも二つの重要なものができます。一つは、エネルギーを生み出すのに大変重要なコエンザイムQ（サプリメントは無効）と、細胞の構成や識別に重要な糖たんぱくの原料になるドリコールというものです。スタチン剤は、これら細胞の機能に重要なコレステロール、コエンザイムQ、ドリコールをできにくくして、免疫力や細胞の働きを弱めるため、感染症やがんになりやすく、神経や筋肉が傷害されやすくなるのです。

効果よりも、不都合なことが多過ぎる！

「ゼチーア」（一般名・エゼチミブ）は二〇〇七年に導入されたコレステロール低下剤です。腸粘膜の細胞に働き、コレステロールが腸で吸収されにくいようにします。家族性高コレステロール血症の人は、総コレステロール値が３００以上と大変高く、心筋梗塞を起こしやすいので、低下剤が効くのではと期待され、ＥＮＨＡＮＣＥという試験が実施されました。そこでは、総コレステロール値が平均４００の人を、スタチン剤単独で平均２７０まで下げた場合と、スタチン剤＋「ゼチーア」で２１７まで下げた人で比較したところ、頸動脈の動脈硬化程度は、「ゼチーア」を加えた人のほうに、悪化傾向がありました。

大動脈が狭くなった患者を対象にして四・四年間追跡したＳＥＡＳ試験では、ＬＤＬ-コレステロール値が平均１４０の人に、スタチン剤と「ゼチーア」を加えて50～70に下げた場合（低下剤群）と、プラセボ（偽薬）群とで比較したところ、死亡率は全体として低下剤群に多い傾向があり、特にがんが約六〇％増し、がんによる死亡が六七％増えていました。

もっとも新しいコレステロール低下剤は、ＰＣＳＫ９阻害剤という系統の注射剤です。肝細胞のＬＤＬ‐コレステロールの受容体を分解されにくくして、受容体を増やし、肝細胞内にたくさんのＬＤＬ‐コレステロールを取り込ませて、ＬＤＬ‐コレステロール値を低下させます。すると、ＬＤＬ‐コレステロールはもとの濃度の三〇％に減り、25㎎／dL以下になります。ＰＣＳＫ９阻害剤を使い、コレステロールを低下させることで心筋梗塞が防止できるなら、抜群の効果が発揮できるはず。しかし、残念ながら、通常の高コレステロールの人にも、家族性高コレステロール血症の人にも効果がありませんでした。

一方、ＰＣＳＫ９阻害剤の使用は、不都合なことが多過ぎます。感染症の発症は三〇～七〇％増え、認知症発症率が三倍になり、多発性硬化症やギランバレー症候群など、重い神経障害も生じます。また、転倒や骨折などの事故は一〇倍近く発生しています。これは、神経機能の低下と密接に関係しているためで、大変危険なことです。この系統の薬剤の一つは、開発の最終段階で中断・撤退しました。発売された二つも危険きわまりないものなのに、それに一回数万円、年間六〇万円から一二〇万円を使っています。なお、一六年に販売が開始されたＰＣＳＫ９阻害剤の二剤のうち「**プラルエント**」（一般名・アリロクマブ）は、二〇年に販売中止となりました。

2 コレステロール低下剤 ※薬剤の名称は、・一般名【商品名】の順に記載してあります。

危険

コレステロール吸収阻害剤

- エゼチミブ【ゼチーア、エゼチミブ】

→長期試験で効果なし。むしろ発がんの危険性がある

PCSK9阻害剤

- エボロクマブ【レパーサ】

→心筋梗塞などの減少効果はない。感染症や認知症、多発性硬化症など、重い神経障害が生じ、事故にもあいやすくなり、大変危険。この系統の薬剤の一つは、開発の最終段階で中断・撤退した。一旦承認されたアリロクマブ（「プラルエント」）は2020年に販売中止となった

スタチン剤

- アトルバスタチン【リピトール、アトルバスタチン】
- ロスバスタチン【クレストール、ロスバスタチン】
- アトルバスタチン+アムロジピン【カデュエット】

→コレステロール低下作用が強過ぎるため危険

フィブラート剤

- クロフィブラート【クロフィブラート】
- フェノフィブラート【リピディル、トライコア、フェノフィブラート】
- ベザフィブラート【ベザトール】

→臨床試験、動物実験で発がん（がん増加）が認められているものがいくつかある

プロブコール

- プロブコール【シンレスタール、プロブコール、ロレルコ】

→長期使用の有効性も安全性も未確認。肥満者には特に不整脈の危険がある

不要

スタチン剤

- プラバスタチン【メバロチン、プラバスタチン】
- シンバスタチン【リポバス、シンバスタチン】
- フルバスタチン【ローコール、フルバスタチン】
- ピタバスタチン【リバロ、ピタバスタチン】

→狭心症や心筋梗塞がある人でも不要

陰イオン交換樹脂

- コレスチミド【コレバイン】

ニコチン酸剤

- ニコモール【コレキサミン】
- ニセリトロール【ペリシット】

→海外での販売なし

オメガ-3脂肪酸製剤

- イコサペント酸エチル(EPA製剤)【エパデール、イコサペント酸エチル】
- オメガ-3脂肪酸エチル【ロトリガ】

→イコサペント酸エチルは日本のローカルドラッグ。オメガ-3脂肪酸エチルは、心筋梗塞再発予防の効果はなく、2020年にEU(欧州連合)で心筋梗塞再発予防の適応が取り消された。魚介類など食事からの摂取が得策

その他

- デキストラン硫酸【MDSコーワ】
- ポリエンホスファチジルコリン【EPL】
- エラスターゼ【エラスチーム】
- 酢酸トコフェロール【〈ビタミンE誘導体〉】

→不要

3 降圧剤

薬で下げたらあかん！

脳卒中などを心配して降圧剤をのんでいる人は、二〇一六年現在約二八〇〇万人に達します。一九九二年の一三〇〇万人程度から、二倍以上になっています。

脳卒中や心臓病などを防ぐため、高過ぎる血圧をコントロールすることは大切なことです。しかし、生活習慣を改善しても上の収縮期血圧が１６０㎜Hg（以下、単位は略）、下の拡張期血圧が95以上が続く場合にのみ治療の対象だった基準が、日本では二〇〇〇年の新ガイドラインで、上１３０／下85未満を目標に血圧を下げることが勧められるようになりました（新たに三〇〇〇万人以上が降圧剤を必要とする「患者」とみなされることになった）。一四年には少し緩められ、上１４０／下90未満が目標になりましたが、一九年四月にはまた、上１３０／下80未満に引き下げられました。

高血圧の薬は、血圧を下げる作用があるので降圧剤と呼ばれます。私は、『下げたら、あかん！　コレステロールと血圧』（日本評論社刊）や『高血圧は薬で下げるな！』（角川書店刊）という本を書きましたが、「血圧を下げたらあかん」など、常識では「とんでもない」ことでしょう。けれども「あかん」証拠は揃っています。そもそも、いまの学会の基準をもとに血圧を下げるのは、とても危ないことなのです。降圧剤を使う一九年の基準（上130／下80未満）そのものが、レッドカードです。四つの調査に基づいて、いまの基準がどんなに有害であるかを、お話ししましょう。

①一九八〇年に日本で実施された国民健康・栄養調査の対象者を、血圧の値別に降圧剤を服用していたかどうかで分け、一四年後、自分で身の回りのことができる人（自立者）の割合を見た調査の結果

――下（拡張期血圧）が最も高い110以上の人を含めて、どの血圧の場合でも「降圧剤なし」の人の方が「降圧剤服用者」よりも自立者の割合が高く、「降圧剤なし」の中では90～99の人の自立度がもっとも高かった。また上（収縮期血圧）が180未満なら、「降圧剤なし」の人は、すべての（上がどの値の）降圧剤服用者よりも、自立者の割合が高かった。

②九二～九八年に日本で実施されたランダム化比較試験（公平振り分け二重目隠し試験）

——七〇歳以上の高齢者は上が１６０～１７９ならば、降圧剤（カルシウム拮抗剤）を使用しないほうが健康だった（脳卒中や心筋梗塞にかかる率に差はなく、がんになった人が少なかった）。

③九二～九七年に実施され、九八年に発表された、日本だけでなく、世界的に採用されている治療目標値（１３０／85未満）を決める根拠となった、欧米で実施されたランダム化比較試験、ＨＯＴ研究

——１３０／85未満でよかったのは、心筋梗塞にかかる人が減ったことだけで、下の血圧を80近くまで下げると、90未満を目標に下げるよりも、死亡率が高くなった。二〇〇〇年の新ガイドラインは、主にこのＨＯＴ研究を根拠にしていたが、その根拠がないことを認め、一四年の改訂で上１３０／下85という数字を撤回した。

④日本で実施されたランダム化比較試験のＪＡＴＯＳ試験

——収縮期血圧１６０以上で、平均１７２／89程度の高齢者（六五～八五歳）四四一八人を、カルシウム拮抗剤を用いて上１４０未満を目標とする厳格群と、１４０～１６０未満を目標に緩やかに下げる緩和介入群に分けて、二年間追跡した結果

——二年後の血圧は厳格群で平均36程度下がり１３６／75に、緩和介入群は平均26

程度下がり146／78となった。脳梗塞の発生（三六人対三〇人）や、心筋梗塞（六人ずつ）には差がなく、総死亡は厳格群が五四人、緩和介入群が四二人だった。統計学的には有意の差ではないが、厳格群の方が緩和介入群より、三割近く死亡が多かった。この差が本当にあるとすれば、三七〇人を厳格に降圧すれば、年に一人ずつ降圧剤のために余計に死亡することになる。一九年の基準では死亡がより増えるでしょう。

国民健康・栄養調査の結果では、一六年には成人の二八・五%が降圧剤を服用していましたので、実際に降圧剤を服用している人は、二八五〇万人に達していると推定されます。したがって、年間約七・七万人が余計に死亡する可能性があります。一九年には、さらに多くの人に降圧剤を使用するように、ガイドラインが改訂されました。ガイドラインどおりに治療すると、一三万人が余計に死亡することになりかねません。これは、コレステロール低下剤による推定死亡者数（一万〜三万人）よりも確実に多く、ぞっとします。

生命の危機に際しては、アドレナリンが分泌され、体の筋肉や心臓など、必要なところに十分に血液を送り込むために血圧を上げる必要があります。血圧を上げる必要があるのに血圧を下げれば、酸素や栄養分が不足して、不都合が生じます。高齢者はもちろん、若い人でも180／110程度までなら、薬を使う必要はありません。むしろ、血圧が上がっている理由を見つけ、取り除くことができる原因があれば、それを取り除くことこそが、本当に必要なことです。血圧を上げる原因が取り除かれれば、自然に血圧は下がってきます。まずは、ご自分の行動パターンや身辺のストレスの原因などを見直しましょう。

種類とその特徴は？

代表的な降圧剤は、五種類あります。大きく分けると、短期使用では害作用がやや目立つが長期では安全なもの、短期で害作用は目立ちにくいが長期にじわじわと問題が出るもの、があります。前者は利尿剤やβ遮断剤、ACE阻害剤（アンジオテンシン変換酵素阻害剤）です。後者はカルシウム拮抗剤と、ARB（アンジオテンシンⅡ受容体拮抗剤）です。

高血圧の重要な原因の一つは、「塩分」です。塩分とともに水を排泄させるチアジド（サイアザイド）系降圧利尿剤がもっとも安全に使えて寿命の延長も確認され、しかも安価です。交感神経が興奮すると血管は細くなり、心臓が強く収縮して、血圧を上げます。ドキドキ興奮しやすい人は、交感神経の興奮を抑え、心臓の収縮力を抑えるβ遮断剤や、血管を広げるACE阻害剤が、長期の効果が確認されていて、よい降圧剤です。

一方、カルシウム拮抗剤は、短期には副作用が目立たなく使いやすいのですが、長期では寿命の延長は証明されておらず、むしろ心臓に負担がかかり、心不全が増え、がんもできやすくなります。日本でもっとも多くの費用が使われているARBも、短期には咳などの害作用が少ないですが、心不全の患者さんに長期的に使った比較試験の結果、ACE阻害剤に比べると、突然死が多く起こりました。二〇一〇年に発表された総合解析の結果では、がんを一一％増やすことが示されました。私の再解析では、一四％増でした。重症感染症の敗血症や、それによる死亡も約五割増えました。がんも敗血症も、ARBの免疫抑制作用のためです。カルシウム拮抗剤やARBが多用されている現状は大変心配です。

一九年改訂の目標130／80未満について。根拠はSPRINT（一五年）とSPS3（一三年）など一九件の試験でした。一五件中五件は目標の130未満に達せず、達成した一〇件中五件で試験開始時の背景が強力降圧群に有利（SPS3など）、もしくは、最重要とされるSPRINT試験でデータに重大な矛盾がありました。腎機能低下がARB群でプラセボ群の約三倍も起こっているのに心臓病は少なくなるなど、大きな矛盾がありました。データ捏造が疑われる試験もありました。これらの結果を踏まえたうえで、英国国立医療評価機構（NICE）は、血圧値160／100が続いてはじめて降圧剤による治療対象とするとのガイダンスを示しています。あわてて降圧剤を服用せず、血圧が高くなる原因を見直しましょう。

必要

チアジド系降圧利尿剤*

- ヒドロクロロチアジド【ヒドロクロロチアジド】
- トリクロルメチアジド【フルイトラン、トリクロルメチアジド】

→長期の効果と安全性がもっともよくわかっている。降圧剤が必要な場合は、いまでも第一選択。カリウムが低下しやすいが、食事で補給可能。糖尿病には不適切

β遮断剤*

- メトプロロール【セロケン、ロプレソール、メトプロロール】
- アテノロール【テノーミン、アテノロール、アルセノール】

→長期使用で寿命の延長が確認されているが、気管支を狭くする作用があるので、気管支喘息の人には使えない

- セリプロロール【セレクトール、セリプロロール】
- ビソプロロール【メインテート、ビソプロロール】

→気管支を狭くする作用が比較的少ない。メインテートは拡張型心筋症による心不全にも適応がある

- プロプラノロール【インデラル、プロプラノロール】

→β遮断剤の基本薬剤。なお、降圧剤としてではなく、全身治療が必要な増殖期の乳児血管腫に対して、プロプラノロールが「ヘマンジオルシロップ」として2016年から日本でも販売されている

ACE阻害剤

- カプトプリル【カプトリル、カプトプリル】
- エナラプリル【レニベース、エナラプリル】

→心刺激が少なく、心不全に長期的効果が証明されている。咳が出やすいことは必ずしも欠点とはいえない。糖尿病のある人には適する

メチルドパ【アルドメット、メチルドパ】(中枢性α2刺激剤の一部)は、妊婦の高血圧治療に必要とされている。

*チアジド系降圧利尿剤、β遮断剤、カルシウム拮抗剤はいずれも血糖値を上昇させる。

危険

レニン阻害剤*

- アリスキレン【ラジレス】

→心血管疾患の合併を減らせず、致死的な腎不全や発がん性など毒性が多い。フランスでは2011年、医療保険の対象外に

ほぼ不要

カルシウム拮抗剤ジヒドロピリジン系*

- アムロジピン【アムロジン、ノルバスク、アムロジピン】
- ニフェジピン【アダラート、エマベリン、セパミット、ニフェジピン】
- アゼルニジピン【カルブロック、アゼルニジピン】
- ニカルジピン【ペルジピン、ニカルジピン】
- ニルバジピン【ニバジール、ニルバジピン】
- フェロジピン【スプレンジール、フェロジピン】

一般名の語尾が「……ジピン」はジヒドロピリジン系の薬剤を示し、上記以外にも多数ある。例えばシルニジピン【アテレック】、ベニジピン【コニール】など

→チアジド系降圧利尿剤、β遮断剤、ACE阻害剤が使用できない場合にのみ使う。上記以外にも多数のカルシウム拮抗剤があるが、ジルチアゼムとベラパミル以外は、すべてジヒドロピリジン系。ジヒドロピリジン系は、血圧低下により反射的に交感神経を緊張させ、浮腫や便秘など種々の害反応がある。長期使用で利益より害のほうが大きいと考えられる。血糖値を上昇させる、がんや出血が増加するなど

その他のカルシウム拮抗剤*

- ジルチアゼム（抗狭心症剤としては必要）
  【ヘルベッサー、ジルチアゼム】
- ベラパミル（抗狭心症剤、抗不整脈剤としては必要）
  【ワソラン、ベラパミル】

*チアジド系降圧利尿剤、β遮断剤、カルシウム拮抗剤はいずれも血糖値を上昇させる。

ほぼ不要

ARB

- バルサルタン【ディオバン、バルサルタン】
- カンデサルタン【ブロプレス、カンデサルタン】
- テルミサルタン【ミカルディス、テルミサルタン】
- ロサルタン【ニューロタン、ロサルタン】
- イルベサルタン【イルベタン、アバプロ、イルベサルタン】
- オルメサルタン【オルメテック、オルメサルタン】
- アジルサルタン【アジルバ、アジルサルタン】

→ACE阻害剤に比べて咳は少ない。しかし、長期効果ではACE阻害剤より劣るのでACE阻害剤が使用できない場合などにのみ使う。高価。炎症、免疫を抑えるため、がん、感染症が増加する

ネプリライシン(NEP)阻害剤+ARB

- サクビトリルバルサルタン【エンレスト】

→2020年に販売が開始された新規製剤。利尿剤のネプリライシン阻害剤サクビトリルとARBのバルサルタンを結合したものだが、服用後体内でそれぞれになって降圧剤として作用する。心不全には海外でも承認されているが、降圧剤としての承認は日本だけ。延命など長期効果は未確認で、ないと見るべき

α1遮断剤

- プラゾシン【ミニプレス】
- ドキサゾシン【カルデナリン、ドキサゾシン】

→耐性により効果が消失するため、長期効果は認められない。ドキサゾシンによる肝障害での死亡例もある

そのほか、チアジド類似降圧利尿剤(インダパミド〔「ナトリックス」など〕など)もほぼ不要

※薬剤の名称は、・一般名【商品名】の順に記載してあります。

不要

アルドステロン受容体拮抗剤

- エプレレノン【セララ】

→心不全には有用だが、降圧剤としては不要

中枢性α2刺激剤

- クロニジン【カタプレス】
- グアナベンズ【ワイテンス】

→中止時（特にβ遮断剤併用で）、反跳性に高血圧になるため、有害

ヒドララジン系

- ヒドララジン【アプレゾリン】

→心臓刺激作用が強く、長期使用は有害

ARB合剤

- VAL＋HT【コディオ】
- CAN＋HT【エカード】
- VAL＋AML【エックスフォージ】
- TEL＋AML【ミカムロ】
- TEL＋HT【ミコンビ】
- CAN＋AML【ユニシア】
- OLM＋AZL【レザルタス】

→合剤ではなく、個々に必要なものを選ぶべき

VAL:バルサルタン、HT:ヒドロクロロチアジド、CAN:カンデサルタン、AML:アムロジピン、TEL:テルミサルタン、OLM:オルメサルタン、AZL:アゼルニジピン

二章

神経、脳循環・代謝の薬

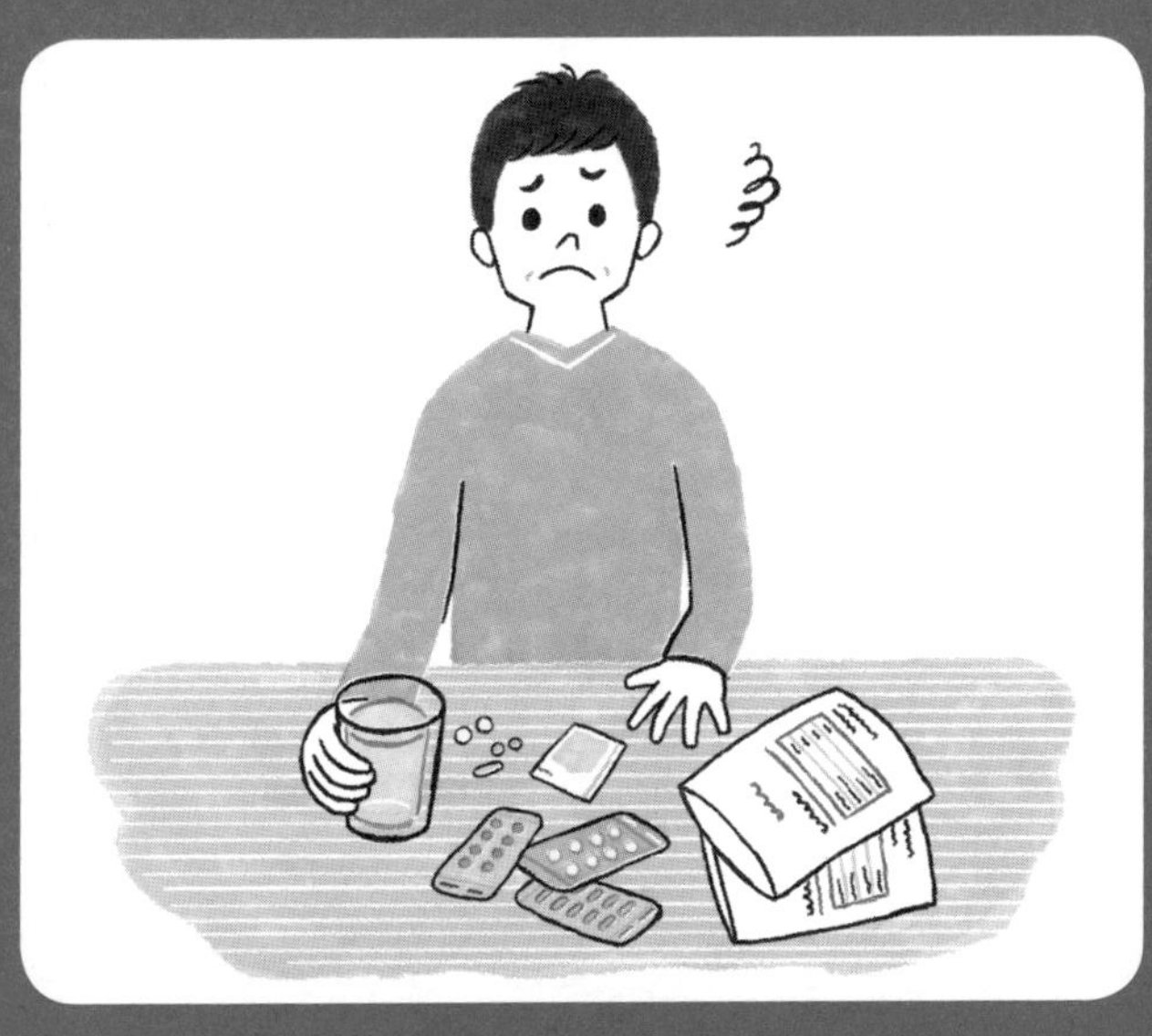

4 脳卒中の薬

新薬に画期的療法なし

脳卒中の治療には大きく分けて、発作直後に行なう治療（急性期）と、ある程度落ち着いてから行なう治療（慢性期）の二つがあります。54～56ページに各治療法を一覧にし、評価判定をしました。一見してよい治療法が少ないことに、驚かれたのではないでしょうか。これまで常識のように使われていた薬剤の多くや治療法が、軒並みだめだということが、近年わかってきたからです。

たとえば、これまで発作直後には、血圧を下げるために降圧剤がよく使われてきました。ですが、正しくは、血圧がよほど高い場合（明確な根拠はないものの、おそらく上220㎜Hg／下120㎜Hg以上）を除き、薬などで無理に血圧を下げてはいけません。脳浮腫の改善を狙った治療方法（グリセロールのような少し濃度の高いものを点滴し、脳の水分を吸収させる）は、短期の死亡は減らしますが、長期的に見ると死亡率が変わらないことがわかってきたのです。血液が固まるのを防止するための抗凝固剤も、無効です。

発作がある程度落ち着いてからの治療法では、四〇種類近くあった脳循環改善剤、あるいは脳代謝改善剤の大部分が、無効なために現在では使われなくなってきています。脳代謝改善剤は、脳を刺激して脳の働きをよくするとされていましたが、異常な興奮だけが起こることなどから、脳の働きはよくならないことがわかりました。さらには、脳循環改善剤は、血管拡張作用があり、主に血栓で詰まった血管を拡張し、循環をよくすることを狙って用いられていたのですが、広がるのは健康な血管だけで、詰まった血管には血液が回らなくなり、悪影響があるだけだということがわかりました。

急性期に有効な治療法

では、有効な治療法とは何でしょうか。脳梗塞の急性期に少量のアスピリンを短期間（二一〜四週間）使用するのは、有効といえます。海外の一二の試験（合計約四・三万人が対象となったランダム化比較試験）を総合解析した結果、一〇〇〇人を治療すれば、半年後に生存かつ自立している人を一三人増やすことがわかりました。一〇〇〇人あたり二人が余分に脳内出血を起こしましたが、一〇〇〇人あたり七人の脳梗塞の再発が予防でき、一〇〇〇人あたり一人の肺血栓塞栓症が防止できました。治療による利益とリスクとのバランスを考えると、脳梗塞急性期から慢性期にかけて、アスピリンを用いることの価値は確立しているといえます。

くも膜下出血を起こしてしまった場合には、その原因となった動脈瘤内へ、コイルなどの異物を挿入し、動脈瘤内の血液を固まらせて止血する方法は、クリップ手術よりも安全で、予後を改善するということがわかりました。くも膜下出血部へのコイル挿入は、第一選択の治療法となってきています。

また、血栓による脳梗塞の治療方法として承認された、アルテプラーゼによる血栓溶解療法は、三時間以内にのみ使用という基準から、四・五時間以内に延長されました。しかし、詳しく分析したところ、たとえ効果があるとしてもごくわずかであり、しかも、発症から一・五時間以内に限って有効であることがわかりました。

支持療法が基本中の基本

これらの治療法を採用する以前に、本人の回復力を邪魔しないように、最大限援助するための支持療法こそが、もっとも大切な治療です。

具体的にはまず、適切な栄養の摂取です。発作後に食べることができれば、積極的に口から食べることが大切です。特に、たんぱく質と脂質は重要な栄養源です。脳卒中になっても、コレステロール値が高い人のほうが、低い人よりも症状が軽く予後がよいので、脳卒中発作時に低栄養があれば、積極的に栄養の改善が必要です。嚥下（えんげ）（物をのみ込むこと）ができなければ、一時的にはチューブ栄養も考慮することになります。

次に、水分や電解質のバランスが重要です。低酸素状態があれば、酸素は必須です。酸素欠乏状態でなければ、余分な酸素の補給は無効であり、必要ありません。

また、合併症対策としての感染症予防には、抗生物質が必要です。持続導尿のためのバルーンカテーテルは、感染の原因になるため、極力避けます。消化管出血対策としての局所療法には、H_2ブロッカーより**スクラルファート**が適切です。H_2ブロッカー、プロトンポンプ阻害剤（ＰＰＩ）を使うと、せん妄や感染の機会が増えます。

発熱に、むやみに解熱剤を使わないことも大切です。非ステロイド抗炎症剤系解熱剤は、感染を悪化させるおそれがあり、危険です。また、中枢性の発熱（注）に、解熱剤は無効です。発作時にけいれんが生じた場合は、対症療法的にすみやかに抗けいれん剤を使用します。褥瘡（じょくそう）防止や、特に早期のリハビリは、支持療法の中でも重要です。

発作が落ち着いてからの慢性期の治療としては、必要な栄養バランスのよい食事と、リハビリを継続し、ストレスをためないこと、適度な運動が基本です。薬物療法としては、少量のアスピリンと極端な高血圧に対する降圧剤以外で、本当に役立つ療法はありません。

発作急性期の降圧剤

さて、脳梗塞における降圧剤について、もう少し見ていくことにしましょう。脳梗塞には、基本的には降圧剤を使わないことが常識になりつつあることは、先述したとおりです。その理由は、降圧剤を使わずとも、緊急の発作の事態が落ち着いてくるにしたがって、数日の経過で、自然に血圧は低下してくるからです。以前から指摘されてはいましたが、緊急事態だからとあわてて血圧を下げると逆効果になることが、明らかになっています。

日本で、急激な血圧上昇の場合に使用が認められている降圧剤は、カルシウム拮抗剤の**ジルチアゼム**（商品名「ヘルベッサー」など）と、**ニカルジピン**（商品名「ペルジピン」など）、ほとんど使われなくなった注射剤の**ヒドララジン**（商品名「アプレゾリン」）や**レセルピン**（商品名「アポプロン」）などがあります。保険適応ではありませんが、**ニフェジピン**（軟カプセルを注射器で吸引した液）を舌下に注入する方法や、手術などでは**ニトログリセリ**

ンの注射も用いられています。

しかし、承認されているものの、急性期の脳卒中で高血圧が認められた例に対して、カルシウム拮抗剤を用いたランダム化比較試験が実施された結果、降圧剤を使うほうが危険であることが明らかになりました。

血圧を下げると死亡が増えた

二〇〇〇年に発表された臨床試験では、カルシウム拮抗剤のニモジピン（日本では未承認）が用いられました。脳梗塞の急性期に、平均160㎜Hg／90㎜Hg程度の血圧を、ただちに140／80未満に下げた結果、プラセボ（偽薬）群に比較して、死亡もしくは自立できない人が、有意に増加したのです。高用量を使った群では、死亡もしくは自立できない人が、プラセボ群の三・七倍にもなり、血圧を確実に下げれば下げるほど、危険度は高くなりました。一番確実に血圧が下がった人（拡張期血圧が20以上下がった）では、死亡率がプラセボ群の四・四倍も増加したのです。カルシウム拮抗剤は出血傾向も強めるので、そのことも死亡率の増加に関係しているでしょう。

医療現場では、ニフェジピン軟カプセル内の液を舌下に注入する方法がよく用いられていました。しかし、急性期に降圧する害が知られ、何度か注意喚起の後、〇二年に添付文書からニフェジピンの舌下法が削除され、ショックや脳梗塞など重篤な害について重要な注意が記載されました。ニフェジピン舌下も点滴での降圧もしないほうがよいでしょう。

プラセボ群でも、初日の平均160／91の血圧が、自然経過で四日目には145／82に低下しました。むやみに血圧を下げる必要はない、ということがわかります。

「血栓溶解療法」の指針は間違い

脳梗塞患者の血圧を下げるのは危険ということが、医学の常識となりつつあり、日本脳卒中学会など五学会がまとめた「脳卒中治療ガイドライン（〇九年版）」にも、降圧はよくないことが記載されています。にもかかわらず、それと矛盾することが、血栓溶解剤のアルテプラーゼの添付文書には記載されています。「投与前に適切な降圧治療を行っても、収縮期血圧が185㎜Hg以上または拡張期血圧が110㎜Hg以上の患者」には使ってはいけない（禁忌）というのです。同様のことが「脳卒中治療ガイドライン」にも書かれています。これでは、血圧が185／110以上あり、アルテプラーゼを使用したいなら、降圧剤を使って185／110未満に下げなければなりません。

この数字の根拠は、アルテプラーゼのNINDSというランダム化比較試験で、血圧が185／110以上あれば降圧剤を使用し、アルテプラーゼ使用後も185／105未満を維持するようにしたことによるようです。しかしながら、降圧剤を使用した群と、使用しなかった群とを比較分析したところ、降圧剤を使った人のほうが、死亡率も自立度も悪かったと報告されています。つまり、血圧が185／110以上の患者は、降圧剤を使って下げても、「禁忌」であることに変わりはないのです。

脳卒中の治療で大切なのは、栄養管理をしっかりすること、適度の水分と電解質、必要なら酸素、そして血圧も積極的には下げず、自然に下がってくるのを待つこと、また脳浮腫の治療は、極端な場合に限ること、できるだけ早期にリハビリを開始すること——などです。これらに力を入れるほうが、全体としては、脳卒中の予後の改善につながると考えています。

（注）体温を調節している脳の部分（中枢）が脳卒中で侵されたために、体温が異常に上昇すること。

脳卒中の治療の評価

治療法分類	治療法	判定・理由	判定
A）発作直後の治療			
1）基本的療法			
栄養	特に**たんぱく質**と**コレステロール**（本文参照）	**きわめて重要**	◎
水・電解質		基本的に重要	○
酸素		低酸素症では必要	○
2-a）対症療法			
降圧剤	ニカルジピン注（Ca拮抗剤）	**有害**	×
	ジルチアゼム注（Ca拮抗剤）		×
	ニフェジピン舌下（同上）	適応なし、有害	×
	ヒドララジン（「アプレゾリン」）	**有害**	×
	レセルピン		×
脳浮腫改善剤	グリセロール	高度の浮腫にのみ有用	△
	ステロイド	無効	×
エダラボン（「ラジカット」）		**無効**	×
2-b）その他の対症療法			
感染症	抗生物質	必要に応じて	
出血	H_2ブロッカー　プロトンポンプ阻害剤（PPI）	無効・有害	×
	スクラルファート	有効	○
発熱	NSAIDs解熱剤	有害	×
けいれん	抗けいれん剤	必要に応じて	○

治療法分類	治療法	判定・理由	判定
3）原因療法（脳梗塞に対して）			
血栓溶解療法	**アルテプラーゼ（t-PA）**	**本文参照** 発作1.5時間以内のみ有効	△
	ウロキナーゼ	無効・危険	×
抗凝固剤	ヘパリン（低用量）	害と益が同程度、抗血小板療法より劣る	×
	ヘパリン（高用量）	害が大きい	××
	低分子ヘパリン		×
	アルガトロバン（抗トロンビン剤）	益より害が大（日本の臨床試験は信頼できない）	×
抗血小板剤	**アスピリン160mg4週、または300mg2週間**	**1000人中5人の死亡を防止**	◎
	クロピドグレル（「プラビックス」）	アスピリン過敏症に使用。重篤な害あり	△
抗血小板剤	チクロピジン	害が大きい	××
	オザグレル	国際評価は受けていない	×
4）原因療法（脳出血、くも膜下出血に対して）			
止血剤（抗線溶剤）	トラネキサム酸など	無効（止血効果があるが、血栓が溶けにくくなり梗塞も）	×
外科的治療	血腫除去術（脳内出血）	有効性の証明なし（特別大きな場合は有効かも）	**判定保留**
	動脈瘤クリップなど（くも膜下出血）	動脈瘤内コイルに劣る（コイル挿入困難例のみ適応）	△
血管内療法	**動脈瘤内コイル**	**少なくとも7年後まで、手術より予後（生存・自立）がよい**	◎

※薬剤の名称は、主に一般名／「商品名」を記載しています。

治療法分類	治療法	判定・理由	判定
B) 早期のリハビリテーション		**きわめて重要**	◎
C) 落ち着いてからの療法（薬物療法）			
抗凝固剤			
ヘパリン等		無効	×
抗血小板剤			
アスピリン75～150mg		有用	○
クロピドグレル（「プラビックス」）		アスピリン過敏症に	△
シロスタゾール（「プレタール」など）		害の評価が不適切で信頼できない	×
チクロピジン（「パナルジン」など）		重症肝障害、白血球減少など害が大きい	×
脳循環改善剤			
カルシウム拮抗剤	ニカルジピン（「ペルジピン」など）	無効かつ有害の危険あり（広がるのは健康な血管だけ。詰まった血管には無効）	×
α遮断剤	イフェンプロジル		×
フルナリジンなど10種類以上が中止			×
脳代謝改善剤			
交感神経剤	インデロキサシンなど3種	脳細胞を興奮させる方向に働かせようとするが、よい方向だけに働くわけではない	×
カフェイン系	3種中止、ほかも無効		×
アセチルコリン系	シチコリンも無効		×
	アニラセタム中止		×
エネルギー代謝	イデベノン、ATPなど4種類中止		×
その他	数種類中止		×

5 認知症の薬

「効かない」ものばかり

高齢でも神経細胞は毎日作られている

ヒトの脳で、認知の働きに最も重要な部分は、脳の両脇にあり、「海馬」と呼ばれます。ここでは、三千数百万個の神経細胞の約三分の一が、高齢者でも徐々に置き換わり、毎日七〇〇個、一年で二五万個の神経細胞が新たにできます。高齢になれば、失われる神経細胞が多く、新たにできる神経細胞が少なくなります。認知症の予防には、できるだけ新たに生まれる神経細胞を増やし、神経細胞が壊れるのを、いかにして食い止めるか、が重要です。

身体と頭を働かせることが、心身の衰えを防ぐ

使わなければ衰えることを、医学用語で「廃用萎縮（はいよういしゅく）」といいます。筋肉を使わなければ

衰え痩せこけるのが目に見えますが、頭を使わなければ脳の機能が衰えることは、目立ちませんが、神経細胞が減り、新たにできる神経細胞が少なくなり、衰えます。心身の「衰え」を少しでも遅らせるには、どうすればよいのか。

使わないことで衰えるのですから、「使うこと」です。体を動かすことです。体を動かすことは単に筋肉を使うだけでなく、脳を活発に働かせ、意欲を出し、目的に応じて連続的に判断をする必要があります。その間に組織は軽く虚血（血液中の栄養や酸素が不足）に陥って組織を壊す物質（活性酸素などによる酸化ストレス：注1）が生じますが、ヒトの体はうまくできていて適度なストレスによって活性酸素を消去する酵素が誘導され、ストレスに強くなり、血流が豊富になります。ただし過剰な運動、過剰なストレスの持続は逆効果になるので、頃合いが重要です。このように、適度の運動は、廃用萎縮を防ぐだけでなく、脳の血流を増し、組織を壊す物質の攻撃に耐えられるようにして、神経細胞の再生を増やし、記憶力についても改善させることが、動物実験や、ヒトでも確かめられています。

アミロイドβは原因でなく結果

一方、運動をしないで、ストレスの強い状態が続くと活性酸素によって神経細胞が壊されるだけでなく、神経細胞の基になる細胞まで壊されたり、神経細胞に成長するのが妨害されます（詳しくは後述）。そのために、壊れた神経細胞の補充がされなくなります。そして、代わりにアルツハイマー型認知症で重視されているアミロイドβ（ベータ）が溜まってきます。また、脳内の血管の収縮と拡張に不可欠な筋肉（平滑筋）も活性酸素で壊されて、筋肉細胞からアミロイドβが分泌されて、壊れた筋肉の代用に使われます。アルツハイマー型認知症の人では神経が壊されるだけでなく、血管も弾力性の失われたアミロイドβで取り囲まれるようになるために、出血しやすくなっています。このように、アミロイドβは、アルツハイマー型認知症の原因ではなく、強いストレスが続き活性酸素のために神経の基になる細胞や血管の筋肉が壊された結果、仕方なしにできた物質です。このことは、「アミロイドβを減らして認知症に効く」として二〇二三年に登場してきた**レカネマブ**（商品名「レケンビ」）が、本当に効くのかどうか、認知症の予防や治療を考えるためにとても重要なことですから、しっかりと頭に入れておいてください。

認知症とせん妄

認知症とは、物事の認知や記憶、特に短期の記憶が障害され、それまでできていた社会生活上の適切な判断や言動が難しくなる病気です。そして、そのような状態が徐々に進行するのが特徴です。急にそのようになるのは「せん妄」の可能性が高く、薬剤や他の病気が原因である場合が多いので、区別が必要です。「せん妄」は、原因が取り除かれると基本的には回復します。急に症状が始まった場合には、新たな薬剤の処方、脳を障害する病気などの検討が必要です。

認知症の人の記憶障害が進行し、適切な判断が困難になり、感情をコントロールする力も衰えてくると、社会生活が困難になり、介護する人の負担が増します。これまで「認知症に効く」とされてきた種々の薬剤を徹底的に検討しましたが、介護する人の負担を軽減し、施設入所を減らす効果が認められた薬剤は皆無でした。二三年に承認された**レカネマブ**（商品名「レケンビ」）も介護者の負担を軽減する効果は全く検証されていません。

期待とは裏腹の認知症用剤

認知症は、本人はもとより家族にとってもさまざまな困難を抱えることになります。そのため本人も家族も、少しでも効くといわれた薬剤に期待し、その期待に医師も応えたいと思うのは自然です。製薬企業はそのことを利用して、無効なものでも無理やり市場に登

5 認知症の薬

せん妄を生じうる主な薬剤とその他の特徴

薬効分類	主な薬剤名 一般名 / カッコ内はジェネリック名（先発商品名）	その他の特徴
H_2ブロッカー	ファモチジン（ガスター）、ロキサチジン（アルタット）、ニザチジン（アシノン）、シメチジン（タガメット）	感染症悪化、白血球減少も起こしうる
抗ヒスタミン剤	クロルフェニラミン（ポララミン）、シプロヘプタジン（ペリアクチン）、オロパタジン（アレロック）、レボセチリジン（ザイザル）、ベポタスチン（タリオン）※	市販のかぜ薬にも入っているが無効。ともかく使い過ぎ。小児ではてんかんに移行しやすい
プロトンポンプ阻害剤（PPI）	オメプラゾール（オメプラール）、ランソプラゾール（タケプロン）、ラベプラゾール（パリエット）、エソメプラゾール（ネキシウム）	認知症、感染症増加。胸やけ（逆流性食道炎）で使い過ぎ
ロイコトリエン受容体拮抗剤	モンテルカスト（キプレス、シングレア）、プランルカスト（オノン）	せん妄だけでなく、神経障害の可能性も懸念
睡眠剤、抗不安剤	トリアゾラム（ハルシオン）、ゾルピデム（マイスリー）、エチゾラム（デパス）、プレガバリン（リリカ）	突然中断でけいれんの禁断症状、徐々に減量して中止のこと
新規睡眠剤	レンボレキサント（デエビゴ）、スボレキサント（ベルソムラ）	カタプレキシー（情動麻痺）あり
抗うつ剤	パロキセチン（パキシル）、デュロキセチン（サインバルタ）	攻撃性で他害、自殺行動あり
抗インフルエンザウイルス剤	オセルタミビル（タミフル）	異常行動と呼吸停止、突然死
	バロキサビル（ゾフルーザ）	下痢、下血から敗血症死
抗精神病用剤	ハロペリドール（セレネース）、スルピリド（ドグマチール）、リスペリドン（リスパダール）、クエチアピン（セロクエル）など統合失調症用薬剤すべて	統合失調症の緊張病に似た症状も。放置すると発熱・悪性症候群、突然死
抗躁病剤	炭酸リチウム（リーマス）	上記同様＋リチウム中毒
アルツハイマー型認知症用剤	ドネペジル（アリセプト）、ガランタミン（レミニール）、リバスチグミン（リバスタッチパッチ、イクセロンパッチ）	下痢、嘔吐、パーキンソン症状、胃潰瘍、突然死
	メマンチン（メマリー）	けいれん、幻覚、妄想
抗コリン剤	抗パーキンソン剤、三環系抗うつ剤系、頻尿・尿失禁用剤、抗精神病剤のほか、腹痛止め、鼻水止め、オピオイド、降圧剤など 短期でせん妄、長期で認知症	
抗パーキンソン剤	ビペリデン（アキネトン）、トリヘキシフェニジル（アーテン）、レボドパ製剤（メネシットなど）、アマンタジン（シンメトレル）、ブロモクリプチン（パーロデル）、セレギリン（エフピー）、カベルゴリン（カバサール）	新しい抗パーキンソン剤ほどせん妄、認知症を起こしやすい。レボドパ製剤を必要最小限に
ステロイド剤	ステロイド剤はすべて：プレドニゾロン（プレドニン）など	すべての精神症状が起こりうる
解熱剤	ロキソプロフェン（ロキソニン）、イブプロフェン（ブルフェン）など非ステロイド抗炎症剤すべて	感染症の解熱に使用すると脳症・多臓器不全を起こしやすい
	アセトアミノフェン（カロナール）	過度解熱で NSAIDs 並みに
抗生物質	イミペネム（チエナム）、クラリスロマイシン（クラリス）、アジスロマイシン（ジスロマック）	過量でけいれんも
抗菌剤	キノロン剤すべて：シプロフロキサシン（シプロキサン）、レボフロキサシン（クラビット）など	過量、非ステロイド抗炎症剤との併用でけいれん、幻覚も
抗結核剤	イソニアジド（ヒドラ）	
降圧剤	種々（特にカルシウム拮抗剤、β遮断剤、α遮断剤など）	
インターフェロン	インターフェロンα、α-2a、α-2b、β、（ペグ型）	
コレステロール低下剤	スタチン剤、フィブラート剤、PCSK9阻害剤など	糖尿病、免疫抑制、感染症悪化、発がん、認知症

※非鎮静性抗ヒスタミン剤も、感染・発熱時には脳内に移行し、せん妄やけいれんの原因になりうる

場させ、製薬企業からの研究資金をあてにしている医薬研究者や天下り先を期待する国の審査担当者らによって、無効な薬剤が「国が承認した医薬品」になっていきました。

膨大な無駄「脳代謝改善剤」：「脳卒中後のしびれや意欲の改善など」を適応症として、一九八〇年代に続々と開発された「脳循環代謝改善剤」は九〇年代には三七種類もありました。しかし、九八年五月以降大部分が消え、現在四種類が残っていますが、英米豪では認められていません。なくても医療は成り立つのです。脳の血管を広げてもすでに詰まった血管は広がらず、脳の神経を刺激しても壊れかけた神経は鈍い一方、過敏気味なため興奮し過ぎたり抑制し過ぎて効きません。薬とはいえない物質に、承認から取り消しまでの十数年間で、薬剤費だけで一兆数千億円が無駄に使われました。

認知症用四剤がフランスで保険対象外に：「脳代謝改善剤」が一掃された後、九九年末に登場したのが、アルツハイマー型認知症用の**ドネペジル**（商品名「**アリセプト**」）です。認知や記憶をつかさどる神経の働きに不可欠なアセチルコリン（副交感神経を刺激する物質と同じ）を増やします。効く人も、逆に悪化する人もいる、とても微妙な薬剤です。

認知症の人の徘徊や妄想、幻覚、興奮状態などの症状（注2）がひどくなれば、家庭内で介護が困難となり施設入所は止むを得なくなります。英国で実施された約二年間の大規模長期臨床試験では、害作用なく服用できた人では、認知や記憶がわずかに改善しましたが、施設入所率は減りませんでした。臨床試験の報告書は、「ドネペジルはコストに見合うメリットはなく、コリンエステラーゼ阻害剤より有効な薬剤が必要」と結論されています。

また、脳血管性の認知症患者に使うと死亡者が増加しました（偽薬群では三二六人中ゼロ、アリセプト群六四八人中一一人）。そのうえ、吐き気や下痢など、副交感神経の刺激にともなうさまざまな害作用があります。胃潰瘍や喘息、脈の遅い人（心停止の危険あり）、パーキンソン病やその傾向のある人は、その症状が悪化するので、服用してはいけません。

二〇一一年に、日本ではアルツハイマー型認知症用の新薬三種類の販売が開始されました。**ガランタミン**（商品名「**レミニール**」）と**リバスチグミン**（商品名「**イクセロンパッチ**」「**リバスタッチパッチ**」（貼付剤））の二剤が**ドネペジル**と同じ作用をする薬剤ですが、76ページの表に示したように、いずれも、**ドネペジル**に比較して優れた点はありません。もう一つの**メマンチン**（商品名「**メマリー**」）は、幻覚や統合失調症を起こす作用が確立している**フェンシクリジン**や**ケタミン**と同じＮＭＤＡ受容体阻害剤（86ページ、224～225ページの説明参照）です。幻覚や興奮など精神症状を起こす可能性の高い薬剤です。

日本でこれらが承認されたのとほぼ同時期の一一年九月、フランスでは、**ドネペジル**を含めてこれら四種類の「認知症用剤」はすべて、公衆衛生上の有益性がないとして、医療保険の自己負担率を三五％から八五％へ引き上げる勧告がなされ、一二年に実行に移されました。「有益性」とは、施設入所を遅らせるか、より重症度の高い段階への進展の防止・介護者の負担の軽減・死亡率減少などですが、これらが示されなかったからです。そして一八年八月には、ついに医療保険給付が全面的に廃止され、使うなら全額自己負担になったのです。

認知症の人への接し方

認知症の人の言動は、その人への周囲の者の接し方で、大きく変わります。適切な接し方をすれば認知機能が衰えていても穏やかに過ごすことができますが、接し方が不適切だと、興奮し、介護する人の負担が大きくなります。それは、認知症の人の記憶をはじめ判断力や問題解決能力は障害されていても、豊かな感情が残っているからと考えられます。

むしろ、感情のコントロール力が衰えているために、ちょっとしたことで傷つき、不安が大きくなり、腹立たしくなり、興奮しやすく、暴力をふるうことになります。一方、適切な接し方をすれば、興奮することなく、各種症状はずいぶんと和らぎます。ですから

「認知症は治さなくてよい」「接し方を工夫すること」が最も重要です。

現在、認知症の人への接し方で、最も先進的な方法「ユマニチュード介護手法」がフランスで開発され、日本でも先進的な自治体で取り組みがなされています。その原則と方法を参考に『薬のチェックは命のチェック』（八二号）でまとめたものを表に示します。

認知症者に対して、やってはいけないことと適切な接し方

やってはいけないこと	適切な接し方
1 いきなり話しかける、後ろや横から話しかける、早口で話しかける、いくつもの質問を同時にする	・思考の妨げにならないことを確かめて話す ・同じ目の高さで目を見ながら話をする ・ゆっくりと、理解できる速度で話をする ・一度に一つのことしか聞かない
2 叱りつける、怒鳴る、命令する、強制、急がせる、行動を制止・制限、非難、脅かす（怖がらせる）、レッテルを貼る	・できないことを責めず、できたことを褒める ・笑顔で気持ちよい、ポジティブな会話を ・失敗しないように、支援する ・本人の希望やペース、習慣を尊重する
3 動かす際に、手首や足をつかんで引っ張るなど、苦痛なやり方	・下から支えるように触る ・恐怖を感じないように常に配慮する
4 興奮・怒りなど問題行動に際して、理由を聞かず「落ち着きなさい」「そんなことしないで」とだけ言う	・理由が明らかな場合にはそれなりの対処を ・不明の際は「何か嫌なことがあったのですか?」と、理由を聞いてから対処する
5 意図を誤解して接していた場合に、介護者が、それを謝らない	・本人の行動を理解せずに接していたことに気づいたら、素直に謝る
6 役割を取り上げる。何もさせない、無視する、仲間外れにする	・役割を分担してもらう ・人のための行動への感謝の気持ちを伝える
7 子ども扱い（「ちゃん」付けなど）、もの扱い、からかう、軽蔑する	・プライドを傷つけない。年長者としての尊厳を保つことができるように呼び、接する
8 会話をせず、黙々と介護する	・介護中も、穏やかな声で語りかけ続ける ・自分史(楽しかったことなど)を語ってもらう
9 危険だからと立たせず、外出させない	・立つことを促すようにする
10 普段との違いを無視し、予定をこなす。薬の害作用の兆候を無視して、処方通りにのませるなど	・いつもとの違いの原因を探る努力をする ・例：薬剤をチェック。認知症用剤は無効なので、少しでも疑わしければ中止して様子をみる

（『薬のチェックは命のチェック』82号P 37表3を要約）

抗精神病剤は危ない

認知症の人への周囲の接し方が不適切なために患者が興奮し、暴力をふるうなどの症状が出ると、施設入所中あるいは入院中などの現場ではお決まりのように、統合失調症用の抗精神病剤の注射や内服が行なわれます。これは、認知症に正式に承認された薬剤ではなく、「適応外使用」です。米国では、すべての抗精神病剤の添付文書に、最も厳しい「黒枠警告」として二カ所、さらに詳細情報でも記載され、合計三カ所に重要な「警告文」が記載されています。代表例として、リスペリドンの先発品（商品名「リスパダール」）の「黒枠警告」を示します。

> 警告：認知症関連精神病の高齢患者における死亡率の増加
> 　黒枠警告の詳細は、処方情報の全文を参照のこと。
> 高齢者の認知症関連精神症状に抗精神病剤を用いると死亡の危険性が高まる。
> リスパダール®は、認知症関連精神病患者への使用は承認されていない（五・一）。

「認知症患者への使用は死亡の危険性が高まる」「リスパダール®は、認知症関連精神病患者への使用は承認されていない」という文言が合計三カ所に記載されています。死因は脳卒中や突然死、悪性症候群による発熱、逆に低体温から全身衰弱死することもあります。

日本では、注意書きの最後一五番目（その他の注意）に「外国で実施された認知症に関連した精神病症状（承認外効能又は効果）を有する高齢患者を対象とした一七の臨床試験で死亡リスクが高まった」との趣旨が述べられ、認知症患者の精神病症状への使用が「承認外」であることは、括弧書きでひっそりと書かれているだけです。

最近の情報を総合すると、多数の臨床試験の総合解析で、抗精神病剤はプラセボと比較して一・八倍死亡の危険が高まることがわかっています。

レカネマブは効果なく、害は確実

アルツハイマー病の進行を遅らせるという**レカネマブ**（商品名「レケンビ」）の製造販売が、米国に次いで日本でも二三年九月に承認されました。しかし、「脳に蓄積したたんぱく質アミロイドβが認知症の原因」との仮説のもと、それを減らす物質の開発が試みられてきましたが、失敗の連続でした。それもそのはずで、冒頭で簡単に述べたように、アミロイドβはアルツハイマー病の原因ではないからです。

認知症はなぜ起こる：もう少し詳しくみてみましょう。神経細胞になる手前の細胞を神経前駆細胞と言います。神経細胞が壊れると、神経前駆細胞が刺激されて新しい神経細胞ができてきます。神経前駆細胞が壊されるとアミロイドβが分泌されます。軽度の酸化ストレスで神経前駆細胞の壊され方も軽度な場合、適度にアミロイドβが分泌されて、これが神経前駆細胞のさらに基になる神経幹細胞を刺激して分化を促進し、新たに神経細胞を作ります。

しかし、酸化ストレスが非常に強く働いて神経前駆細胞が大量に壊れるとアミロイドβも大量にできます。高濃度のアミロイドβは逆に神経幹細胞の分化を妨害するため、新たな神経細胞が作られず神経細胞を補充できません。つまり、過剰なアミロイドβは、著しく過剰な酸化ストレスが神経前駆細胞を攻撃し破壊した結果出現したものです。アミロイドβがそもそもの原因ではないので、アミロイドβを減らしても、神経細胞が壊れる原因を取り除くことになりません。過剰な酸化ストレス状態で、神経前駆細胞のＤＮＡが過剰に損傷されることがまずあり、そのために神経前駆細胞がアミロイドβを分泌しすぎたために、神経幹細胞が神経細胞を作れなくなり、神経細胞が補充されず減り続け、認知症が起こると考えられます。

脳の血管に溜まるのも原因でなく結果：さらに、アルツハイマー病では、多くの血管壁の平滑筋もアミロイドβに置き換わってしまいます。血管の平滑筋細胞や、血管の内面を覆っている内皮細胞を活性酸素に曝すとアミロイドβが分泌されます。神経系で調べられたほど詳しい仕組みはわかっていませんが、神経での仕組みを血管に応用すると、過度の酸化ストレスが平滑筋細胞から過剰なアミロイドβを分泌し、血管平滑筋になる前段階の細胞から平滑筋細胞になるのが妨害されると考えられます。

これらの結果から言えることは、酸化ストレスで血管平滑筋が壊されたままだと血管が破れて危ないので、アミロイドβで補修していると考えられます。しかし、平滑筋がアミロイドβに置き換わった血管はもろくなります。いわば、壊れた窓ガラスをビニールシートで応急修理するようなものです。

アミロイドβを取り除くのはかえって危ない：レカネマブは、アミロイドβに結合して、神経や血管に蓄積したアミロイドβを取り除きます。**レカネマブ**がアミロイドβに結合すると、それが異物と認識され、ミクログリア細胞など脳内の免疫機構によって排除されます。その過程で強い炎症を起こすとともに、血管壁に平滑筋と置き換わったアミロイドβが取り除かれると、隙間から血液が染み出し、浮腫(むくみ)や出血が生じます。ＭＲＩで検出された浮腫や出血は、アミロイドβが取り除かれた結果、必然的に出てくるものです。

害はレカネマブ群に圧倒的に多い：レカネマブの効果や安全性を患者で調べる第三相試験ではプラセボ（偽薬）と比べ、脳内のアミロイドβ凝集体が減り、認知症の進行も緩やかだったとされています。原因でなく酸化ストレスで結果としてできた物質を減らして本当に効くのでしょうか?　まず、害の発生率をみてみましょう。**レカネマブ**群で①急性の過敏反応が二六%(偽薬群七%)、②脳の浮腫一三%(同二%)、③脳の一cm未満の出血一七%(同九%)と高く、一cm以上の大きな脳出血も五例(同一例)に生じています。

本来臨床試験では、**レカネマブ**とプラセボのどちらを使用したのか医師や患者にわからないようにしなければいけません。ところが、**レカネマブ**では害反応が圧倒的に多いのでどちらを使ったかが早い段階でわかります。これでは適切な評価はとてもできません。

レカネマブ群に有利な評価になる:脳にアミロイドβが多い人は症状も重く、**レカネマブ**を使うと強い炎症反応で脳浮腫や出血が起こりやすく有害事象で試験を中断されやすいと考えられます。実際、**レカネマブ**使用グループでは偽薬使用グループに比べ、有害事象で試験から脱落した人が二・五倍、症状の評価対象から外された人が一・八倍いました。試験中断者は、症状評価の対象から外されるか、中断前の比較的よい検査結果が採用されます。いずれにしても**レカネマブ**が実際よりもよく効いたかのように有利に働きます。その結果、**レカネマブ**の症状悪化防止効果が過大評価された可能性が濃厚です。

認知症の進行を遅らせることができたかどうかは、記憶や判断力など六項目の各項目を〇〜三点（高点数ほど重症）にランク分けして合計点数（最重症一八点）で評価する「CDR‐SB」という方法が最も重視されました。**レカネマブ**群がプラセボ群よりも進行を「二七％遅らせた」と報道されているのは、この方法で評価した結果です。しかし、点数の増加分の差で示したものであり、たいへん誇張されています。実際はプラセボ群に比べて一八点中、悪化が〇・四五点少なかっただけであり、点数で比べれば改善幅は一〇％程度にすぎません。試験から脱落した人も含めて評価して比較すれば、この一〇％の差はなくなる可能性が大きいと考えられます。後述するように、有酸素運動では、認知機能はむしろ改善しますので、それに比べると明らかに劣ります。

また、**ドネペジル**の臨床試験の場合もCDR‐SBで評価されて半年後に〇・八五点悪化が少なかったのですが、長期試験の結果、認知症治療で最も重要な指標である「施設入所」の割合に差はなく、死亡や重篤な反応など不都合なことはドネペジル群に有意に多かったのです。**レカネマブ**の試験では「施設入所」の割合はそもそも評価の対象になっていません。CDR‐SBでの〇・四五点の差が本当であったとしても、介護を軽減し、「施設入所」を減らす効果は到底期待できません。

脳出血が多発：さらに問題は、**レカネマブ**は血管の平滑筋層と置き換わったアミロイド

βにも結合してこれを取り除くことです。炎症反応を起こすとともに、血管壁に隙間ができて血液成分が染み出して脳浮腫や出血を起こします。そして、出血した部位や炎症を起こした部位が修復されると正常組織がなくなるために脳が萎縮します。

一年半の臨床試験期間中と、延長期に、脳出血による死亡は全くなかったとメーカーは主張しています。しかし、延長期の集計終了時点を過ぎてからわずか半年余りで脳出血による死亡が続けて三例報告されました。通常脳出血は一カ所ですが、**レカネマブ**では、無数と言える多発性の脳出血が起こりました。動脈の平滑筋がストレスによる興奮毒や酸素毒で壊されたためにアミロイドβで補強していたのに、それが取り除かれた結果です。

窓ガラスが強風で壊れた後、代わりにビニールシートを張って雨風をしのいでいたのに壊れた原因がビニールシートと信じてはがしてしまったらどうなりますか? 雨風が家の中に直接入り込みます。前記の脳出血死例についてメーカーは、もともと病気があったからで、**レカネマブ**が原因ではないと言います。雨風が家の中に入り込むようになったのは、もともと家が古かったからで、ビニールシートをはがしたことが原因ではない、と言っているようなものです。有酸素運動では、脳浮腫や脳出血はありません。

脳が萎縮する:また、**レカネマブ**の臨床試験では、**レカネマブ**の量を増やせば増やすほど、脳が萎縮していました。臨床用量の**レカネマブ**群で最も萎縮程度がひどく、試験前に比べた全脳容積は、プラセボ群よりも二七%余計に小さくなっていました。脳脊髄液を溜めている脳室は試験前に比べて拡大の程度がプラセボ群よりも四三%大きくなっていました。

脳を萎縮させるような薬剤を長期に使用して、認知症が改善するはずがありません。アミロイドβを減らす物質を使った臨床試験から脳萎縮の程度を集めて分析した総合解析の論文によると、脳の萎縮速度から推定して、認知症の前段階から本格的な認知症になるまでの期間が、**レカネマブ**などと類似の物質を使うと四カ月から七カ月早まる、と予測されています。有酸素運動では、海馬の容積が一年後に二%増えていましたから、たいへんな違いです。

結論——安価でも使ってはいけない：薬価は体重五〇kgの人で年間三〇〇万円、六〇kgの人で年間四〇〇万円です。使用前に数十万円をかけてPET検査が必要です。さらに、使用前後に脳浮腫や脳出血の害がないかどうかの確認を年に何回も実施する必要があります。こうしたことから、メーカーはヨーロッパでも日本とほぼ同時期に承認を求めて申請していましたが、二三年六月に承認が見送られました。

最初に述べたとおり、アミロイドβは、アルツハイマー病の原因ではなく、強いストレスなどの影響で組織が損傷し、それを補修するために出現した結果です。レカネマブは、それを取り除くものです。理屈から言っても効くわけがありません。よい結果は見かけだけであり、害は極めて大きいことが明瞭です。このような物質に、一人あたり年間何百万円も投じる価値があるとは到底思えません。仮に安価になったとしても、使用に際しての手間と、脳萎縮や脳出血の害の大きさから、使用する価値は認められません。

一日八〇〇〇歩、中強度二〇分の有酸素運動が認知機能高める

薬は全く期待できないとすれば、認知機能が低下し始めたらもう、打つ手はないのでしょうか？　そうではありません。最初に述べたことを思い出してください。高齢になっても、日々脳の神経細胞は新しくできています。壊れる神経細胞をできるだけ減らし、新たにできる神経細胞が生まれるのを邪魔しないようにすると、神経細胞がむしろ増えて、認知機能を改善することすら可能になります。これが、動物実験だけでなく、ヒトでも、ランダム化比較試験で確認されています。

平均六六・五歳の、まだ認知症になっていない一二〇人を六〇人ずつに分け、ストレッチ単独群と、ストレッチ＋中強度の有酸素運動で比較して、半年後、一年後、の海馬や視

床などの容量の変化をみました。単独群は自然の減少と同程度（一～一・五％／年）に減っていましたが、有酸素運動群では、脳の容積が約二％増えていました。神経細胞を増やすために欠かせない血中のＢＤＮＦ（脳由来神経栄養因子）も増えていましたし、記憶テストでも、よい成績が得られました。

しかし、別の調査では、最大運動強度の七五％を超えるような運動をやり過ぎるとかえって脳が萎縮する人もいるので、ほどほどの強度にとどめておくのがよいようです。

具体的には、一日に八〇〇〇歩、うち二〇分程度早歩き運動をするのがよいとされています。若いころから、適度の有酸素運動を心がけることで、認知症を予防しましょう。認知症の兆候に気づいたら、無効で有害な薬に頼るのではなく、日ごろの行動を見直して、運動不足があれば、適度な運動を心がけましょう。

（注１）酸素は人体に必須だが、虚血が続いた後で血流が再開したときや、感染時には組織から一酸化窒素（ＮＯ）などの「活性酸素」が出る。活性酸素は、体の正常な細胞の遺伝子やたんぱく質、脂質を傷つけ、細胞を変性・壊死させ、老化やさまざまな病気の原因になる。生体には活性酸素を消去する仕組みがあるが、この力を上回って活性酸素が強く働いた状態を「酸化ストレス」という。

（注２）徘徊や妄想、幻覚、興奮状態といった用語は、認知症患者を看護・介護する側からの見方であり、本人は自分の記憶の中で散歩しているのかもしれない（徘徊）。しかしながら、現状では流布している表現として本書でも用いる。より適切な用語が必要と思う。

危険

抗アミロイドβモノクローナル抗体

・レカネマブ【レケンビ】

［適応症］アルツハイマー病による軽度認知障害及び軽度の認知症の進行抑制

→アミロイドβは神経細胞損傷の原因でなく結果なので、アミロイドβを取り除いてもアルツハイマー病の進行は抑制できない。むしろ、脳出血が多発し、脳が萎縮し体の機能低下の可能性が大

不要～危険

コリン作動剤系アルツハイマー型認知症用剤

・ドネペジル【アリセプト、ドネペジル】

・ガランタミン【レミニール、ガランタミン】

・リバスチグミン【イクセロンパッチ、リバスタッチパッチ、リバスチグミン】

→フランスでは、2018年8月、コリン作動剤の3剤とメマンチン、合計4剤について、施設入所を遅らせるか、進展を防止、介護者の負担の軽減、死亡率減少など具体的な有益性が示されなかったため、医療保険給付がされなくなった

NMDA受容体阻害剤系アルツハイマー型認知症用剤

・メマンチン【メマリー、メマンチン】

→フェンシクリジンなど催幻覚剤の類似物。毒性の懸念大。フランスでの扱いは上記コリン作動剤系と同じ

危険

脳保護剤

・エダラボン【ラジカット、エダラボン】

［適応症］急性期（梗塞）

→腎不全死亡が多発、有効との根拠もない

5 認知症の薬

※薬剤の名称は、・一般名【商品名】の順に記載してあります。

危険

抗パーキンソン剤（NMDA阻害剤）

・アマンタジン【シンメトレル、アマンタジン】　［適応症］後遺症状（＊）

→幻覚などを起こしやすく無効・危険　＊意欲・自発性低下の改善

脳循環代謝改善剤

・ニセルゴリン【サアミオン、ニセルゴリン】　［適応症］後遺症状（＊）

→有効との根拠がない、無効　＊意欲・自発性低下の改善

・イフェンプロジル【セロクラール、イフェンプロジル】
・イブジラスト【ケタス】　［適応症］後遺症状（めまい）

→有効との根拠がない、無効

危険

脳梗塞後遺症や老年精神病などの精神症状に承認されているが危険

抗精神病剤

・チアプリド【グラマリール、チアプリド】　［適応症］精神病反応

→チアプリドは、神経遮断剤系抗精神病剤。危険

危険

認知症にともなう急性精神病反応に未承認で用いられているが危険（よほど危険な症状がある場合以外は不適切）

抗精神病薬

・リスペリドン【リスパダール、リスペリドン】
・オランザピン【ジプレキサ、オランザピン】
・クエチアピン【セロクエル、クエチアピン】
・アリピプラゾール【エビリファイ、アリピプラゾール】
・ハロペリドール【セレネース、ハロペリドール】
その他すべての抗精神病剤　［適応症］統合失調症など

→脳卒中や突然死、パーキンソン症状、低体温、悪性症候群で発熱などを起こしやすく、死亡率が80%増しになる

6 パーキンソン病の薬

必要最小限をうまく使う

パーキンソン病は、中枢神経系の病気の中では、脳卒中などを除けば、アルツハイマー病に次いで患者数が多く、とても身近な病気です。すべての年齢の人を合わせると、日本では人口一〇万人あたり約一〇〇人から二〇〇人、未受診者を考慮すると、もっと多いと推定されています。六五歳以上の年齢層に限ると、人口一〇万人あたり一〇〇〇人（つまり一〇〇人に一人）を超えており、約二〇万人がかかっているといわれます。

神経には、場所で分類すると「中枢神経」と「末梢神経」の二つがあります。機能で分類すると、運動（動き）を伝える「運動神経」、痛みや温度などの感覚を伝える「感覚神経」、胃腸や心臓の律動、血圧などに関係する「自律神経」の三つがあります。

パーキンソン病は、主に「中枢神経」の「運動神経」系が障害される病気です。中枢神経は主に脳と脊髄にありますが、パーキンソン病は、主に脳の中の錐体外路系の神経が不調になって生じます。錐体外路系の神経とは、筋肉の動きを調節している神経系であり、不調になると、曲げる側と伸ばす側の筋肉の収縮のバランスが不調になり、スムーズな動きができなくなります。伸側筋と屈側筋が同時に強く収縮すると細かくふるえますし、さらに強く収縮すると筋肉の動きが止まり、筋硬直を起こします。歩行や書字も困難になってきます。この状態が、パーキンソン病（またはパーキンソン症候群）です。

パーキンソン病の原因は、錐体外路系の神経活動に不可欠な物質ドパミン（ドーパミンともいう）が、減ってくるためです。その結果、運動神経の調節が不調になります。

錐体外路系神経の中心は、脳の中心部にある基底核、中でも黒質という場所です。黒質の神経細胞は、ドパミンをたくさん含んでいます。脳の意思を受け取ると、錐体外路系の神経は、このドパミンを使って運動神経を調節します。この錐体外路系の神経細胞が減ると、ドパミンも減ります。そのために、運動神経の調節が、うまくできなくなります。神経細胞がもとの五分の一以下になると、症状が現れてくるといわれています。

典型的なパーキンソン病の症状は錐体外路系の異常によりますが、最近、それ以外の症状も合併することがわかってきました。嗅覚の低下（感覚の異常）や自律神経系の症状（ひどい起立性低血圧や下痢、便秘などの胃腸症状や心臓の律動異常など）です。認知能や記憶の障害、幻覚などの症状が起こることもあります。パーキンソン病の症状を軽くするための薬剤が幻覚を起こしたり、認知障害や意識障害、便秘を起こしたりもします。パーキンソン病の症状なのか、薬剤の影響かを判断するのは複雑ですが、重要です。

パーキンソン病の症状

初期症状としては、じっとしているときに、手や口、首などが細かくふるえてきます。指先が常に同じ運動を繰り返すようになり、次にほとんど動かないか、動作が遅くなります。また、立ち上がっても真っすぐに立てず、体が前かがみになったりもします。歩くときは前かがみのまま、すり足で歩く、あるいは歩き出しの一歩が踏み出しにくく、一歩を踏み出すとだんだん速まり、立ち止まりにくくなります。字を書くと手がふるえて書きにくく、だんだんと小さい字になっていく、というような感じです。

パーキンソン病では、典型的な症状が出る前から、話すのがおっくうになったり、喋り方が遅くなったりします。年齢が高くなると「年のせい」にされてしまいがちなこのような症状が、病気の前触れの症状である場合があります。進行すると、ふるえが少なくなるとともに動きも少なくなって、体が固まってきます。診察時に、患者さんに両腕の力を抜くように伝えたうえで、上腕と肘を支えて腕を屈伸させようとすると、歯車が引っかかりながら回るような感じで、ガクガクガクッと動きます。この「歯車現象」が進むと、患者さんの腕を曲げたところで医師が手を離すと、鉛の管を曲げたときのように、その位置を保つようになります（鉛管状固縮）。

症状が疑われたら、まず内科を受診しましょう。神経内科を標榜していれば、なおよいでしょう。手足が動きにくいのは関節が悪いからかもしれないと、整形外科を受診する人もいますが、典型的なパーキンソン病は、内科医や神経内科医ならすぐにわかるはずです。前述したような特徴的な症状があり、診察すると歯車現象や鉛管状固縮が見られたら、まずパーキンソン症候群（注1）と診断できるでしょう。その中で、薬剤や脳卒中、脳外傷などのはっきりとした原因がなければ、パーキンソン病ということになります。

なお、薬剤が原因のパーキンソン症候群の治療は、原因となっている薬剤（吐き気止め、ある種の抗ヒスタミン剤、抗うつ剤、統合失調症用薬剤など）を止めることです。なかには、止めると、パーキンソン病の症状が起こる薬剤もあります。抗パーキンソン剤や睡眠剤、安定剤などですが、その場合は、原因となった薬剤をとりあえずは再開します。症状を早く軽くしたいなら、抗パーキンソン剤などを使います。患者・家族は、「いままでと違う」

「いつもと違う」ことに気づいたら、主治医に伝えましょう。死亡など重大な事態にいたる例では、常用量の何倍もの大量の薬剤が用いられていることが見受けられます。処方されている薬剤の「常用量」を、主治医または薬剤師に確認しておくことが大切です。そして、処方用量が増えてきている場合は特に、害反応の発生に注意しましょう。

抗コリン剤も第一選択薬剤

現在、パーキンソン病の薬剤治療の中心は**レボドパ**ですが、**レボドパ**登場前の主役は抗コリン剤でした。パーキンソン病は、ドパミンとアセチルコリンの均衡が崩れて発症します。ドパミン系が低下し、アセチルコリン系が高まるため、その働きを抑える抗コリン剤が、パーキンソン病に効果があります。**トリヘキシフェニジル**（商品名「アーテン」）や、**ビペリデン**（商品名「アキネトン」）が代表的な薬剤です。アセチルコリンは脳内だけでなく、副交感神経を刺激する物質で、全身にあります。アセチルコリンの働きを抑えると、副交感神経の活動が弱まるために、唾液が出にくい、口が渇く、排尿がスムーズにいかない、便秘、眠気、めまい、吐き気、食欲不振、胃部不快感、眼圧亢進（こうしん）などの害作用があります。前立腺肥大や、緑内障がある人には禁忌です。

日本神経学会の治療ガイドラインは、認知症を起こしやすいとして抗コリン剤を軽視していますが、ドパミン系の薬剤のほうがむしろ認知症を起こしやすいのです。MAO‐B阻害剤の**ラサギリン**（商品名「**アジレクト**」）はさらに高頻度に認知症を生じています。抗コリン剤は**レボドパ＋カルビドパ**と比べても認知症になりにくいと考えられました（後述）。

したがって、抗コリン剤は認知症の防止のためにも、**レボドパ＋カルビドパ**をできるだけ長期に使えるようにするためにも、必須です。また、薬剤性のパーキンソン症状やカタトニア、悪性症候群（注2）など薬剤性錐体外路症状の治療にも、抗コリン剤は必須です。

レボドパ——合剤は必須、単剤は限定使用

パーキンソン病は、脳内のドパミンが低下していることが主な原因です。ならば、足りないドパミンを外から補おう、との発想で開発されたのが、ドパミンの前段階の**レボドパ**です。そしてその欠点を克服して生まれたのが、**レボドパ**と**カルビドパ**の合剤です。

合剤のレボドパ製剤は、ほかの薬剤と同様に、長く使い続けていると、次第に効きにくくなります。薬剤の効果が持続する期間が短くなってくることを「ウェアリング・オフ現象」といい、突然に効果が切れて身体が動かなくなることを「オン・オフ現象」といいま

す。手足や体全体がくねくねと動くようになることを「ジスキネジア」といいます。効きにくくなるのは、パーキンソン病の進行によって効果がだんだん薄れていくことが、一つの原因です。また、ドパミンそのものが神経を興奮させて神経を傷害すること（興奮毒性という）、常に刺激することで耐性現象が出現することも、原因となりうるでしょう。そのうえ、脳中に移行する**レボドパ**が少なくなることも、重要な原因の一つと考えられています（注3）。

なお、**レボドパ**の単剤は、いまでも発売されていますが、単独での使用は勧められません。ただし、のみ薬がだめな場合に限って、注射剤の**レボドパ**は有用性があります。

精神障害を生じやすいドパミンアゴニスト

ドパミンアゴニストとは、ドパミンとよく似た性質をもっている物質、という意味です。抗パーキンソン剤として用いられ、「麦角系」と「非麦角系」があり、働き方や害作用もいろいろです。ドパミンアゴニスト全般に共通して、幻覚（幻視が多い）などの精神症状を生じやすいため、認知障害のある人への使用は避けるべきです。

薬剤性のパーキンソン症状、カタトニアや悪性症候群では、まず抗コリン剤を用いいます。ドパミンアゴニストを最初に使わないのは、幻覚などの精神症状が出やすいこと、心臓への毒性が強いためです。**レボドパ**も含めて、ドパミン系統の薬剤に共通する重大な害（副作用）として、病的な賭博や性欲亢進など、衝動的に自己制御ができない状態になることがあります。量が多過ぎることで起こりやすくなるので、症状が治まるまでは薬剤を一時中止し、治まってからは、以前より少量を用いる必要があります。なお、麦角系の**ブロモクリプチン**（商品名「**パーロデル**」）は、ドパミンアゴニスト中、有効性も安全性もよいのですが、**ドパミン＋カルビドパ**に比較して死亡リスクが三倍と高く、安易な使用はできません。

そのほか、麦角系のドパミンアゴニストには、**ペルゴリド**（商品名「**ペルマックス**」）と、**カベルゴリン**（商品名「**カバサール**」）があります。この二種類は、心臓弁膜症を起こしやすいので、勧められません。また、間質性肺炎など重大な害反応（副作用）も起こしやすいとされています。弁膜症発症の危険性は、虚血（きょけつ）に関係するドパミン作用（D1作用という）が強いものほど大きいようです。この作用のため、米国では**ペルゴリド**は回収されました。**カベルゴリン**は、もともと米国では承認されていません。

また、非麦角系のドパミンアゴニストには、**プラミペキソール**（商品名「**ビ・シフロー**

ル」）や、**タリペキソール**（商品名「**ドミン**」）、**ロピニロール**（商品名「**レキップ**」）などがあります。非麦角系ドパミンアゴニストでもっとも問題なのは、前兆のない突発的睡眠発作です。自動車の運転や危険度の高い機械の操縦を行なう人には、絶対に使えません。弁膜症のために、麦角系（**ブロモクリプチン**も）が使えない人に限るべきと考えます。

安全性に問題がある薬剤

アマンタジン（商品名「**シンメトレル**」など）は、もともとA型インフルエンザ用の薬剤（現在は無効）ですが、たまたまパーキンソン病の患者の症状が改善したことで、抗パーキンソン剤として使われるようになりました。ＮＭＤＡという アミノ酸の受容体を阻害することで、ドパミンを少し増加する作用があります。催幻覚剤として有名な**フェンシクリジン**や**ケタミン**もＮＭＤＡ阻害剤です。これらは、動物にもヒトにも統合失調症そっくりの症状を起こします。**アマンタジン**も同様の作用がありうるため、安全性に問題があり、推奨できません。

また**ドロキシドパ**は、体内に入ってノルアドレナリンという物質に変わります。もともとは重症の起立性低血圧の治療用で、パーキンソン病患者のすくみ足や立ちくらみに承認されていますが、抗パーキンソン剤としては日本でしか用いられないもので、不要です。

ＭＡＯ‐Ｂ阻害剤の**ラサギリン**（商品名「**アジレクト**」）の臨床試験では、開始から四年後に五四％（早期開始群）、あるいは四三％（半年遅れで開始群）と、きわめて短期間に認知症が高頻度に発症しました。抗コリン剤が使用されていた頃では約八年後の認知症合併は八・四％でしたし、**レボドパ＋カルビドパ**や**ブロモクリプチン**の臨床試験の追跡調査でも八年後で認知症発症は約二〇％でした。したがって、**ラサギリン**使用後の認知症発症がいかに短期間で高頻度であるかおわかりいただけるでしょう。

セレギリン（商品名「**エフピー**」）も**ラサギリン**と同様ＭＡＯ‐Ｂ阻害剤ですから、同様に認知症を起こしやすいと考えられるので、危険です。しかし、このような**ラサギリン**の臨床試験の結果が出てからも、日本のパーキンソン病のガイドラインでは、早期治療開始を推奨しています。一体、誰のためのガイドラインなのでしょうか？

レボドパの効果が減弱し、ウェアリング・オフ現象（83ページ参照）のあるパーキンソン病が適応となる薬剤にＣＯＭＴ阻害剤の**エンタカポン**（商品名「**コムタン**」）があります。これは、**レボドパ**が脳内に入るのを邪魔する**レボドパ**の分解産物ができにくくする薬剤ですが、ドパミンやアドレナリンの分解も妨害するために、全身が興奮状態となり、幻覚や興奮などの精神症状や、喘息用の気管支拡張剤（アドレナリン系の薬剤）と併用すると、その作用を強めます。動悸や不整脈などが起こりやすくなり不都合です。

ゾニサミド（商品名「トレリーフ」など）も、**レボドパ**の効果が減弱し、ウェアリング・オフ現象に適応がある薬剤ですが、抗パーキンソン剤としての使用は日本だけです。効果と害の見極めが、まだまだ必要です。

必要最小限の薬剤で症状を軽くする

多くの神経難病はほとんど治療法がないのですが、パーキンソン病は、その中にあって唯一といってもよいくらい、薬剤治療で症状を確実に軽くすることのできる、特別な神経難病といえるでしょう。ただし、パーキンソン病の治療はあくまで症状の改善であって、病気の進行を止められるわけではありません。むしろ、ドパミン系統の薬剤で興奮させることで、かえって神経細胞の死滅を早めるという可能性が濃厚です。特に、強力な作用を有するドパミン系の抗パーキンソン剤が初期に大量に使われると、かえって進行が早くなったり、突然効かなくなったり、意識がなくなったり、弁膜症を生じたりします。さらに困ったことは、抗パーキンソン剤が認知症を誘発することです。抗コリン剤の影響はむしろ少ないくらいで、治療にドパミン系の薬剤が使われるようになってから、そしてラサギリンが導入されてからは、急速に認知症が発症しやすくなりました。

したがって、必要最小限の薬剤をうまく使って害を少なくし、病気が過剰に進まないようにするのが、治療の原則といえるでしょう。そのためにも、自分の症状はいまどういう時期にあり、どういう対処・治療が必要なのか、薬はどれが適正かなど、対話ができる主治医をもつことが大事です。

（注1）パーキンソン症候群は、パーキンソン症状が起きる状態をすべて含んだ、広い概念のことをいう。パーキンソン病は、その中で原因不明のものを指す。

（注2）カタトニアは、急に体が固まったり、興奮状態になる病気で、悪性症候群は、その状態が続くことで発熱も加わり、死亡することもある病気。いずれも、早期に原因を特定するのが大切だ。薬剤の過剰が原因ならば中止が必要で、薬剤の中止で生じているなら再開が必要である。

（注3）レボドパは、脳に移行する前にドパミンに変化するほか、COMTという酵素で別の物質（3-O-メチルドパ：3-OMD）にも変化する。これは体内に長く留まり、蓄積しやすく、蓄積した3-OMDがレボドパの脳内移行を邪魔するといわれている。このため、レボドパ製剤を大量に使って、3-OMDが早く蓄積すると、それだけ効きが悪くなる時期が早くなる。異なる作用機序の抗コリン剤を併用して、レボドパ製剤は節約しながら用いるのが、最終的にレボドパ製剤の効き目を長持ちさせるために必要であると考える。

必要

抗コリン剤系〈低下したドパミンに見合う程度にアセチルコリンの作用を抑制〉

- トリヘキシフェニジル
【アーテン、セドリーナ、パーキネス、トリヘキシフェニジル】
- ビペリデン【アキネトン、ビペリデン】

→認知の障害が多いといわれるが、他剤と比較して特別多いというわけではない。認知症の傾向がなく、振戦が主な症状の人には第一選択として使用可能。現在のガイドラインの位置づけは低過ぎる。ドパミン剤と併用することで、ドパミン剤を減量でき、ドパミン剤が無効となる時期やジスキネジア出現時期を遅らせることが可能と考えられる。カタトニアや悪性症候群を含め、薬剤性錐体外路症状の治療には必須

[害作用] 幻覚妄想:+／認知障害:+

ドパミン系薬剤の合剤〈ドパミン前駆物質〉(脳内でドパミンとなって作用)

- レボドパ+カルビドパ(末梢でドパミン分解阻害)
【メネシット、ネオドパストン、カルコーパ、ドパコール、デュオドーパ、レプリントン】

→主な害(副作用)は、幻覚、妄想、せん妄など。ときに病的賭博、病的性欲亢進などがある。長期使用で、オン・オフ現象(突然効果が切れて身体が動かなくなる)やウェアリング・オフ現象(効果持続期間が短くなる)、ジスキネジアが生じるようになる

[害作用] 幻覚妄想:++／認知障害:++

限定使用

[害作用] 幻覚妄想:++／認知障害:++

ドパミン系薬剤〈ドパミン受容体作動剤〉(麦角系:ドパミンそっくりの作用をする)

- ブロモクリプチン【パーロデル、ブロモクリプチン】

→弁膜症の危険性は、ペルゴリドやカベルゴリンに比較すると、かなり少ない。これは、ブロモクリプチンには血管収縮作用が少ないためと考えられる。しかし、死亡率はレボドパの3倍

[害作用] 幻覚妄想:++／認知障害:++

限定使用

[害作用] 幻覚妄想：++ ／認知障害：++

ドパミン系薬剤〈ドパミン前駆物質〉（脳内でドパミンとなって作用）

- レボドパ【ドパストン、ドパゾール】
- レボドパ・ベンセラジド【ネオドパゾール、イーシー・ドパール、マドパー】

→主な害（副作用）は、幻覚、妄想、せん妄など。ときに病的賭博、病的性欲亢進などがある。長期使用で、オン・オフ現象（突然効果が切れて身体が動かなくなる）やウェアリング・オフ現象（効果持続期間が短くなる）、ジスキネジアが生じるようになる

ドパミン系薬剤〈ドパミン受容体作動剤〉（非麦角系：ドパミンの部分作動剤）

- プラミペキソール【ビ・シフロール、プラミペキソール】
- ロピニロール【レキップ、ロピニロール、ハルロピテープ】

→非麦角系はD1（血管収縮）作用がなく、D3（おそらく覚醒に関係した受容体）への親和性が高い。このことがおそらく弁膜症が少なく、前兆のない睡眠発作の原因であろう。弁膜症のために麦角系（ブロモクリプチンも）が使えない例に限り、慎重に。危険作業は不可。病的賭博、病的性欲亢進が生じうる

不要

[害作用] 幻覚妄想：+ ／認知障害：+

抗コリン剤系〈低下したドパミンに見合う程度にアセチルコリンの作用を抑制〉

- プロメタジン【ピレチア、ヒベルナ】
- ピロヘプチン【トリモール】

ノルアドレナリン系〈ノルアドレナリン作動剤〉

- ドロキシドパ【ドプス、ドロキシドパ】

→海外では起立性低血圧にのみ使用されている。パーキンソン病には日本でだけ使用されている

※薬剤の名称は、• 一般名【商品名】の順に記載してあります。

不要

［害作用］幻覚妄想：++ ／認知障害：++

抗けいれん剤〈種々の機序?〉

- ゾニサミド【トレリーフ、ゾニサミド（OD錠25mg）】

→抗パーキンソン剤としては、日本でだけ使用

危険

［害作用］幻覚妄想：++ ／認知障害：++

ドパミン系薬剤（MAO-B阻害：脳内のドパミンの分解を阻害）

- セレギリン【エフピー、セレギリン】
- ラサギリン【アジレクト】

→セレギリンは代謝されて、アンフェタミン類似物ができる。作用は弱いが多少はアンフェタミン作用があり、精神症状の害がありうる。ラサギリンは、市販後の長期試験で、早期に開始した場合、4年後54%が認知症を発症、半年遅れで開始した場合も43%が発症した。セレギリンも同様と考えられ、きわめて危険

ドパミン系薬剤〈ドパミン受容体作動剤〉（麦角系：ドパミンそっくりの作用をする）

- カベルゴリン【カバサール、カベルゴリン】
- ペルゴリド【ペルマックス、ペルゴリド】

→主な害作用は、幻覚、妄想、せん妄、病的賭博、病的性欲亢進など。弁膜症や諸臓器の線維症の危険もある。弁膜症の危険性は、ドパミンD1作用が強いもので大きく、ペルゴリドは米国で回収された。カベルゴリンはもともと米国で承認されていない

ドパミン系薬剤〈NMDA阻害剤〉（ドパミン遊離促進剤）

- アマンタジン【シンメトレル、アマンタジン】

→NMDA受容体を阻害することで、ドパミンを増加。NMDA阻害剤の代表例フェンシクリジンやケタミンは、動物にもヒトにも統合失調症様症状を起こす。安全性に問題があり推奨できない

ドパミン系薬剤（COMT阻害：末梢でのレボドパの分解を阻害）

- エンタカポン【コムタン】

三章

かぜ・インフルエンザの薬

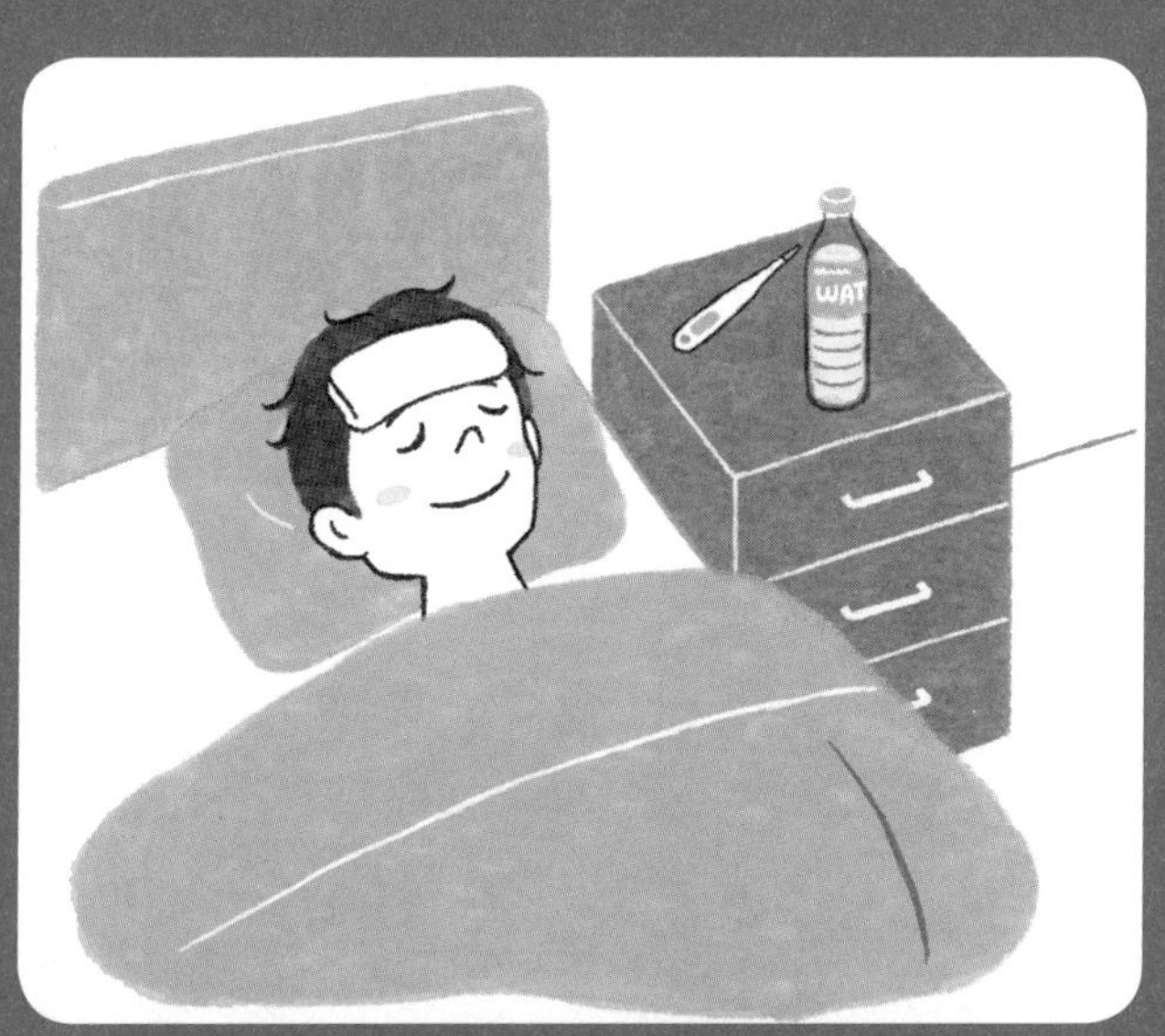

7 解熱・鎮痛剤

解熱剤を使うとかぜは治りにくい

「かぜをひいたかな?」と思ったときに肝腎なことは、ふだん、よほど健康状態や栄養状態が悪くない限り、「かぜ、インフルエンザはこわくない」という自信をもつことです。熱はウイルスや細菌をやっつけるための重要な防御反応です。「寒気」や「ふるえ」は、低すぎる体温を「上げよ」と「脳」が指令した結果、筋肉が収縮するからです。熱が出ると、本人もしんどいですが、ウイルスや菌はもっとしんどいのです。せっかく上がった熱を解熱剤で無理に下げると、体は一時的に楽ですが、ウイルスや菌も楽になり、結果的には逆効果になります。熱を下げるのは、実にもったいないのです。

抗炎症解熱剤は、かぜやインフルエンザより危険

抗炎症解熱剤がもっとも危険です。ウサギに細菌を注射して感染させ、アスピリン系の

抗炎症解熱剤を使ったウサギと、使わなかったウサギを比較しました。使わなかったウサギ七羽は、はじめは高熱ですが自然に解熱し、五羽が生存しました。使ったウサギ九羽は、はじめは熱が低く、その後使わなかった場合よりも高熱になり、すべて死亡しました。

はしかウイルスに似たウイルスを、ウサギに接種した実験でも、解熱剤の**メフェナム酸**（商品名「**ポンタール**」）を使用したウサギのほうが、解熱剤を使用しなかったウサギよりも、リンパ節中のウイルス量が一〇〇～一〇〇〇倍も多くなり、死亡したのです。

この二つ以外にも、多くの動物実験があります。一七の医学文献に報告されていた、合計三〇の実験を集計したところ、総合するとウイルスや細菌などを感染させただけでは三三〇匹中六二匹（一八・八％）が死亡しただけでしたが、非ステロイド抗炎症剤（ＮＳＡＩＤｓ）を使用した場合は三五四匹中二〇六匹（五八・八％）が死亡していました。

厳密な計算では抗炎症解熱剤のほうが、ウイルスや細菌だけよりも一四倍危険と結論して間違う確率は一億分の一より少ない、つまり間違いはほぼゼロでした。

ヒトではどうでしょうか。重い感染症による発熱に抗炎症解熱剤や**アセトアミノフェン**を使ったり、冷却して一度以上解熱させた場合と、対照（積極的には解熱せず）とを比較した適切な三件の試験を総合解析しました。死亡率は対照群では八二人中一三人（一六％）、解熱群では九四人中三七人（三六%）でした。厳密な比較では、積極的に解熱すると、積極的には解熱しない場合の四・四倍の死亡の危険があるとの結果が得られました。

一九六一年に報告されたライ症候群（感染症後の脳症と肝障害）の原因として、七〇年代に解熱剤との関連が疑われ、八〇年代に解熱剤**アスピリン**が原因と判明して使用しなくなり、欧米ではライ症候群が減少しました。しかし、日本では「**ボルタレン**」や「**ポンタール**」など、さらにきつい解熱剤が多用されたことによりさらに重い脳症が多発しました。

重い脳症はインフルエンザの後よりも、かぜなど軽い感染症の後の方が三倍も多かったのですが、九八〜九九年ころから突然「インフルエンザ脳症」という言葉に換えて呼ぶようになりました。「**タミフル**」登場（二〇〇一年）の直前です。「**タミフル**」を使っても、「**ボルタレン**」や「**ポンタール**」を使うと、症状改善効果は帳消しになるというデータが出ていましたから、それを回避する狙いがあったためのキャンペーンではと疑いたくなります。

〇九年のパンデミック騒ぎでは、脳症より「肺炎」（実は急性呼吸窮迫症候群：ARDS）の合併が怖いと報道されていました。脳症でも肺炎（ARDS）でも、肝障害や腎障害、横紋筋融解症などの多臓器不全をともない、体のあちこちが傷害されます。

どうして、このようなことが起こるのでしょうか。

インフルエンザに限らず、感染症で出た熱を解熱剤（特に抗炎症剤）で下げ、炎症を抑えると、ウイルスが増えます。すると、ウイルスをやっつけようと体が反応して、さらに高熱にし、体内の化学物質（インターフェロンや腫瘍壊死因子などサイトカインという）を増加させます。サイトカインは血液中を巡っているので、過剰になればウイルスだけでなく、血管の内壁をも破壊します。そのため、脳だけでなく、肝臓や腎臓、肺、心臓、膵臓、筋肉、血液系までが傷害されるのです。サイトカインが過剰になり、全身を攻撃するようになった状態を、サイトカインストーム（サイトカインの嵐）といいます。

米国で**アスピリン**の使用規制でライ症候群が起こらなくなり、日本では「**ボルタレン**」などのきつい解熱剤の使用制限で、「**タミフル**」導入前には死亡する重症脳症が激減していたことから、いかに、これらきつい解熱剤が悪さをしていたかが、うかがえます。自著『やっぱり危ない**タミフル**――突然死の恐怖』（金曜日刊）では、スペインかぜで多数が死亡した主な原因は**アスピリン**だと指摘しましたが、米国でライ症候群を研究していた学者も、同じ考えを〇九年に論文で述べています。〇九年にインフルエンザの死者がメキシコや米国で多かったのは、これらの国々では**イブプロフェン**というきつい解熱剤が市販され、多用されているからだと、私は考えています。

小児だけでなく大人も脳症で死亡する

解熱剤の害は、大人でも同じように起こります。私が相談を受けただけでも、合計五人の大人が、抗炎症解熱剤を服用後に脳症を引き起こし、多臓器不全になり、死亡しました（うち二人は副作用被害救済制度で認定された）。厚生労働省は、二〇〇一年五月に**ジクロフェナク**（商品名「**ボルタレン**」）や、**メフェナム酸**を小児のインフルエンザなど、ウイルス感染症には原則的に使用しないように規制しました。その根拠となった調査結果をよく見ると、脳症例のうち四割以上が、大人だったのです。

かぜ、インフルエンザは、あなた自身の体が自然に治してくれます。熱をはじめ、鼻水や咳などに使われるかぜ薬は、すべて対症療法用の薬です。対症療法薬は、抗炎症解熱剤をはじめ、大なり小なり、自然に備わった〝治す力〟を邪魔するものです。

かぜ、インフルエンザにかかったら、ふだん疲れ気味の体を、ともかく休めましょう。解熱剤は基本的には不要です。熱は四一℃台までは大丈夫です。どうしても……と使うにしても、**アセトアミノフェン**を少量だけにしましょう。**アセトアミノフェン**といえども、それで強力に解熱させると、死亡率が増えたり、喘息になることが多くなります。

必要

非ピリン系鎮痛剤

- アセトアミノフェン
【カロナール、アセトアミノフェン、ピレチノール、アルピニー、アンヒバ】

→頭痛がひどいときなどに鎮痛剤として少量を。アセトアミノフェンといえども解熱剤として大量に使えば感染症の治りを遅くし、死亡率を増やす。さらに大量では、肝障害の危険もある。多用すると喘息を起こしやすくする

不要・危険

非ステロイド抗炎症剤

- ジクロフェナク【ボルタレン、ナボール、ジクロフェナク】
- メフェナム酸【ポンタール】
- イブプロフェン【ブルフェン、イブプロフェン】
- アスピリン【アスピリン、サリチゾン、バファリンなど】

その他すべての非ステロイド抗炎症剤（NSAIDs）

ピリン系解熱鎮痛剤

- スルピリン注射【スルピリン】

→一時的には確実に解熱するが、ウイルスや細菌は体の奥、全身へ回り、サイトカインがさらに増え、もっと高熱になり、ライ症候群、脳症、心筋症（炎）、多臓器不全で死亡の原因となる。ただし、鎮痛剤として用いる場合や、抗血小板剤としての少量アスピリンを否定するものではない

8 咳止め、去痰剤

かぜ薬が重症脳症を引き起こすことも

かぜ薬はほとんどすべてが、かぜにともなって起こる不快な症状を、和(やわ)らげるだけのものです。熱に対して解熱剤、喉の痛みや頭痛に対して鎮痛剤、くしゃみや鼻水に鼻水止め、咳には咳止め、痰がからむので去痰剤（痰切り）、吐き気には吐き気止め、喉の炎症を取るために抗炎症剤（非ステロイド抗炎症剤や、ひどい場合はステロイド剤さえ）と、さまざまな薬剤を処方されることになります。しかし、薬でこれらの症状を抑えると、ウイルスなどの病気の原因を取り除こうとする自分自身の力を削(そ)ぐことになり、かえって病気が長引きます。それだけでなく、脳症や多臓器不全を起こしたり、けいれんを誘発したり、血管を収縮させて血液の供給を滞らせ、特有の害（副作用）を起こすこともあります。

実際、動物実験で、ウイルスや細菌感染症に非ステロイド抗炎症剤（きつい解熱剤）が使われると、死亡率が確実に増えています。また、死亡にもつながる重症脳症を起こす原因になりうることが、いくつもの疫学調査で認められています。厚生労働省の研究班は、喘息に用いるテオフィリンだけは脳症の原因になりうると認めましたが、それ以外は原因不明としたまま、原因を見つける努力をまったくしていません。

しかし、私は、その原因の多くが、けいれんを起こす薬剤、「タミフル」と「ゾフルーザ」で説明できるのではないかと考えています。喘息の薬（テオフィリンなど）や抗ヒスタミン剤、吐き気止めなどは、直接けいれんを起こしますが、痰を切りやすくするための去痰剤や一部の抗生物質は、低血糖を引き起こし、それがけいれんの原因となります。

けいれんを起こす――テオフィリンと抗ヒスタミン剤

このことに気がついたのは、かぜあるいは喘息で受診し、治療を受けた後にけいれんを起こし、命を取りとめたものの重度の障害を残した子のことで、続けて二家族から相談を受け、その原因を考えたからでした。

「気管支喘息用の薬剤テオフィリン（毒性が強いために、最近ではその使用が制限されるようになっている）によってけいれんを起こし、そのために低酸素状態となって脳障害が起きたと思える子は、二人とも生後八カ月でした。一人は女の子、もう一人は男の子です。

女の子は、単にかぜで、気管支炎の症状が少し見られたために、**テオフィリン**が使われました。処方されたほかの薬剤とともに、二日間服用した翌未明にけいれんを起こし、救急病院に入院しました。けいれんはなかなか治まらず、命は取りとめましたが、重度の障害が残りました。男の子は、本格的な喘息で、**テオフィリン**の過剰（内服と注射）でけいれんが止まらなくなり、一命を取りとめたものの、重度の障害が残りました。

二人に共通することは、抗ヒスタミン剤が併用されていたことです。抗ヒスタミン剤はけいれんを起こしやすくする薬剤の代表的なものです。ひどいけいれんが続くと呼吸がしにくくなり、低酸素状態が続くと脳に回復不能の傷が生じ、障害が残ってしまいます。けいれんを起こしやすい薬剤が使われているほど、いったんけいれんが生じてしまうと止まりにくくなり、障害を残す程度も高くなります。

通常、**テオフィリン**は、その血中濃度が、治療に用いて適切な濃度の上限値の二倍や三倍になると、けいれんを起こしやすくなりますが、文献調査によると、けいれんが生じた患者（児）の**テオフィリン**の血中濃度は、ふつうに治療に用いるくらいの濃度なのです。ですから、**テオフィリン**だけが原因で、けいれんが起こったとは考えられません。ほかにも薬剤が併用されているはずです。そこで、厚生省（現厚生労働省）の脳症研究班のこれまでの記録を徹底的に分析しました。私が相談を受けた二人と同様、抗ヒスタミン剤など、けいれんを起こしやすい薬剤を使っている子どもが多いことがわかりました。

低血糖を起こす――「ムコダイン」と抗ヒスタミン剤

テオフィリンとともに抗ヒスタミン剤と痰切り（商品名「ムコダイン」）を使用後、いちじるしい低血糖になり、そのために重症のけいれんを起こし、脳障害で自立できない状態になってしまった女の子の親からの相談もありました。病院では、**テオフィリン**を原因として疑っていましたが、**テオフィリン**の血中濃度は、通常の治療に用いる濃度よりもはるかに低く、**テオフィリン**がけいれんの原因とは、私には思えませんでした。

この子の場合、血糖値を測定したときには23㎎／dLでした。血糖値の正常値は60～100ですから、ひどい低血糖です。けいれんが起こるほどの低血糖になると、体は血糖を上げようと反応するため、けいれんに気づいて受診をし、血糖値を測定するころには、一番低かったときよりも少し上がっているはずです。けいれんしていたときは、もっと低かったでしょう。低血糖のために脳にエネルギーが供給されず、けいれんの原因になったことは明らかでした。低血糖を起こす原因を考え、文献を調べたところ、抗ヒスタミン剤と痰切り（「ムコダイン」）が、低血糖の原因になっていることがわかりました。

厚生省（当時）が調査した脳症の子で、使用薬剤がわかった四一人中一七人には非ステロイド抗炎症解熱剤（きつい解熱剤）が使われ、五人にはテオフィリンが使われていました。残る一九人中一〇人が抗ヒスタミン剤を服用し、そのうち四人は「ムコダイン」との併用でした。これらの子に低血糖があったかどうかは不明ですが、低血糖から脳症になった子が実は相当数いる（いた）のではないか、その中には「ムコダイン」や抗ヒスタミン剤が関係している例もありうるのではないかと考えます。テオフィリンに関しては、二〇〇五年一一月、使用制限を勧告するガイドラインがようやく作成され、小児科医の間で重視されはじめてきました。しかし、抗ヒスタミン剤や痰切り剤による低血糖で、重いけいれんが生じうることは、現場の医師にはいまだ十分な認識がなされていません。

けいれんを起こす薬剤はせん妄・異常行動の原因にも

テオフィリンなど、けいれんを生じやすい薬剤は、脳症の原因になりうるというだけでなく、別の意味でも注意が必要です。一つは、これらの薬剤が、かぜやインフルエンザに使われると、熱性けいれんを起こしやすく、重症化しやすいこと、「てんかん」ではないのに「てんかん」としての治療が行なわれることもあるからです。もう一つは、けいれんを起こす薬剤は、異常言動やせん妄を起こす原因の一つにもなるということです。

インフルエンザと異常言動に関する厚労省研究班の二つの調査では、抗インフルエンザウイルス剤「タミフル」を服用していないのに、一〇%近くの子どもが異常行動を起こしたとの結果が出ていました。「タミフル」の害に否定的な医師は、熱でもせん妄や異常行動は起こるといいますが、この一〇%という発生割合は、異常に高率です。しかし、研究班はこのことについて、何ら見解を述べていません。その原因として、「タミフル」以外で、異常言動を起こしやすくする薬剤がよく使われているからだと、私は考えています。

一般にかぜやインフルエンザでは、抗ヒスタミン剤や咳止め、解熱剤が処方されます。「タミフル」を服用しなくても、せん妄・異常行動を起こしやすい薬剤（61ページ参照）が処方されます（「タミフル」の代わりに、抗インフルエンザウイルス剤の「リレンザ」が使用されている場合も同じ）。かぜやインフルエンザでは、インターフェロンや腫瘍壊死（しゅようえし）因子などのサイトカイン類が出ます。サイトカインが出ていると、脳が興奮しやすくなりますが、そこにけいれんを起こしやすい薬剤が用いられると、いっそう脳が興奮しやすい状態となり、幻覚や異常言動を生じやすくなるのです。

日本では熱性けいれんが欧米の二〜三倍も

熱性けいれんは、長引くと低酸素状態となり、脳に障害を残しかねません。そのため、熱性けいれん予防に、抗けいれん剤の**ジアゼパム**坐剤が、かなり処方されています。

そこで、この治療は適切か、徹底的に調べました。すると、日本では英国や米国に比較して、熱性けいれんの頻度が約二〜三倍も高いことがわかりました。さらによく調べると、けいれん止めをあらかじめ使って効果があったという結果とともに、無効であるとの結果もありました。対象者の一部を取り出すと効果があるように見えるのですが、一回でもけいれんが起こった割合を求めて比較すると、差はなかったのです。

それだけでなく、害が多いこともわかりました。**ジアゼパム**が無効とされた試験では、錯乱状態や、じっとしていられないなどの異常言動が認められた日数が、プラセボ（偽薬）群に比較して、**ジアゼパム**群に有意に多かったのです（プラセボ群三四日に対してジアゼパム群一三八日）。また、一〇カ月間の追跡期間中、発熱がプラセボ群平均二・三回に対して**ジアゼパム**群が二・九回、治療を要した日数が合計四〇八日に対して五九二日と、いずれも**ジアゼパム**群のほうが発熱や治療を要した日数が多かったのです。有効とされた試験でも、運動失調が三〇％、イライラが二四％、言葉不明瞭が五・九％、錯乱状態など異常言動が五・九％、不眠五・二％、幻覚〇・七％など、ジアゼパム使用群の一五三人中、何らかの有害な症状は三九％に認められました（プラセボ群の表示はない）。

予防しなくても長期的に危険はない

熱性けいれんの予防に抗けいれん剤を使用してもしなくても、その後のてんかんの発生割合や、子の知能への影響は変わらないという、信頼性の高い長期追跡調査の結果があります。もっとも問題なことは、日本のほうが熱性けいれんの頻度が英国より高く、てんかんの発生も多い原因の一つと考えられる薬剤使用の関与について、何ら調査がなされていないことです。「熱性けいれん」から「てんかん」に移行したとされている子の中には、本当は「てんかん」ではなく、薬剤で誘発されたけいれんであるのに、「てんかん」としての治療が始まり、長期化してしまった、という例が少なくないのではと心配になります。

熱性けいれんを起こしやすいといわれた子、あるいは熱性けいれんの後、「てんかん」としての治療が行なわれ、継続している子は、これまで服用していた薬剤を点検してください。けいれんを起こしやすい薬剤が使われていた場合があるかもしれません。

9 総合感冒剤（抗ヒスタミン剤入り）

とくに六歳未満の小児に危険

米国食品医薬品局（ＦＤＡ）の小児医療諮問委員会は、二〇〇七年一〇月、咳止めや鼻水止めを含む市販のかぜ薬を六歳未満の小児に使うべきではない、と勧告しました。二二人の委員中一三人が勧告案に賛成、九人が反対した結果でした。二歳未満については、二一対一で使うべきでないと判断したため、メーカーはすぐさま二歳未満向けかぜ薬の回収措置をとりました。しかしＦＤＡはその後、二歳未満への禁止措置だけをとりました。二〇〇八年一〇月、米国大衆薬協会（ＣＨＰＡ）は、市販のかぜ薬・咳止め薬の製品表示を「四歳未満の小児に使用しないこと」と自発的に改訂し、ＦＤＡはすぐさまその措置を支持する声明を出しましたが、四歳未満への規制は、あくまでメーカーの自主的措置でした。

本書では、解熱剤や鼻水止め、抗ヒスタミン剤、去痰剤（痰切り）、気管支拡張剤のテオフィリンなどが、かぜに安易に使われていることの危険性を指摘しています。しかしながら、日本でこれらの薬剤を乳幼児に使うことに対する規制は、なかなか進みません。

米国でもインフルエンザに関連した乳幼児の死亡が問題になっています。〇七年一月、FDAは死亡した一歳未満の乳児三人の血液中に、通常の一〇倍前後という高濃度の鼻水止めの成分が検出されたと報告しました。これを受けて、指導的な一六人の小児科医が連名で、FDAに対して、「市販のかぜ薬は、六歳未満の幼児には有効性も安全性も認められないことを国民に説明する」ことを求める要望書を提出しました。

FDAの内部検討機関が分析した結果でも、市販のかぜ薬は、かぜ症状を和らげるという証拠がない一方で、死ぬような、重篤な症状を生じさせることがある点が重視されました。また、標準量では有効血中濃度に達しない一方で、幼い子ほど血中濃度の個人差は大きく、害だけが現れる危険性があるという点も重視されました。諮問委員会では、この報告書をもとに検討がなされ、〇七年一〇月一九日、先述の「咳止めや鼻水止めを含む市販のかぜ薬を六歳未満の小児に使うべきではない」という勧告がなされたのです。

交感神経刺激剤は全面禁止を

米国で乳幼児への使用で問題視された鼻水止めの成分は、プソイドエフェドリンといいます。これは、危機的な状況で力を発揮するアドレナリンによく似た作用をもつ、交感神経刺激剤です（注1）。血管収縮作用が強いので、その作用を利用して、かぜで腫れた鼻の粘膜の血管を収縮させて、鼻の通りをよくすることを狙って使われています。

日本でも、鼻水止めにこの**プソイドエフェドリン**が含まれています。また、総合感冒薬には**メチルエフェドリン**などの交感神経刺激剤が含まれています。市販薬に配合されているこれらの成分は、日本では、生後三カ月未満の乳児に対する使用が認められていないだけで、それ以上の乳幼児の使用に対する規制は、何もないのが現状です。

問題はこれだけではありません。鼻水止めにも総合感冒薬にも、抗ヒスタミン剤を配合することが認められています。また咳止めには、**メチルエフェドリン**や**麻黄**（注2）など種々の交感神経刺激剤と、計二一種類もの抗ヒスタミン剤の配合が認められています。

〇三年に、脳出血の危険性が高く使用中止になった**フェニルプロパノールアミン**（PPA）だけでなく、その代替剤としての**プソイドエフェドリン**や**エフェドリン**も危険であり、使用すべきではありません。咳止め用の**エフェドリン**や**メチルエフェドリン**と、鼻水止めの**プソイドエフェドリン**が重なると危険です。実際に事故が起きており、規制が必要です。

処方薬がむしろ危険、特に抗ヒスタミン剤が危ない

日本では、かぜやインフルエンザにかかった場合、多くの人は医療機関を受診し、医師が処方した薬剤を使用することになります。医師が処方する薬剤に含有される成分の一日用量は、市販の薬剤に比較すると、だいたい一・五倍から二倍と多いのが一般的です。

日本では、一部の例外を除いて、幼児にまで何らかの規制が及んでいるかぜ薬は、ほとんどありません。一部の例外とは、たとえば、ＰＬ顆粒です。添付文書上「二歳未満に禁忌（使用してはいけない）」です（注3）。また、ほかの抗ヒスタミン剤で、「低出生体重児、新生児」には禁忌、あるいは「安全性が確立していない」とするものがある程度です。

さらには、花粉症、気管支喘息など、慢性のアレルギー疾患やアトピー皮膚炎に長期にわたって使用されることが多いのが、抗アレルギー剤という名の抗ヒスタミン剤です。かぜに対しての適応はないので、小児のかぜに抗ヒスタミン剤系抗アレルギー剤を処方する医師はいないと思いますが、もともとの病気が慢性疾患であるだけに、現実にはかなり長期間使用され、かぜのときも併用することはあるでしょう。

慢性のアレルギー性鼻炎の子どもには、抗ヒスタミン剤と抗ヒスタミン剤系抗アレル

ギー剤、というように、抗ヒスタミン剤が二種類処方されていることがあります。その子が、かぜで受診すると、そのうえにかぜ関連の薬剤が処方され、その中に抗ヒスタミン剤が含まれていると、抗ヒスタミン剤が三種類になります。かぜをひいていないときには脳内に入りにくい抗ヒスタミン剤でも、かぜ・インフルエンザにかかると脳内に入りやすくなり、けいれんや異常行動を起こす場合があります。こうして、一つひとつの薬剤の量は標準でも、三倍の量をのんだのと同じことになります。これは、きわめて危険です。

問題が大きいと思われるのは、**オキサトミド**（商品名「**セルテクト**」など）と**シプロヘプタジン**（商品名「**ペリアクチン**」など）です。**オキサトミド**は、幼児には「慎重投与」とされ、添付文書では「幼児（特に二歳以下）において錐体外路症状（注4）が発現するおそれがあるため、過量投与を避けること」とあるだけで、禁忌になっていません。成人女性では月経異常や乳汁分泌が生じることがあり、女児の性機能の発達への悪影響が懸念されます。乳幼児への使用は、禁止すべきと考えます。

シプロヘプタジンは、数ある抗ヒスタミン剤の中で、もっともけいれんを起こしやすく、いったんけいれんが起こると治まりにくい厄介な薬剤であると私は考えています。その理由は、吸収が遅いために目立たないのですが、連続して使用していると高濃度に蓄積するためです。

また、「咳止め、去痰剤」（100ページ）の項で、日本では、英国や米国に比して熱性けいれんを生じる子どもの割合が大きいということを述べました。抗ヒスタミン剤や抗ヒスタミン剤系の抗アレルギー剤、エフェドリンやβ作動剤、吐き気止め剤、気管支拡張剤のテオフィリン（商品名「テオドール」など）は、すべてけいれんを生じるおそれのある薬です。

新薬への移行には警戒を

問題のある古い薬剤が淘汰されても、代わりに問題のある新薬が使用されるようになれば、規制の意味はまったくありません。米国では、プソイドエフェドリンなど、古い薬剤で問題のあるものが規制されても、インフルエンザに用いる「タミフル」は規制されていませんし、イブプロフェンは市販の解熱剤として幼児にも使われ、かぜやインフルエンザ後の脳症の原因になっているはずですが、何ら問題にされていません。

日本では、市販薬販売の規制緩和が進行中ですが、「タミフル」とともに処方薬剤まで含めて、かぜ・インフルエンザ用の薬剤の規制は、むしろ、厳しくする必要があると私は考えます。かぜ・インフルエンザのつらい症状は、一時的なものです。薬に頼らず、自然に治まるのを待つほうが早くすっきり治りますし、薬害にあわないための最良の方法です。いま一度、そのことを肝に銘じてほしいと願います。

（注1）米国では二〇〇〇年、日本では〇四年二月までにすべての製品から除かれたＰＰＡ（フェニルプロパノールアミン）とよく似た成分。『薬のチェックは命のチェック』では、創刊号（〇一年一月）でこれを取り上げ、ＰＰＡはもちろん交感神経刺激剤はすべて使用中止にすべきと述べたが、日本でＰＰＡが除かれたとき、多くの製品がプソイドエフェドリンに切り替えられただけで、交感神経刺激剤そのものが危険だという根本的な問題は解決していない。抗ヒスタミン剤の危険性については、『薬のチェックは命のチェック』№５（〇二年一月）で指摘したが、いまだにほとんど何の規制もない。

（注2）麻黄の有効成分はエフェドラであるが、これもエフェドリンなどの系統の成分で、心臓を刺激し、血圧を上昇させる作用がある。

（注3）「二歳未満に禁忌」のほか、「インフルエンザには原則禁忌」だが、二歳以上のかぜにともなう「くしゃみ・鼻汁・咳」に対する使用規制はない。

（注4）錐体外路症状とは、自分の意思とは無関係に体が動く状態をいう。小さい子どもでは筋緊張異常反応（体が反り返ったり、眼球や頭が意思と無関係に勝手に動いてしまう）、高齢者ではパーキンソン症状（体全体の筋肉が強く緊張するため、動きにくくなり、ひどいときには体が固まり、まったく動けなくなる）、青年から中年に多いのは、静座不能症（立っても座っても焦燥感があり、じっとしていられない）など。重症化すると、全身の筋肉緊張で動けなくなり、体温が上昇し、悪性症候群という危険な状態につながる。

10 抗インフルエンザウイルス剤

効かない、しかも危険！

インフルエンザ用の抗インフルエンザウイルス剤は現在五種類あります。内服剤でよく用いられ、害も大きかった**オセルタミビル**（商品名「**タミフル**」）について詳しく述べます。

日本では医者も患者も抗ウイルス剤がなければ治らないと思い込んでいる人が多いのですが、そもそも、ふだん健康ならインフルエンザにかかっても自然に治ります。子どもならば、ほんとうに効いてほしいのは、身体が弱く、ほかに病気を抱えた子ですが、慢性喘息の子を対象にした臨床試験では、**タミフル**を服用しても無効でした。解熱するのが早い子がいる反面、治りが悪い子も多くいました。症状が出はじめて二四時間以降に服用を開始した子は、特に治りが悪かったのです。「**タミフル**」は「サイトカインストーム（注1）を防止しない」ため重症化防止は否定的と、「**タミフル**」を推奨する学者も認めています。

コクラン共同計画（注2）のグループが二〇〇九年一二月八日に発表した再解析結果や、

一四年四月に発表したより詳しい結果でも、肺炎を防止する効果は認められませんでした。しかも、〝効かない〟だけではなく、危険でさえあるのです。

「タミフル」は危険！

〇二・〇三年の冬から、インフルエンザ感染後、子どもが睡眠中に突然死する死亡事故が起こっています。従来とは異なるタイプの脳症です。〇四年に出された厚生労働省研究班の「平成十五年度報告書」でも、「インフルエンザ発症後、数時間で死亡する症例」と認識しています。「**タミフル**」服用後の事例が多く、どれだけ甘く見ても、その関連は否定できません。むしろ、関連は濃厚です。**アセトアミノフェン**以外の解熱剤の害が認識され、解熱剤によるインフルエンザ脳症の害反応が減ってきたように思った矢先のことです（94ページ「7解熱・鎮痛剤」参照）。

これまでのインフルエンザ脳症と異なり、意識障害など脳症の症状がなく、睡眠中に突然死した子が〇二・〇三年の冬、大阪だけで六人いました。この新型脳症を報告したのは、大阪市立総合医療センター小児救急科の塩見正司医師（当時）です。報告によると、インフルエンザにかかり、睡眠中に突然死した子六人のうち、三歳以下の幼児五人中四人が、「タミフル」を服用していました。死亡した三歳の男児は生まれてはじめて「A型インフルエンザ」と診断され、「タミフル」ドライシロップ一回分を最初に服用してから眠っていて、約二時間後に呼吸が止まっているのを家族が発見しました。別の二歳の子は、「タミフル」一回目の処方後眠りにつき、翌朝心肺停止で発見され、病院に到着したときには死後硬直がありました。

その後、私のところに、異常行動の後に事故死した一四歳と一七歳の男子、服用から約三時間後に呼吸が止まり死亡した二歳の男児と、相次いで三人の遺族から相談がありました。そして、この三人について、〇五年一一月一二日、三重県津市で開かれた日本小児感染症学会で発表したところ、『毎日新聞』が大きく報道し、多くのメディアの注目を集めました。中学二年生の男子（一四歳）は、「タミフル」一カプセル服用後、二時間も経たないうちに自宅マンションの九階から転落しました。警察の調べでは、外付け階段の手すりを外からつかんだ本人の指紋があったということですから、意識がもうろうとした状態、あるいは幻覚が出た結果の異常行動としかいいようがありません。

突然死の情報に接したとき、私はすぐに「タミフル」が原因と判断しました。離乳前の赤ちゃんラットの死に方とそっくりだったからです。

睡眠中の死亡は動物の呼吸抑制死に酷似

「突然死と『タミフル』の服用に十分関連がある」と考えた理由は、次のとおりです。

①「タミフル」小児用シロップが〇二年七月販売開始。その冬に新型脳症が報告された。

②乳幼児突然死症候群（ＳＩＤＳ）は、一歳以上では非常にまれ。

③従来のインフルエンザ脳症は、急な経過でも死亡までに半日から一日かかっているが、新型脳症は睡眠中の二時間程度でも突然死する。

④その経過は、ラットの死に方とそっくり。赤ちゃんラットは一回投与一〇分〜四時間後に死亡。「タミフル」を服用した四人中四人が、一回服用後、睡眠中に死亡。

⑤赤ちゃんラットの死亡は、脳内に大量の「タミフル」が移行し（成長ラットの六四倍）、呼吸が抑制された結果と考えられ、その量は、ヒト換算でたかが一〇〜二〇倍程度。

⑥成人の脳でもインフルエンザ時は未熟状態と同じになり、「タミフル」が脳内に移行。

⑦ヒトでも動物実験でも、呼吸抑制作用だけでなく体温低下、呼吸不規則、チアノーゼ（酸素不足で口唇などが赤黒っぽく紫色になること）があった。肺水腫も共通している。

⑧ヒトでも、大人も子どもも三五℃以下、ひどい場合は三二℃台の低体温になりうる。

⑨低体温とチアノーゼが同時に認められる例、低体温と幻覚、意識消失が同時に認められた例、チアノーゼと呼吸困難、異常行動が同時に認められた例がある。
⑩睡眠中の突然死も含め、これらはすべて「タミフル」の薬理作用である、中枢抑制作用が過剰に働いたものとして、説明が可能である。

したがって、「タミフル」服用後に突然死した子や、異常行動後の事故死は、その害（副作用）と考え、医師から国への報告が必要です。因果関係は明らかです。国は早急に因果関係を認め、「タミフル」の一般使用を中止すべきです。

治療効果も疑問、全年齢で禁止にすべき

乳児に対する「タミフル」の効果はもちろん調べられていないうえ、メーカー自身、乳児には使わないようにと呼びかけてきました。前述の動物実験の結果を製造元のロシュ社（本社・スイス）がよく知っていたからです。日本では、そのことを知らない一般臨床医と、知っていても知らぬふりの国や学者が、乳児に使ってもかまわないとして許可してしまいましたが、これは危険きわまりないものです。「タミフル」の服用で、三歳まではほぼ三人中一人に耐性ができるし、ほかのウイルスや細菌に感染しやすくなり、ひと冬に何

度もインフルエンザにかかったり、翌年またかかりやすくなったりします。

ふだん健康なヒトに対する効果は、見かけ上半日ほど早く、症状が治まる程度であり、英国やイタリアなどでは、ほとんど使っていません。日本では、公平に比較して効果を見るランダム化比較試験は実施されていません。欧米で実施されたランダム化比較試験の結果では、本来効いてほしい慢性喘息をもっている子には、「タミフル」は無効と証明されています。喘息児では、熱などの症状が出はじめた最初は効いているように見えますが、六割くらいの子の症状がなくなってきた後に、治りが遅くなりました。インフルエンザにかかっている期間の平均は、「タミフル」を服用したほうが長かったのです。

「タミフル」は小児には使い道はないし、小児への予防にももちろん承認されていません。医薬ビジランスセンター（薬のチェック）の結論では、今でも全年齢で「危険」、使ってはいけない、です。

高齢者や糖尿病患者にも予防効果はない、治療も危険

国は、高齢者や糖尿病患者などに「タミフル」を予防使用することを認めていますが、その根拠のデータを見ると驚きです。日本でふだん健康な人を対象にランダム化比

較試験が実施されましたが、「タミフル」を使ってもプラセボ（偽薬）を使っても、インフルエンザ様症状の罹患頻度に差はなかったのです（プラセボ群一三・五％対「タミフル」群一二・九％）。

では、なぜインフルエンザ予防に「タミフル」が承認されたのでしょう。そのカラクリは、ウイルスが検出できるインフルエンザの罹患頻度が、プラセボ群一三・七％に対して、「タミフル」群三・二％と低かったから、です。つまり、インフルエンザウイルスの検出が防止できれば、インフルエンザの症状は予防できなくてもよい、というのです。

おまけに「タミフル」は、糖尿病患者での感染予防効果は確認されていませんが、種々の臨床試験から、糖尿病を悪化させることは確認されています（統計学的に有意）。

そして、四二日間用いた合計約二〇〇〇人を対象とした、三つの予防のための臨床試験を合わせると、幻覚や統合失調症など重い精神障害が、プラセボ群に比較して有意に「タミフル」群に多く、四肢痛や耳痛などの神経障害までもが有意に多かったのです。

インフルエンザウイルスの病原性はそれほど強くなく、ふだん健康な人では、重篤化することはありません。小児にもインフルエンザは脅威の感染症ではないし、慢性喘息児も、ふだん健康な子と治癒期間にほとんど差はありません。

予防効果が確認されていないのに、適応外に服用を勧める医師がいます。マスメディアまでが「**タミフル**」を〝効果的な新薬〟ともち上げた結果、世界の「**タミフル**」消費量の約七五％を日本が消費しています。こんな異常な承認、診療実態、報道、それらによってつくられた市民の常識（実は非常識）を、根本的に考え直すときです。

◆タミフル被害者家族の闘いと、その後の情報

「**タミフル**」の副作用死として被害救済を求めた四家族の全員が「**タミフル**」との因果関係が認められなかったため、〇六年七月に「薬害**タミフル**脳症被害者の会」が発足しました（注3）。〇七年二月までの五人を含め、異常行動後の事故死はすでに三〇人、突然死は判明しているだけで一〇〇人を超えました。「**タミフル**」の害が大きく報道された後の新たな死亡、突然死は、国、企業、研究者が因果関係を否定し続けた末の犠牲者といえるでしょう。

〇七年二月の連続死亡事故を受けて、国は、三月二一日に因果関係不明としたまま一〇歳代に原則禁止とし、二二日には、突然死も含めて因果関係の見直しを打ち出しました。この間、因果関係を裏付ける証拠が次々に出たのに、データを隠し、あるいは操作し、関連がないように見せる報告ばかりを国の調査会では採用し、因果関係を認めません。

たとえば、報告された主要な疫学調査は、いずれの調査でもデータは「関連あり」を示しているのに、報告書では「関連なし」としています。〇六年一〇月の報告書では、発熱初日午後に「タミフル」を服用すると、未服用に比較して異常行動が四〜一二倍増加したのに、報告書の結論は「関連なし」でした。なお、研究班の主任研究者らに中外製薬から、多額の資金提供がなされていたことがわかりました。また、〇七年一二月に報告された一万人調査では、「タミフル」が異常行動を少なくとも一・四〜二倍に増やしたデータがあるにもかかわらず、逆に「タミフル」で半減した、とされました。〇八年七月の中間報告で修正され、「差がない」「関連は見つからなかった」となりましたが、基本的な解析方法の間違いはそのままでした。私だけでなく、岡山大学の津田敏秀教授（疫学）なども批判しています（注4-a）。

「タミフル」は、一〜二回服用で発症する突発型、数日服用した後で生じる遅発持続型の反応を生じることや、起こる仕組みもわかってきました（注4-b）。

その後もたくさんの事実がわかってきました。因果関係を裏づける結果が多いので、国も企業も必死でデータ隠しを図り、苦しい解釈、あるいは言い訳をしています。一つは、一一年三月に公表された、一万人規模の疫学調査で「タミフルとせん妄や意識障害との間に関連が認められる」という結果です。調査と解析を実施したのは、藤田利治氏（統計数理研究所教授、当時）や横田俊平氏（横浜市大教授、当時）らのグループです。要点は、「タミフル」を服用した状態では、服用していない状態に比べて、全体で、せん妄が約一・五倍、意識障害は一・八倍多く認められ、また、発熱からの時間で区切ってみると、せん妄は、発熱後八時間から一六時間後ごろまで、「タミフル」の服用で五〜七倍生じやすくなり、意識障害は、発熱後一〇時間から二四時間後ごろまで、四〜六倍生じやすくなっていた、ということです（注4‐c）。これまでの疫学調査結果や、動物実験の結果と一致しています。

次に判明した重要なデータは、離乳前のラットの新たな動物実験の結果です。これは、国が詳細なデータを公表しないために、私が〇七年一二月に開示請求をしたのですが、メーカーの異議申し立てで中断し、二年後の一〇年一月に、ようやく開示が実現したものです。これを見ると、死亡しない安全量は、ヒト用量のたかだか三〜六倍でした。危険が回避できず、断がい（cliff）から赤ちゃんラットが転落し、その後覚醒しなくなり、呼吸困難を起こして死亡していました。ヒトで起こっていることとそっくりのことが、動物で生じていたのです。「タミフル」は睡眠時間を増加させる傾向が臨床試験で認められ、動物の体温低下が生じています。「タミフル」は、大量投与すると、脳を麻痺させ、呼吸を止めるなど、睡眠剤や麻酔剤に似た中枢抑制作用がありますす（注4‐d）。比較的少量であったり、条件によっては、逆に脳を興奮させる作用もあり、これも睡眠剤や麻酔剤などとよく似ています。「**タミフル**」をラットに投与すると、脳を興奮させる物質ドパミンが脳内で増えること、咳止めなどに使われる**エフェドリン**やカフェインやアルコールなど脳ドパミンを増やす物質と併用すると、異常行動が現れやすいというラットの実験、別のドパミン様物質との併用で飛び降り行動が観察されたというマウスの実験も報告されました。

〇九年にWHO（世界保健機関）がパンデミック宣言をしたインフルエンザは、例年より症状が軽く死亡者数も少なく、到底重篤なパンデミックといえませんでした。毎年日本では、数百人から二〇〇〇人がインフルエンザで亡くなっています（インフルエンザ患者一万～二万人あたり一人）。〇九年のインフルエンザでは一九八人が亡くなり、死亡率は一〇万人に一人未満（例年の五～一〇分の一）でした。きつい解熱剤が使われなくなったからです。

コクラン共同計画のグループに一〇年一月から私も参加し、解析しました。コクラン研究の結果をもとに一七年六月、WHOが「**タミフル**」を必須薬から補助リストに格下げしました。

一方、ふだんは健康でインフルエンザで受診したときも元気であったのに、受診後数時間以内に突然死した人が、小児だけでなく大人にもいました。これらは、「**タミフル**」の影響だと考えられます。厚労省発表情報をもとに私が独自に解析したところ、死亡者のうち少なくとも三八人は「**タミフル**」が関係して死亡した、と推計できました（注4－e）。

「タミフル」によって亡くなったり、障害が残った被害者は増加する一方ですが、国（医薬品医療機器総合機構）は関連を認めず、被害が救済されず、裁判でも認められないという悲惨な状態です。「タミフル」の脳への害作用は、多くの裏付けがあり確実です。一つは、突然死の起こり方です。十二指腸に注入したり、静脈注射をしたりすると、赤ちゃんラットだけでなく、大人のラットでも呼吸が止まり、その後心臓が止まります。突然死が呼吸抑制によって起こることが、メーカーの実験だけでなく、愛知学院大学薬学部の研究でも確認されました。「タミフル」が脳のニコチン性アセチルコリン受容体に作用して低体温を起こすこともわかっています。さらに、「タミフル」がドパミンやセロトニンなど、神経を興奮させる物質を分解するＭＡＯという酵素を阻害することで異常行動の原因になることが確実です（注４－ｆ・ｇ）。

しかし、これらの確実な医学的裏付けを国はことごとく否定し、かつ否定し切れないデータは無視し、「タミフル」は安全といい続け、裁判でもこれら明確な科学的根拠を無視して、被告国の言い分だけで因果関係を否定し続け、一六年八月には、最高裁で原告の敗訴が確定してしまいました。裁判所には科学も良心もないのか、と憤りを覚えます。

しかし、効かないものは効かない、危ないものは危ないのです。では「タミフル」がだめなら別の抗ウイルス剤を、と安易な考えに走らないようにお願いします。

一八年に登場した「ゾフルーザ」（一般名・バロキサビル）は、さらに危険です。服用が一回で便利だと一八～一九年のシーズンには一番よく処方されました。しかし、効き目は「タミフル」と変わらず、死亡の害が「タミフル」よりもさらに大きいからです。「リレンザ」や「イナビル」など吸入剤も必ずしも安全とは言えませんが、「タミフル」は吸入剤に比べて三三倍死亡危険度が大きく、「ゾフルーザ」はさらに五二倍という危険度でした。

この系統の抗ウイルス剤の特徴として、ヒトの細胞、とくに腸管内で薬剤が高濃度になると腸粘膜の細胞の働きをストップさせるために下痢をします。「ゾフルーザ」を服用後に下痢をし、腸内の細菌が全身に回って敗血症になり、数日の経過で多臓器不全を起こして死亡した人が多数います。服用しないのがなによりも一番の良策です。

（注１）免疫系への防御反応としてサイトカインが過剰生産され、アレルギー反応と似たような症状を起こし、最悪の場合死にいたる作用のこと。
（注２）一九九二年に英国ではじまり、世界的に展開している治療、予防に関するプロジェクト。
（注３）「薬害タミフル脳症被害者の会」 URL http://www.tamiflu89.sakura.ne.jp/index.php
（注４）『薬のチェックは命のチェック』速報 URL http://npojip.org/contents/sokuho/1.html
ａ：速報No.１０８、１０９／ｂ：速報No.１０７／ｃ：速報No.１４１／ｄ：速報No.１１０～１１２／ｅ：速報No.１５１～１５３／ｆ：速報No.１５４、１５５、１６８、１７０、１７３、１７５、１７６、／ｇ：速報No.１８０、１８１（その他続報にもご注目を）

※薬剤の名称は、• 一般名【商品名】の順に記載してあります。

危険

成人・小児〈A型・B型〉

- オセルタミビル【タミフル】経口剤

  [害作用] 睡眠中突然死、異常行動、せん妄、幻覚、低体温、呼吸抑制、チアノーゼ、嘔吐、肝機能異常(5%以上)、頭痛、糖尿病悪化、重症薬疹など

→慢性喘息の小児には無効。服用終了後、肺炎にかかりやすくなる。熱が下がり症状が軽くなるのは、脳を麻痺させ、ヒトのノイラミニダーゼを阻害して免疫応答を鈍らせているため

- ラニナミビル【イナビル】吸入剤
- ペラミビル【ラピアクタ】静注

→ノイラミニダーゼ阻害作用により、免疫が抑制され、インフルエンザやほかの感染症にかかりやすくなると考えられるため、長期的な害が懸念される

- バロキサビル【ゾフルーザ】経口剤

→効果は、効果や利点のない「タミフル」と差はない。ヒト細胞の増殖も阻害するため、下痢を起こし、腸内細菌が全身に回り敗血症から多臓器不全を起こして死亡する危険度が「タミフル」よりもさらに大きい。害に気づいても1回服用なので中止不能

成人・小児〈A型〉

- アマンタジン【シンメトレル】経口剤

  [害作用] 吐き気、ふらつき、不眠、けいれん、悪夢、不安、ふるえ、便秘、下痢、嘔吐、興奮、錯乱、幻覚、肝機能異常、腎障害など

→100%がアマンタジン耐性。「タミフル」よりさらに危険

不要

成人・小児〈A型・B型〉

- ザナミビル【リレンザ】吸入剤

  [害作用] 喘息の人の発作の誘発、声がかれる、頭痛、下痢、発疹、かゆみ、喉頭刺激感、口渇、口内炎、耳鳴りなど

→鼻から吸入するので、慣れないと困難。日本と北米の臨床試験では無効だった

11 新型コロナの薬

COVID-19の予防と治療

二〇一九年の終わりに中国・武漢で発生したとされ、瞬く間に世界中に広がったいわゆる新型コロナウイルス（SARS-CoV-2）による感染症「新型コロナ」、正式名「COVID-19（コヴィッド19）」は、二三年五月までに世界で約七億人（人口の一〇人に一人）の感染が確認され、約七〇〇万人（約一〇〇〇人に一人）の死亡が確認されました。日本では五月までに約三四〇〇万人（人口の二七％）が感染し、七万人余りの死亡が報告されました。当初、致死率（感染確認者中の死亡者の割合）が国によっては一〇％あり、たいへん怖い病気でした。日本でも第一波（第一期）で最高三・七％の致死率の時期がありましたが、現在では世界平均で一％、日本では累計で〇・二二％です。

世界保健機関（WHO）が、二三年五月五日に緊急事態の終了を宣言し、日本でも五月八日に五類感染症に移行し、インフルエンザ並みの扱いになりました。しかし、第八波

（二二年一〇月～二三年四月）で日本では約一二〇〇万人が感染し、約二万九〇〇〇人が死亡しました。五類に移行した後の第九波（二三年四月～一一月）では定点データから、第八波の三分の二に相当する八〇〇万人以上が感染し、合計感染者数は四二〇〇万人以上と推定されます。

ところで、ワクチン接種でできる抗体は、ウイルス表面のトゲトゲ部分（スパイクたんぱく：S）に対する抗体（抗S抗体）ですが、それとは別の感染を示すウイルス遺伝子を取り巻くたんぱく質（ヌクレオカプシドたんぱく：N）に対する抗体（抗N抗体）があります。二三年二月の献血者の血液中四二・三％でこの抗体が陽性でした（厚生労働省）。このN抗体の陽性者は過去にSARS-CoV-2に感染したことがあることを示します。当時の感染確認者（約三三〇〇万人、人口の二六％）の一・五倍、二三年の年末には国民の半数以上が感染したことになります。それにしても、ワクチン接種者は日本の人口の約九〇％に達し、一人あたり三・五回を超えてワクチンを打っているのに、これだけ感染したのは、なぜなのでしょうか。

マスク着用が二三年三月一三日から個人の判断に任されるようになり、四月一九日から渡帰航に際してワクチン接種の有無にかかわらず水際対策が撤廃され、五月八日からは二類感染症から、インフルエンザ並みの五類感染症の扱いとなりました。今後、感染や死亡の割合はどのようになっていくのでしょうか。

また、多数の抗ウイルス剤が開発され緊急承認されました。大手メディアは、有効な抗ウイルス剤が開発されたから致死率が減ったと言っています。本当でしょうか。発熱した時の解熱剤は安全？　マスクは必要？　三密（密閉、密集、密接）を回避する必要性は？　薬のチェック誌ではＣＯＶＩＤ‐19が言われはじめた早い段階から、ワクチンや治療薬剤、そして予防策などに関して丁寧に検討してきています。その成果をここに解説しますが、その前に、コロナウイルスについて、簡単にまとめておきます。

コロナウイルスの仲間

ＳＡＲＳ‐ＣｏＶ‐2は、二〇〇二年・二〇〇三年に流行した重症急性呼吸器症候群（ＳＡＲＳ：サーズ）の原因となったコロナウイルス（ＳＡＲＳ‐ＣｏＶ：サーズ‐コロナウイルス）に近いウイルスです。もともとのコロナウイルスは、インフルエンザとほぼ同じ冬の時期に流行する「かぜ」の原因となるヒトコロナウイルス（ＨＣｏＶ）で、四種類あります。このうちの二種類は、ＳＡＲＳ‐ＣｏＶやＳＡＲＳ‐ＣｏＶ‐2と同じに分類されるβ‐ＨＣｏＶです。いずれにしても「かぜ」症状を起こします。空気感染をし、低温や乾燥で生き続け、高温・多湿に弱く、地表に届く太陽光の紫外線Ａを含めて紫外線で死滅します。冬に大流行して死亡率が高く、夏には流行しても軽症で済みます。COVID-19で夏に死亡率が低いのはこのためでしょう。

かぜコロナウイルスもSARS-CoV-2も、ヒトの体のあらゆる細胞表面に存在するACE2という受容体について体内に取り込まれます。受容体ACE2は、体に傷ができると増えてきます。小児や若い人の体には受容体ACE2は少なく、かぜコロナウイルスに感染しても軽症で済みます。子どものころには全員がかぜコロナウイルスにかかり、何年かするとまたかぜをひきますが、二回目、三回目と経験するうちにだんだんと症状は軽くなっていきます。しかし、年齢を重ねるにしたがい、体にはだんだんと傷が多くなり、受容体ACE2が増えてきます。高齢者や、いろんな合併症をもっている人が、新型コロナウイルスを初めて経験すると、感染しやすく、かつ重症化しやすいのはこのためです。高齢者が、かぜコロナウイルスによる「かぜ」にかかってもあまり重症化しないのは、健康な子どものころにほとんど全員がかかってしまい、免疫ができているためです。

英国では、抗N抗体（日本で二三年二月に四二％であった抗体）が、一年前の二二年三月にすでに四〇％を超え、八〇％を超えたころから本格的に感染確認数が減り、二三年二月には八六・一％になりました。国民の八〇％以上が感染しないと収束しないようです。だから、新型コロナウイルスもかぜコロナウイルス並みの軽いのが散発する程度になるには、国民のほとんど全員が感染する必要がありそうです。日本では抗N抗体陽性の既感染者は二三年末でも半数程度なので、これからも一〇〇〇万人程度の感染・発病の波が何回か起こり、その後にも毎年のように流行が起こると私は見ています。この原稿の最終点検をしている二四年一月時点で、この冬の流行で毎日数万人がかかっていると推定できます。

マスクと三密回避は感染防止に効果的

〇三年のSARS流行時の研究から、マスクは、感染を三分の一に減少させる効果が認められています。マスクが有効な理由は三点です。①くしゃみや会話時にウイルスが散らばるのを減らす、②他者が排出したウイルスを吸い込みにくくする。一般的にはこの理由のほか、私は、③喉など気道を保温・加湿してウイルス繁殖を減らす効果もあると考えています。

当初疑問視していたWHOも効果を認めて対策に取り入れました。日本では厳密に守ることが要求され、マスク着用不備を理由に試験不合格、飛行機の搭乗拒否などもありました。

マスクと三密回避の行動が、感染防止に効果的であったことは、COVID-19の減少だけでなく、インフルエンザやマイコプラズマ肺炎など成人もかかる感染症のほか、小児がよくかかる水痘やロタウイルス胃腸炎、おたふくかぜ、伝染性紅斑（いわゆるリンゴ病）なども二〇年の三月以降はほとんど感染がなくなり、さらには、三密回避がやや緩んだ二三年になって、少し流行が出始めた（インフルエンザ）ことで、ほぼ完ぺきに証明されました。これらの感染症が極端に減少したのは、マスクおよび三密回避の効果以外には考え難い現象です。

有効な治療は酸素とステロイド剤、パキロビッド

①解熱剤

高熱が出て、それを無理に解熱すると重症化しやすくなり、重症例では死亡率が高まります。比較的安全なアセトアミノフェンでも過度に熱を下げると危険です（98ページ参照）。

②酸素吸入

パルスオキシメータで酸素飽和度（ＳｐＯ^2）が九四％を下回る低酸素状態では、体を正常に保つ機能が障害されるため、酸素吸入が必要です。ＳｐＯ^{2}で九六％以上を保つようにする必要があります。

③ステロイド剤と免疫抑制剤

（以下、③〜⑥の薬剤の頭の印の意味は、◎：必須、○：必要、△：限定使用、×：不要〜危険）

◎デキサメタゾン少量：入院し酸素吸入を必要とする重症例に対して、**デキサメタゾン**（商品名「デカドロン」）一日六㎎を一〇日間使用すると、使用しない場合に比べて、死亡の危険度が三八％減少しました。しかし、軽症例では逆に死亡率が増える傾向がありました。デキサメタゾン一日六㎎はプレドニゾロン換算で四〇㎎に相当します。二倍量のステロイド剤はかえって効果が減弱し、パルス療法はさらに危険です。

△トシリズマブ（抗リウマチ免疫抑制剤）：**トシリズマブ**（商品名「アクテムラ注」）は、デキサメタゾンと併用でわずかに死亡率を減らす効果がありましたが、単独使用では、逆に悪化傾向がありました。臨床試験でもアナフィラキシーと腸穿孔（せんこう）の害が多く死亡例も報告されているので、安易な使用はできません。

×バリシチニブ：**バリシチニブ**（商品名「オルミエント錠」）は、重症例に対して**レムデシビル**（商品名「ベクルリー注」）との併用が認められています。**バリシチニブ**は免疫抑制剤なので、プラセボ群よりもＣＯＶＩＤ-19以外の感染症が多くなるはずですが、臨床試験では逆に半分しか起こらないなど、矛盾した結果があり、効果についても信頼できません。

④抗ウイルス剤

○パキロビッド：入院前の軽症の段階で使用して入院防止効果がはっきりとしているの

は、重症化の危険度の高い要因を持っている人への使用が認められている「**パキロビッド**」（一般名・**ニルマトレルビル+リトナビル**）のみです。臨床試験の段階では、入院予防効果が九〇％近くありました。市販後の調査では五〇％程度にとどまっていますが、入院予防効果はあるといえます。ただし、この薬剤は一〇〇種類以上の薬剤と相互作用を起こし、併用薬剤の濃度が高くなりすぎて害がでたり、逆に血中濃度が下がって無効になったりします。併用薬剤によって、「**パキロビッド**」の血中濃度が上昇したり低下したりすることもあり、併用薬剤との相互作用の有無の確認が必ず必要です。

×△レムデシビル：レムデシビル（商品名「**ベクルリー注**」）は、ＣＯＶＩＤ‐19による入院例に有効な抗ウイルス剤として最初に迅速承認（日本では特例承認）されました。抗がん剤の**フルオロウラシル**とよく似た構造をもっています。承認の根拠は米国で実施された臨床試験の結果ですが、ＷＨＯによる大規模試験を考慮すると重症例には無効～悪化傾向がありました。一方、重症例（人工呼吸器を要する例）を除く中等症例までの七試験（一〇群）を総合解析した結果では、死亡を一四％減らすと推定されました。また、ＣＯＶＩＤ‐19軽症例でも重症化リスクのある人のＣＯＶＩＤ‐19による入院を八六％減らし、あらゆる原因による入院を七二％減らすと報告されました。

ただし、鼻や喉粘膜のウイルス量は全く減少していないのに、入院防止効果があるとする矛盾した結果が出ているのはなぜなのか、未解明です。また、**レムデシビル**は注射剤です。外来で三日間の点滴をしてまで使う必要例があるのか、疑問です。

×モルヌピラビル：モルヌピラビル（商品名「ラゲブリオ」）は、EUでは承認されませんでした。重症化リスクの高い軽症例に使用した臨床試験で、背景因子に**モルヌピラビル**群に有利になる著しい偏りがあり、結果は信頼できません。さらに、入院患者対象の試験では、**モルヌピラビル**群には重症例が四分の一しかいなかった（有意）にもかかわらず、死亡危険度は**モルヌピラビル**群が四倍以上高かったのです。

×エンシトレルビル：エンシトレルビル（商品名「ゾコーバ」）は、日本開発の抗ウイルス剤です。基準が緩和された改訂薬機法で初めて仮承認（迅速承認）されました。これまでの抗ウイルス剤は、何らかのリスクを持つ人が対象でしたが、これは、リスクのない人も使用対象となっています。臨床試験では第Ⅱ相で、背景に著しい偏りや統計学的に有意な偏りがあり、承認の根拠となった主な臨床試験では、背景因子が公開されないまま仮承認されました。二〇二四年二月二六日現在、いまだに背景因子は不明です。効果と安全性は信用できません。本承認もされていません。

⑤モノクローナル抗体

×ソトロビマブ、×カシリブマブ／イムデビマブ、×デキサゲビマブ／シルガビマブ： モノクローナル抗体は、オミクロン株、とくに二〇二三年四月以降主流となったXBB亜株に対して、試験管内で完全に無効となりました。ヒトに使って効果がないことは明瞭です。

⑥その他

×ヘパリン：SARS‐CoV‐2は血管の内皮細胞に感染して血管壁に炎症を起こすので、血栓ができやすくなります。そのため、血栓をできにくくするとよいのでは、との発想で注射の抗凝固剤**ヘパリン**を最初から（治療目的で用いるのと同程度の用量で）使う試験が実施されましたが、血栓が少なくなっても出血は多くなり良い結果は得られませんでした。

×その他：国のガイダンスにさえ載っていない**イベルメクチン**（商品名「**ストロメクトール**」）は、適切な臨床試験で効果と安全性が確認されていない。使わないように。

×ファビピラビル：ファビピラビル（商品名「**アビガン**」）は、もともと新型インフルエンザ用に開発された国産抗ウイルス剤。インフルエンザにも無効でしたが、COVID‐19の治療用の小規模試験で有効性を証明できず、開発は中止されました。催奇性もあります。

今やワクチンがCOVID-19にかかりやすくしている

SARS-CoV-2感染予防用に作られたワクチンのうち、日本で使われているのは、ほとんどがmRNAワクチン（ファイザー社製とモデルナ社製）です。これは、ウイルスの外側のトゲトゲ（スパイクたんぱく）を作るための遺伝子情報mRNAを脂肪ナノ粒子に封じ込めて、注射剤にしたものです。当初のウイルスや変異の少ないデルタ株までには、大流行した欧米では有用でした。臨床試験で九〇％発病者を減らすことができたのも事実です。

しかし、このウイルスはインフルエンザウイルスよりもずっと変異が激しいです。二一年からワクチン接種が始まり、世界的に接種が行きわたった二一年末ごろから、はるかに大規模な世界的流行が始まりました。オミクロン株の流行です。オミクロン株には効かないどころか、COVID-19の発症を二倍以上に増やしていると推定できました。

健康者接種バイアス：発症を防止する効果があるように見えるのは、病気がちのために接種しなかった（できなかった）人に比べて、接種した人は健康だからです。発熱したり、今にも死にそうな重症者にはワクチンは接種しません。イスラエルの調査では、接種当日のCOVID-19発病者のうち、接種者は非接種者の四割に過ぎません。重症の人ほど、接種者と非接種者の違いが大きいと推定されたのです。これが、健康者接種バイアスです。「ワクチンは発症防止効果は小さくなってきているが、重症化防止効果があるから打つべき」と特に高齢者への接種がいまだに積極的に推奨されています。しかし、発症防止効果のないものが、重症化を防止するはずがないのです。重症化防止効果があるようにみえるのは健康者接種バイアスのためです。このバイアスは、重症者ほど大きくなるため、重症化や死亡を防止できるように見えるのです。

無効の原因は初抗原原罪原理：変異が激しく起こるウイルスの場合、その人にとって未経験のウイルス（仮にX_0とする）に感染すると、このウイルス（X_0）に対して最も強い免疫（抗体）ができます。その後、変異ウイルス（X_1）にさらされてもX_1に対する免疫ではなくて、最初に感染したX_0に対する免疫（抗体）で対処するため、X_1にかかります。変異株対応ワクチンを打っても、最初に打ったワクチンに対する抗体が強くできるだけで、変異ウイルス（X_1）に対する抗体のでき方は少なく、効きません。

この現象を、初抗原原罪原理（The doctrine of original antigenic sin）といいます。オミクロン株でこれが見事に証明されました。さらに、オミクロン株もＢＡ１、ＢＡ２、ＢＡ５、ＢＱ1.1、ＸＢＢと変異が進み、ＸＢＢも多種類に分かれ、中和抗体のでき方は少なくなりました。二三年五月に日本では八割以上がＸＢＢでしたが、五月にはほぼゼロであったＸＢＢの亜系統のＥＧ・5.1が半分近くを占め、四割以上がＸＢＢ以外です。三カ月もするとガラッと種類が置き換わります。そして、オミクロン株対応の二価ワクチンは、このXBBに対する効果は皆無で、むしろ感染しやすくなり、しかも害はなくなりません。

二三年四月には最も優勢だったXBB1.5対応ワクチンが二三年一一月一七日に承認されましたが、XBB1.5変異株は一二月初めにはすっかり消えました。また一一月二八日には、体内でスパイクたんぱくを作るmRNAが自己増殖するタイプのワクチン（レプリコンワクチンという）も承認されましたが、これはすでに消えたBA4.5株に対応したものです。

新しい変異株対応ワクチンは開発されても効かない上に、開発されたころには消えてしまいます。それでも調査をすると、健康者接種バイアスのために、感染は防げないが重症者を減らしている、と強弁できるため、開発がとまりません。

世界中で今や、SARS-CoV-2ワクチンを打っているのは日本くらい。なのに、新たに効かないワクチンを承認して打たせようとする。この国のやり方は異常です。

抗体依存性感染増強（ADE）：ウイルスなどに感染すると、感染を軽くする中和抗体（S抗体）だけでなく、さまざまな抗体ができます。先に示したN抗体もその一つですが、さらにいくつもの種類の抗体ができます。中には、その抗体がすでに存在していると、かえって感染しやすくなったり、感染すると重症化しやすくなったりすることがあります。

この現象を抗体依存性感染増強（ＡＤＥ）といいます。ＳＡＲＳ‐ＣｏＶ‐２に感染した場合、他のウイルスでいわれていたＡＤＥの仕組みとは異なった仕組みで感染しやすくする抗体が発見されています。ワクチン接種でＣＯＶＩＤ‐19の罹患が二倍以上に増え、オミクロン株が世界的に大流行したのは、このためではないかと私は考えています。

ワクチンの害はさまざま

ワクチンの成分であるｍＲＮＡは、筋肉注射された後、血管やリンパ管に入り、全身を巡り、どこかの血管の内皮細胞にある受容体ＡＣＥに結合して取り込まれ、細胞の中で、遺伝子情報にしたがってウイルスのトゲトゲ（スパイクたんぱく）を作ります。細胞内に異物を含んだ細胞になるので、これを免疫細胞が認識すると、異物として取り除くために壊され血管内面に傷ができるので、それを修復するために、血管の内面に炎症が起こります。血管内面に炎症が起こると血栓ができて脳梗塞や心筋梗塞、静脈血栓や肺塞栓症が起こりますし、血管が破れて出血し、くも膜下出血や脳内出血、大動脈解離（解離性動脈瘤）が起こったりします。細かい血管で血栓が多数できると血小板減少症が起こり、脳の血管周辺に炎症が波及すると脳炎・脳症、髄膜炎、急性散在性脳脊髄炎、あるいは末梢の神経が障害されるギランバレー症候群、末梢性ニューロパチーも起こります。各種の自己免疫疾患も誘発されます。

心筋炎や不整脈、静脈血栓症による死亡は、『薬のチェック』の疫学的検討で、ワクチン接種と明瞭に関連が認められています。突然死も起こります。現役の野球選手が接種後八日目にトレーニング中に倒れ一カ月後に死亡したのも、この心筋炎のためです。帯状疱疹やベル麻痺（顔面の片方が動かなくなる）も起こります。アナフィラキシーは国の発表では何万人に一人ですが、『薬のチェック』の分析では約四〇〇〇人に一人と、高頻度です。

二三年一〇月二七日の発表では、SARS‐CoV‐2ワクチン接種後に医師が関連を疑って報告した死亡例が合計二一二一人に上っています。しかし、ワクチンとの関連が否定できないとされたのはアナフィラキシーと心筋炎の各一人だけで、後は「因果関係不明」、つまりワクチンのせいかどうか判定できないというのです。一方、二四年一月末現在でSARS‐CoV‐2ワクチンによる健康被害補償を求めた申請が一万件を超え、うち死亡事例が一一五八件に上ります。審査が終了した死亡事例五四二件中四五三件（八四％）で死亡被害に対する補償が認定されました。蓋然性がある、あるいは少なくとも因果関係が否定できないからこそ認定されたわけです。今や害だけで、COVID‐19にかかりやすくなるワクチンは拒否したほうが、はるかに賢明です。

必要

ステロイド剤

- デキサメタゾン【デカドロン】少量（6mg/日を10日間）

→重症COVID-19の死亡率を改善。軽症には逆に悪化傾向

限定使用

抗ウイルス剤

- ニルマトレルビル＋リトナビル【パキロビッド】

→入院割合を減らした唯一の抗ウイルス剤。相互作用注意

免疫抑制剤

- トシリズマブ【アクテムラ注】

→重症例にステロイド剤との併用に限る。単独では悪化

判定保留

抗ウイルス剤

- レムデシビル【ベクルリー注】

→根拠データに矛盾あり。外来で点滴する価値は疑問

無効・不要

モノクローナル抗体

- デキサゲビマブ/シルガビマブ【エバシェルド注】
- カシリブマブ/イムデビマブ【ロナプリーブ】
- ソトロビマブ【ゼビュディ】

無効・危険

抗ウイルス剤

- モルヌピラビル【ラゲブリオ】
- バリシチニブ【オルミエント錠】
- エンシトレルビル【ゾコーバ】

SARS-CoV-2ワクチンすべて

→開発当初には高流行地域で発病予防効果が示されたが、変異株の蔓延に伴い急速に無効化、逆に発病が倍増する

12 抗生物質

大事なときだけ使う

細菌やウイルスなどのさまざまな微生物と、私たちは一緒に生活しています。微生物は体の中にも外にもいます。大腸内には病原菌も含めて一〇〇種類以上もの菌が一〇〇兆個もいて、大便の重量の三分の一を占めているほどなのです。

一方、体にはさまざまな防御機能があり、菌の侵入を防いで、菌による感染を防止しています。皮膚表面の角質は菌の侵入を防ぐ防御壁ですし、鼻粘膜や胃の粘液は、細菌やウイルスが侵入するのを防ぎます。

強い酸性の胃酸は、外から侵入した細菌やウイルスを殺します。腸には病原菌の繁殖を抑える役立つ菌がたくさんおり、血管内に侵入した菌は、白血球で防御します。

それら体内にある菌相互のバランスや、菌と人の防御機能のバランスが崩れたとき、人は感染し、病気になります。

適切な使用方法とは?

抗生物質は、菌による感染の危険が大きい際に、それを防止し、病気の原因となる菌をやっつけてくれます。抗生物質の誕生によって、肺炎も結核も不治の病ではなくなりました。しかし、抗生物質は万能ではありません。一番の問題は、病気の原因菌だけでなく、病原菌を抑える役目をしている無害・有益な菌も殺してしまうことです。抗生物質は、病気の原因になっている菌だけに効き、ほかの菌を抑えない種類を使うことが大切です。ウイルスが原因のかぜやインフルエンザに抗生物質は効かないし、不要です。連鎖球菌による扁桃炎治療には、たくさんの菌を殺す効き方の「広い」セフェム系よりも、原因菌だけを殺す効き方の「狭い」ペニシリン系が適切です。

病気の原因菌がわからず、念のためにと広く効く強力な抗生物質を使うと、有益で無害な菌も死滅させ、ほとんどの抗生物質に耐性をもつ厄介な菌だけを残すことになります。ふだんは、おとなしい菌が繁殖して病気を起こすほどになり、抗生物質が効かない「耐性菌」も生まれます。本来、菌をやっつけるための抗生物質が体内の菌のバランスを崩し、病気を引き起こしてしまうことになります。

耐性菌の代表格ともいえるＭＲＳＡ（メチシリン耐性黄色ブドウ球菌）やＭＤＲＰ（多剤耐性緑膿菌）など、多剤耐性菌による院内感染の発生は、後を絶ちません。五％前後の院内感染が起こるとされていますが、それが病院の現実です。院内感染予防の不徹底や、安易な抗生物質の使用が、院内感染を起こしているのです。

腹部手術後二日目に発熱と下痢、四日目に敗血症性ショックを起こし、その数日後に死亡した男性がいます。手術終了後から連日抗生物質が使用されたため、耐性菌ＭＲＳＡによる敗血症を起こしたのです。手術時の切開創から菌は侵入し、全身を巡ります。抗生物質がまったくない状態なら、手術で菌が全身にばらまかれて二時間ほど後から菌の増殖ははじまり、四時間経つと抗生物質が効きにくくなります。手術において一番よいのは、手術直前に抗生物質を点滴して、手術中に血中濃度が一番高くなるようにしておくことです。侵入したわずかな菌はすぐ死滅し、感染しにくいのです。

三時間以内の手術なら、手術前に使用する一回の抗生物質だけでよいのです。これは、世界で標準的な使用方法です。日本では、二〇〇一年に日本感染症学会と日本化学療法学会が作成した『抗菌薬使用の手引き』に、手術直前に使う必要性や、三時間以上の手術なら追加使用が必要なことが盛り込まれました。病院の機能評価の条件の一つに、抗生物質の術前使用が入るようになりました。手術の際は、医師に手術前の抗生物質の使用を確認しましょう。

抗生物質の害は？

耐性菌出現のほか、抗生物質での重大な害の第一は、注射や内服後、ショックを起こし、早ければ二〇～三〇分後にも死亡することがあるアナフィラキシー（ショック）です。ペニシリン系やセフェム系に比較的多い害です。使って数分から三〇分以内にじんましんや呼吸困難を起こします。抗生物質にアレルギーはつきもので、薬疹などは一〇〇人中一～二人、ショックは一万人に一人程度です。特にセフェム系の内服剤**セファクロル**（商品名「**ケフラール**」など）は二〇〇〇人に一人程度にショックが起こり、ほかのセフェム剤に比べると、重症アレルギーが一〇倍も多いので、使ってはいけません。

一方、ペニシリンやセフェム剤以外の抗生物質は、細菌が自ら生存・増殖するのに必要なたんぱく質や核酸（DNA、RNA）をつくるのを妨げ、効果を発揮するため、菌の抑制に必要な量でも人の細胞に影響するため、アレルギー以外の害反応が比較的起こりやすくなります。抗生物質の種類によって異なりますが、結核に使う**ストレプトマイシン**は長期に使うと難聴になります。クロラムフェニコールは血液成分が極端に減る重い害のために、いまはほとんど使われません。

テトラサイクリン剤は八歳以下の小児に使うと、歯が黄色く着色したり、エナメル質形成不全などを起こします。めまいを起こしやすくするものもあります。かぜに不要なのによく処方されるキノロン剤は、解熱鎮痛剤と併用でけいれんを起こしやすくします。アキレス腱が切れたり、錯乱やうつ病になることもあります。

また、抗生物質が原因の重い皮膚病に、中毒性表皮壊死症（ＴＥＮ）とスティーブンス・ジョンソン症候群（ＳＪＳ）があります。最初の症状は、紅斑や発熱、発疹です。加えて咽頭痛や喉頭に違和感を覚えたら、使用を中止し、すぐに受診しましょう。

ペニシリンなど、ショックを起こしやすい抗生物質の過敏さを判定する皮内テストは、抗生物質による害を予防する手段として、非常に有用です。ところが、〇四年一〇月からは、添付文書上でも皮内テストの義務づけがなくなりました。その代わり、注射後の観察義務が強化されましたので、十分な観察を怠り、死亡事故が起こった場合は、医療ミスの可能性が高いというべきでしょう。抗生物質の注射を受ける際は、皮膚テストを受けましょう（注）。

抗生物質は肺炎、尿路感染、敗血症の治療などに欠かせません。しかし、使う必要もないのに害が出ては、軽くても問題です。必要なときは異常に増えている菌だけを抑える効き方の「狭い」抗生物質を使い、菌を制圧したら早く切り上げる。これが耐性菌をはびこらせず、不必要な害反応にあわないために大切なことです。

また、ペニシリン系やセフェム系に似た抗生物質に、カルバペネム系の抗生物質があります。これの効果は強力ですが、神経系の害があるのが特徴的です。けいれんが生じたり、せん妄状態になることがあるので要注意です。

また、〇五年末に警告された経口抗生物質（商品名「**フロモックス**」や「**メイアクト**」など）による低血糖症は、幼児ほど起こしやすいので、これにも注意が必要です。

（注）〇四年以降は、皮内テスト用の注射液が添付されなくなったため、皮内テストは不可能である。代わりに、実際に予定している注射液を用いてプリックテストをする。具体的方法は、日本アレルギー学会が発行する「皮膚テストの手引き」が参考になる。URL https://www.jsaweb.jp/uploads/files/gl_hifutest.pdf

概略は、前腕中央部の皮膚を消毒、乾燥し、抗生物質の液を一滴皮膚に載せ、専用のプリック用針でプリックし（出血しない程度にごくわずかに刺し）、液を素早くガーゼでぬぐい取り、一五〜二〇分後に皮膚の発疹の大きさをみる。

必要

ペニシリン剤

- ベンジルペニシリンベンザチン【バイシリンG】

→経口狭域ペニシリンの基本

- アモキシシリン
【サワシリン、パセトシン、アモキシシリン】

→中域ペニシリン経口剤の代表

- ベンジルペニシリンカリウム【ペニシリンGカリウム】

→狭域ペニシリン注射剤の基本

- アンピシリン【ビクシリン】

→中域ペニシリン注射剤の基本

セフェム剤

- セファレキシン
【ケフレックス、セファレキシン、ラリキシン】

→黄色ブドウ球菌用、尿路感染にも第一選択

- セファゾリン【セファメジン、セファレキシン、セファゾリン】

→注射剤セフェムの代表、手術直前使用のためにも基本的抗生物質

- セフトリアキソン
【ロセフィン、セフトリアキソン】

→ヘモフィルス・インフルエンザ菌（Hib）など重症感染用、1日1回使用で有効。ただし、薬剤性の胆石をつくる

必要

マクロライド剤

- エリスロマイシン【エリスロマイシン】

→ペニシリン、セフェム剤過敏症者に第一選択。マイコプラズマなどにも有効

- クラリスロマイシン【クラリシッド、クラリスなど】

→長時間作用型のマクロライド。胃潰瘍の原因菌（ピロリ菌）に、アモキシシリンなどと併用。異常行動も起こす

- アジスロマイシン【ジスロマック】

→半減期が1週間以上。重い皮膚炎の害反応が生じた場合には、回復が困難という問題があるものの、性感染症には1回服用で済むため有用

テトラサイクリン剤

- ドキシサイクリン【ビブラマイシン】

→テトラサイクリン系でもっとも安価で有効。ただし、8歳以下の小児には、成長中の歯が永久に着色するため使用は禁止

ほぼ不要

ニューキノロン剤

- レボフロキサシン【クラビット、レボフロキサシン】
- シプロフロキサシン【シプロキサン、シプロフロキサシン】

→重症細菌性腸炎や、耐性結核菌のみに限定使用。アレルギーが多く、腱の断裂や、小児には関節異常もある

セフェム剤

- 経口広域セフェム剤【フロモックス、セフゾン、バナンなど多数】

→耐性菌（特にMRSA〔メチシリン耐性黄色ブドウ球菌〕）をつくりやすい

危険

セフェム剤

- セファクロル【ケフラール、セファクロル】

→アナフィラキシー（ショック）など重症アレルギー反応がアモキシシリンやセファレキシンなどの約10倍。安全な同効剤がある

- セフォチアム【パンスポリン、セフォチアム】

→注射剤。セファクロル同様、アナフィラキシー・ショックを起こしやすい

- セフカペンピボキシル【フロモックス、セフカペンピボキシル】
- セフテラムピボキシル【トミロン】
- セフジトレンピボキシル【メイアクト、セフジトレンピボキシル】

→低血糖を起こすので危険。血糖値が11mg/dLという低血糖さえ認められている。特にメイアクトは製剤的にも不安定

四章

関節・骨・膠原病の薬／ホルモン剤

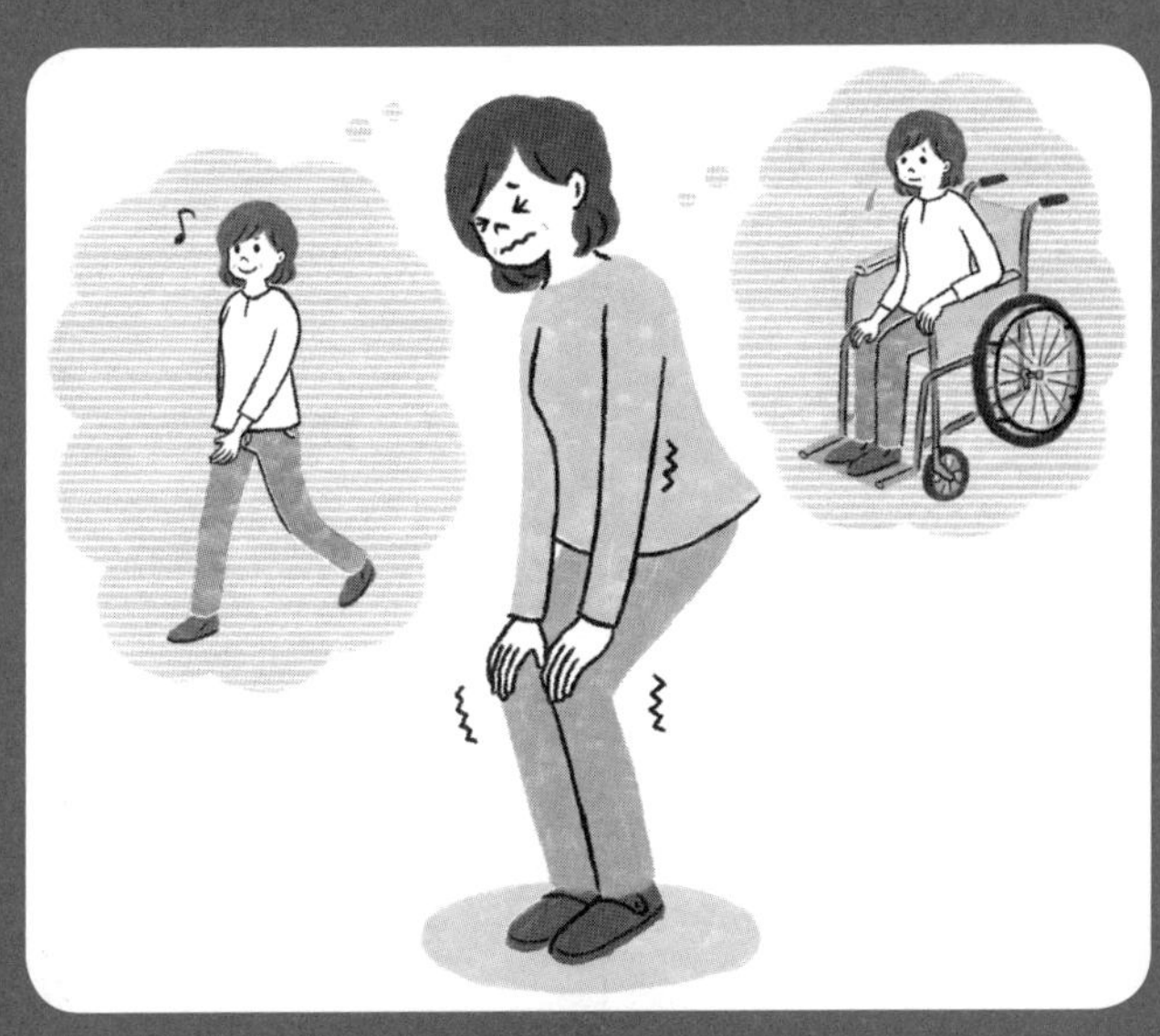

13 痛風の薬

痛風予防は水、そして食事から

苦痛の中で痛みは、特につらいものです。痛みのために不眠などで免疫力を落とし、炎症が強くなって、さらに回復が遅れます。痛みには、早めの対処が必要です。

痛風は、字のごとく「風が当たっただけでも痛くなる病気」で、リウマチとはまったく別の病気です。関節の内部や皮下に、尿酸の結晶がたまって炎症を起こすための痛みで、体内の細胞や食物中の細胞が分解してできる尿酸が、尿から十分に排泄できず、血中に残って血中濃度が高まると（この状態が高尿酸血症）、結晶になって炎症を起こします。

痛風の治療と予防

痛風は私自身、若いころに急性のものを経験しています。新潟で八目鰻を肴に、日本酒をたらふくのみ、東京に早朝到着しました。立ち上がった瞬間、足が痛くて動けませんでした。激痛に耐え、駅の喫茶店にたどり着き、注文したコーヒーには目もくれず、水を何杯ものんでトイレに通い、三時間あまりで歩けるようになりました。飲酒後は尿から尿酸が出にくくなり、脱水のため尿酸濃度がさらに濃くなり、それが結晶化して関節などにたまります。たまった尿酸の結晶が周囲の組織を刺激して、炎症や痛みを起こし、特に、足の親指の付け根や肘、膝の関節、耳などにたまり、真っ赤に腫れ上がります。

尿酸がたくさんできる食物やアルコールの摂取、水をのまないでいること、そして利尿剤も、痛風の大きな原因になります。父（当時九一歳）が、指の関節が腫れ、手術をしないといけないといわれたと聞き、帰郷して診察しました。アルコール以外の原因が、すべて該当しました。尿酸値は八・八mg／dL（男性では約七以下が正常値）。利尿剤を塩分過剰によるむくみの治療にのんでいたことがわかったので、塩分を減らし利尿剤を中止しました。水（お茶はだめ）をしっかりのみます（塩分を控えずに水をのむと尿に出にくいが、水だけなら尿に十分出る）。薬としては少量（一日三～五ｇ）の重曹だけです。重曹をのんで尿をアルカリ性にし、水をたっぷりのんで薄い尿をたくさん出すと、尿酸が尿中に出ます。翌日には痛みはましになり、数日で鎮痛剤なしに痛みは引き、手術は不要でした。

痛風を経験したお酒好きな人への大切なアドバイスです。アルコールには利尿作用があるので（ビールでも）、のんだ量よりも大量の尿が出て脱水になり、尿酸が極端に出にくくなります。飲酒は禁物ですが、のんでしまったら、予防には水をたっぷりとのむことが大切です。夜中に目覚めたらたっぷりと水をのみます。水が大量の尿になり尿酸を体外に排泄してくれ、血中の尿酸濃度を減らし痛風を防いでくれます。

痛風治療で医者が間違いやすいのは、痛風発作の最中に、**アロプリノール**や**フェブリク**など、予防用の薬剤を用いることです。急に尿酸値が下がると逆に症状が悪化します。重曹も含め前述の注意をして、激しい痛みには抗炎症鎮痛剤を使います、中でも**ナプロキセン**が最適です。胃潰瘍・十二指腸潰瘍の人には、**コルヒチン**を使います。

慢性の痛風性関節炎はなく、単に高尿酸血症（尿酸値七・〇mg／dL以上）だけで無症状の場合や、初めての痛風発作や、年に一回程度の痛風発作の場合には、尿酸低下剤は不要で、徹底した非薬物治療をします。これは米国の内科学会のガイドラインが推奨している治療法で、私も大賛成です。尿酸低下剤は、ともかく害が大きいためです。

フェブリクは尿酸低下作用は強いですが、痛風発作を起こしやすく、薬疹や心臓病などの害も**アロプリノール**よりも多いので、**アロプリノール**がアレルギーなどで使えない場合の代替と考えておきましょう。各薬剤の評価は、１６６～１７１ページを参照ください。

14 リウマチの薬（主に免疫抑制剤）

免疫抑制剤でがん、感染症のおそれ

もともとリウマチは、筋肉や関節が痛む病気を広く指していましたが、いまでは狭い意味で慢性関節リウマチを指します。関節に慢性の炎症が起こる病気で、朝の関節のこわりにはじまり、慢性的な痛みや関節の変形で手足が不自由になることもあります。そうなるまで一〇年以上かかることが多く、まったく進行しない人もいます。

リウマチの治療の目標は、痛みをともなう炎症を安全に抑え、関節が破壊されるのを防ぐことです。はじめに限らず、非薬物療法はとても大切です。仕事などのストレスを避け、睡眠剤に頼らずに十分な睡眠を確保し、適度な運動をすることが基本です。温泉でゆったりするなども、ストレスからの解放のためには有効です。

薬物療法でも、できるだけ害の少ないものを使うことが大切です。薬物療法では、痛みが生じて困る場合、鎮痛剤を対症療法的に使います。抗炎症鎮痛剤としては、非ステロイド抗炎症剤（ＮＳＡＩＤｓ）が用いられますが、種々の害（副作用）があるため、**アセトアミノフェン**を使用し、非ステロイド抗炎症剤の使用開始を遅らせたり、用量を減らしたりします。非ステロイド抗炎症剤による胃潰瘍・十二指腸潰瘍を予防するためのH_2ブロッカーやプロトンポンプ阻害剤などの併用は勧めません。

難治性の関節リウマチに対して、欧米では標準的療法の一つであった**メトトレキサート**が一九九九年三月、ようやく日本でも承認され、商品名「**リウマトレックス**」として同年八月に販売が開始されました。それまで日本において難治性慢性関節リウマチに正式に適応が承認されていた免疫抑制剤は、「**ブレディニン**」（一般名・ミゾリビン）が唯一でした。この薬剤は、ほとんど日本でしか発売されていないローカルドラッグ（世界的にはその有効性も安全性も評価されていない）で、しかも**メトトレキサート**に比較して薬価は約七〇倍もする、非常に高価な薬剤だったのです。そのため、長年、**メトトレキサート**は適応外使用がなされてきました。

免疫抑制剤として世界的な使用実績のある標準薬の**メトトレキサート**の正式承認に引き続き、次々と強力な免疫抑制剤が導入されました。

ＴＮＦ‐α阻害剤（腫瘍壊死因子）（注）の第一番目として、**インフリキシマブ**（商品名

「レミケード」）が二〇〇二年五月に、エタネルセプト（商品名「エンブレル」）が〇五年三月に販売が開始され、細胞毒系免疫抑制剤であるレフルノミド（商品名「アラバ」）は〇三年九月に販売が開始されました。もともと移植に用いられ、「プロトピック軟膏」の成分として問題となった細胞毒系免疫抑制剤であるタクロリムス（商品名「プログラフ」）も、関節リウマチに使用できるとして〇五年四月に追加承認されています。さらに〇八年六月にはＴＮＦ－α阻害剤のアダリムマブ（商品名「ヒュミラ」）と、インターロイキン－６阻害剤であるトシリズマブ（商品名「アクテムラ」）が販売開始されました。このほか適応未承認ですが、メチルプレドニゾロンを用いたコルチコステロイド（ＣＳ）パルス療法も、現場では実施されることがあります。

〇四年に改訂された以降の「関節リウマチ診療マニュアル」では、早期診断して、より強力な寛解導入抗リウマチ剤（ＤＭＡＲＤｓ）、すなわち、免疫抑制剤や抗ＴＮＦ阻害剤等を用いることが推奨されています。これは、米国における〇二年のガイドライン（ＡＣＲガイドライン２００２）を踏襲したものです。また、一般臨床医向けの雑誌、たとえば、『整形外科』（〇八年七月増刊号）でも、「関節リウマチの新しい治療指針」と題する特集が組まれ、これまでと異なる新たな治療指針が、詳細に記載されています。

懸念される感染症やがんの増加

これら急速に導入されてきた難治性関節リウマチを適応とした薬剤は、難治性関節リウマチの炎症反応を軽減し、一時的には利益を増すほうに働くとしても、全身の正常防御機能に対して抑制的に作用するものであり、感染症やがんを増加させることが理論的に指摘され、臨床試験の総合解析でも指摘されています。

また、**レフルノミド**については、販売開始以降、〇五年四月四日までに全登録患者数五三二〇例で、七三人が間質性肺炎（IP）を発症し、そのうち二五人が死亡しています。集計時点では、まだ毒性が出ていない人がいるはずですから、少なく見積もっても、七〇人に一人が間質性肺炎になり、約二〇〇人に一人が死亡していることになります。

また、ワイス社・武田薬品は、**エタネルセプト**の全数調査に関して、発売以降一万四三九一人を登録し、すべての登録患者の二四週間の観察を終了し、安全性評価対象一万三八九四例、有効性評価対象一万三〇二三例について、日本リウマチ学会学術集会で、その概要を発表しています。

それによると、有害事象死亡者数は七六人（〇・五五％）、副作用死亡者数五八人（〇・

四二％）であったとしています。年間の死亡率に換算すると、約九〇〜一二〇人に一人の死亡（約一％）であり、大変多い数字となっています（メーカーでは一般人口の死亡率と有意の差はないとしているが、その比較方法が間違いであることは詳しい検討結果から判明している）。**エタネルセプト**の一〇㎎では敗血症に使用して死亡を増加させなかったけれども、リウマチに使う二五㎎以上を用いた場合には、死亡率が増加していました。六人治療すると一人死亡するという高頻度です。これは、**エタネルセプト**などＴＮＦ阻害剤などをリウマチ患者に用いると、軽い感染症が重症化したり、感染症を合併した場合に死亡率が増加する可能性が高いことを意味しています。

もう一つの重大な害は、悪性腫瘍、すなわちがんの発生です。比較臨床試験の結果を総合解析した結果では、悪性腫瘍が約三倍多くなるという結果が得られています。感染症に際して病原菌やウイルスをやっつけ、体内にできた腫瘍を壊死させて破壊する重要な防御機能を抑制するのですから、当然といえば当然です。

治療による利益が害を上回らなければ、治療として正当でないことは、一般的原則としてはよく認識されているところです。しかしながら、重症例には、利益が害を上回ったとしても、軽症例には害が利益を上回ることがしばしば起こります。たとえば、重症心室性不整脈に対して、一時的効果のある抗不整脈剤（クラス１ｃ型のフレカイニド、エンカイニド）を長期に用いることで、死亡率を高めたことは、ＣＡＳＴという適切な比較臨床試験（ランダム化試験）によって確認されています。

関節リウマチでは、重症例ほどＴＮＦ－α（腫瘍壊死因子）が高発現しているため、得られる利益は、疾患の重症度が増すほど大きいと考えられます。しかし、感染の機会や発がんの可能性は重症度にはよらないはずですから、害は一定と推察されます。このため、重症例では、得られる利益が害を上回るとしても、患者の重症度が低下するにともなって、そのバランスは逆転すると考えられます。したがって、ハイリスク治療を軽症例に用いるべきでないことは明らかです。

利益が害を上回ると考えられる重症例から、害／益比が逆転する軽症例までの間に、その分岐点となる重症度があるはずです。これに相当する重症度の見極めは、目の前の患者への適用に際して重要です。しかしながら、関節リウマチに対するハイリスク療法に関して、どの程度の重症度であれば利益が害を上回るのか、重症度別に分けた比較試験が実施されておらず、重症度の分岐点がどの程度なのか、既存の臨床試験からは、うかがうことができません。

もう一つ考慮が必要なのは、**エタネルセプト**では、用量が適切かどうかです。一〇mgを使った場合と二五mgを使った場合（いずれも週二回使用）とで、日本人に対する効果に差がありませんでした。一〇mgならば感染症や悪性腫瘍の発症の危険も小さくできるはずであるのに、実際の診療では二五mgが多用されています。使うにしても、最小限の害で最大限の効果が得られる用量を用いるべきであるのに、効果は違わず、害だけが大きくなる用量が多用されている現状は、きわめて奇妙です。

なお、〇九年一二月に一〇mg製剤が販売開始され、一〇年一〇月には五〇mg製剤（週一回使用）の販売がはじまりました。少数の人を除いて、一〇mg（週二回）で十分です。五〇mg（週一回）は、血中濃度が高くなったときの免疫抑制が懸念されます。

（注）異物を排除するために体が反応して出す一連の化学物質をサイトカインという。そのうちの代表的なものがＴＮＦ－α＝腫瘍壊死因子だ。リウマチでは、自分の関節組織を異物と誤認してそれを排除するためにＴＮＦ－αが過剰につくられる。その反応を抑えるものがＴＮＦ－α阻害剤である。

必要 ○

痛風用 〈制酸剤〉

- 炭酸水素ナトリウム【重曹】

→尿をアルカリにして水をたくさんのんで尿酸排泄を促進。痛風にのみ必要

［痛風］○／［リウマチ］×

鎮痛剤・抗炎症鎮痛剤 〈鎮痛剤〉

- アセトアミノフェン
【カロナール、アセトアミノフェン、ピレチノールなど】

→抗炎症作用は少ないが、胃腸障害や腎障害などが少なく、リウマチの治療ではもっとも安全。痛風の痛みには無効

［痛風］×／［リウマチ］○

鎮痛剤・抗炎症鎮痛剤 〈非ステロイド抗炎症剤〉

- イブプロフェン【ブルフェン、イブプロフェン】

→非ステロイド抗炎症剤の中では安全だが、効果持続時間が短い

［痛風］×／［リウマチ］○

- ナプロキセン【ナイキサン】

→半減期が約14時間であり、1日2回使用でOK。半減期が短すぎるのも長すぎるのも害が多い

［痛風］○／［リウマチ］○

- アスピリン【アスピリン（各社）】

→リウマチの治療には標準治療。しかし、痛風の治療には有害で無効

［痛風］×／［リウマチ］○

限定使用

中等度リウマチ用〈DMARDs[*a]〉

- サラゾスルファピリジン
【サラゾピリン、アザルフィジン、サフィルジン、スラマなど】

→中等症のリウマチにのみ限定使用

［痛風］×／［リウマチ］△

難治性リウマチ用〈免疫抑制剤〉

- メトトレキサート【リウマトレックスなど】

→抗がん剤系の免疫抑制剤。標準的だが、中断する人が半数いる

［痛風］×／［リウマチ］△

難治性リウマチ用〈抗腫瘍壊死因子製剤系免疫抑制剤〉

- エタネルセプト【エンブレル[*b]】

→重症・進行性にはおそらく有用だが、感染症や発がんの危険あり。軽症・中等症には有害

［痛風］×／［リウマチ］△

難治性リウマチ用（抗原提示細胞作用型免疫抑制剤）

- アバタセプト【オレンシア（点滴用、皮下注射用）】

難治性リウマチ用（Bリンパ球作用型免疫抑制剤）

- リツキシマブ【リツキサン（点滴用）】

→エタネルセプト無効例に、メトトレキサートと併用で有効かも。感染あり。発がんも十分に予想される

［痛風］×／［リウマチ］△

*a：DMARDsは疾患修飾性抗リウマチ剤の略。サラゾスルファピリジンはサルファ剤系
*b：10mg、25mg、50mg製剤があるが、大部分の人には10mg製剤（週2回）で有効。
50mg（週1回）は危険の可能性あり
△＝リウマチあるいは痛風に適応が認められているが、限定使用すべきもの

限定使用

痛風用〈発作時の頓用〉

- コルヒチン【コルヒチン】

→非ステロイド抗炎症剤が胃潰瘍・十二指腸潰瘍などのために禁忌の場合、痛風発作時のみ、頓服で使用

［痛風］△／［リウマチ］×

痛風発作予防用：尿酸低下剤（尿酸生成抑制剤）

- アロプリノール【ザイロリック、アロプリノール】
- フェブキソスタット【フェブリク、フェブキソスタット】

痛風発作予防用：尿酸低下剤（尿酸排泄促進剤）

- プロベネシド【ベネシッド】

→いずれも、急性痛風発作中に服用すると発作を増強することがあるので、痛風発作が治まるまでは服用しないこと。発作中は、ナプロキセンなど非ステロイド抗炎症剤、胃潰瘍・十二指腸潰瘍の危険性のある場合はコルヒチンを用いる。高尿酸血症（尿酸7.0mg/dL以上）はあるが無症状の場合や、痛風発作を初めて経験した後、あるいは年に1回程度の痛風発作では、尿酸低下剤は不要。いずれも薬疹や血液障害、肝障害などが起こりえて、フェブキソスタットはアロプリノールよりも高頻度に起こる。フェブキソスタットやプロベネシドは、アロプリノールが薬疹や血液障害などで使えない場合にのみ考慮する

［痛風発作中］×／［痛風発作予防］○～△／［リウマチ］×

△＝リウマチあるいは痛風に適応が認められているが、限定使用すべきもの

危険・無効・不要

抗炎症・鎮痛剤（NSAIDs）〈酸性系NSAIDs〉（長時間作用型）

- ピロキシカム【バキソ、ピロキシカム】
- アンピロキシカム【フルカム、アンピロキシカム】
- メロキシカム【モービック、メロキシカム】
- オキサプロジン【アルボ】

→高齢者では血中濃度が高くなり過ぎて害が大きい。アレルギーが生じたとき、中止しても長時間体内に残るので危険

［痛風］×／［リウマチ］×　一応リウマチに適応が認められている

危険・無効・不要

鎮痛剤（NSAIDs）〈酸性系NSAIDs〉（その他）

- メフェナム酸【ポンタール】
- インドメタシン・ファルネシル【インフリー】

→アレルギーが多い

［痛風］×／［リウマチ］×　一応リウマチに適応が認められている

鎮痛剤（NSAIDs）〈COX-2阻害NSAIDs〉

- セレコキシブ【セレコックス、セレコキシブ】

→心血管系の害が大きい。消化管出血も生じる

［痛風］×／［リウマチ］×　一応リウマチに適応が認められている

塩基性鎮痛剤

- サリチルアミド【種々】

→抗炎症・鎮痛作用が弱い。酸性系NSAIDsの減量には、アセトアミノフェンが最適

［痛風］×／［リウマチ］×　一応リウマチに適応が認められている

疾患修飾性抗リウマチ剤（DMARDs）〈ペニシラミンおよびその類似物質〉

- ペニシラミン【メタルカプターゼ】

→二次選択薬として一応適応はあるが、重い害が多い

- アクタリット【オークル、モーバー、アクタリット】

→日本だけのローカルドラッグである

［痛風］×／［リウマチ］×　一応リウマチに適応が認められている

※薬剤の名称は、• 一般名【商品名】の順に記載してあります。

危険・無効・不要

疾患修飾性抗リウマチ剤（DMARDs）〈金製剤〉

• 金チオリンゴ酸ナトリウム【シオゾール】注射

→害（副作用）が多い

• オーラノフィン【オーラノフィン】

→効果は弱く、下痢などの害（副作用）が多い

［痛風］×／［リウマチ］×　一応リウマチに適応が認められている

免疫・炎症反応抑制剤〈抗腫瘍壊死因子製剤〉

• インフリキシマブ【レミケード】静脈注射
• アダリムマブ【ヒュミラ】
• ゴリムマブ【シンポニー】
• セルトリズマブ【シムジア】

→結核など感染症や発がんの危険がある。同効薬剤のエタネルセプトより効果が劣る。「レミケード」と「シンポニー」は、メトトレキサートとの併用が必要

［痛風］×／［リウマチ］×　一応リウマチに適応が認められている

免疫・炎症反応抑制剤〈インターロイキン-6阻害剤〉

• トシリズマブ【アクテムラ】
• サリルマブ【ケブザラ】

→結核など感染症や発がんの危険がある。同効薬剤のエタネルセプトより効果が劣る

［痛風］×／［リウマチ］×　一応リウマチに適応が認められている

免疫・炎症反応抑制剤（ヤヌスキナーゼ（JAK）阻害剤）

• バリシチニブ【オルミエント錠】

→エタネルセプトに比べて効果の面で優れず、感染および血栓塞栓症の害が大きく、これらは予測不能

危険・無効・不要

免疫・炎症反応抑制剤〈狭義の免疫抑制剤〉

- ミゾリビン【ブレディニン、ミゾリビン】
- レフルノミド【アラバ】
- タクロリムス【プログラフ、タクロリムス、グラセプター】

→強力な免疫抑制剤（抗がん剤類似）で、重い感染症・発がんの危険性がある。メトトレキサート無効例には、これらもおおむね無効。長期の安全性は不明

- アザチオプリン【アザニン、イムラン】
- シクロホスファミド【エンドキサン】

→強力な免疫抑制剤（もとは抗がん剤）で、そのほか上記に同じ

［痛風］×／［リウマチ］×　一応リウマチに適応が認められている

痛風用〈発作予防用〉

- ベンズブロマロン
【ユリノーム、ベンズマロン】

→痛風発作を悪化させる。発作時は禁忌。重症肝障害が多い。使わないのが賢明。食事、水などで予防をすることが一番大切

［痛風］×／［リウマチ］×　一応痛風に適応が認められている

15 ステロイド剤（主にのみ薬）
その働きは〝ジキルとハイド〟

「ステロイド」とは、「ステロール」と「オイド＝似たもの」の合成語です。その代表が、コレステロールから合成される五種類の重要なホルモン――二種類の女性ホルモン（エストロゲン、プロゲステロン）と男性ホルモン（アンドロゲン）、電解質ステロイドと糖質コルチコイド（糖質ステロイド）です。ステロイド剤だけなら、副腎皮質ホルモン剤、すなわち糖質コルチコイドを指します。ステロイド剤は炎症を抑える作用が強力で、この薬がなければ命を救えない人がいる必須薬です。なかでも、もっとも即効性のある**ヒドロコルチゾン**は、必須薬中の必須薬です。

放置すれば確実に死亡するほどの重症アナフィラキシーでも、アドレナリンとステロイド剤を適切に使用すれば、救命することができます。アナフィラキシーとは、多くの人には影響のない量のある物質が原因で、特定の人に起こる非常に強い身体反応をいいます。

喉頭部（声帯のある部分）が腫れて狭くなって息ができなくなり、血圧が下がってショック状態となり、場合によっては死亡します。原因物質としては医薬品がもっとも多く、ソバアレルギーや蜂に刺されて起こす人もいます。重症例は、原因物質が体内に入って一～二分後から数分後には反応が生じ、ただちにアドレナリンの注射が必要となります。二～三時間後に起こる強い反応を防止するため、同時にステロイド剤が必要です。

ステロイド剤が必要となるもう一つの病気は、重症の喘息です。喘息は本来慢性の病気ですが、急性の重い喘息発作は、アナフィラキシーの症状とよく似ています。酸素と、気管支を広げ炎症を抑制するβ_2アドレナリン作動剤、重症例ではアドレナリンとステロイド剤が必須です。吸入ステロイド剤も、慢性喘息の治療と予防に欠かせません。

慢性の炎症反応にも、ステロイド剤は効果を発揮します。熱をもち、赤く腫れ上がって痛んでいる関節が、ステロイド剤を使うと赤みが消え、腫れや熱も引き、痛みも治まってきます。リウマチや腎臓病の一種であるネフローゼなど、慢性の炎症を起こす難病で苦しんでいた人が、ステロイド剤でひと息つけるようにもなります。

二〇二〇年から世界的に流行したＣＯＶＩＤ‐19、いわゆる新型コロナウイルス感染症で酸素吸入が必要になった重症者に対して、**デキサメタゾン**一日六㎎一〇日間治療は死亡率を減らすことが適切な臨床試験で証明されています（135ページ参照）。しかしステロイド剤は、都合のよい面だけで評価してはいけない薬剤の典型です。ステロイド剤を使用する目的は「炎症を抑えること」ただ一つなのですが、害は体のあらゆる部位に広く及びます。「ジキルとハイド」のような薬剤の筆頭といえます。

多様なステロイド剤の害

ステロイドの複雑な働きをひと言でいうと、アドレナリンに次ぐ二番手として、命の根源を支えているホルモン、です。血圧を維持し、飢餓、けが、感染などの危機に際して、白血球や生命活動に必要な栄養分（ブドウ糖）やたんぱく、脂肪を動員（代謝）し、免疫系や内分泌、循環器、骨格筋、精神神経系にも働いて、危機から脱しようとします。危機を脱するためには血圧だけでなく、栄養、エネルギー、感染への防御、免疫、精神もしっかりしていなければなりません。そうした生命維持という目的に合うように、あらゆる体の活動全体を「調節」する重要な働きをしています。

作用の複雑さは、過剰なステロイドは感染を悪化させるのに、感染に打ち勝つためにはステロイドが必須だという、感染に対するステロイドの相反する働きを見てもわかります。炎症局所では、ステロイドの血管収縮作用と、**プロスタグランジン**（生理活性物質）の血管拡張作用がバランスをとっているため、生理的必要量のステロイドは自然の炎症反応を邪魔しません。ですから自前のステロイドホルモンが少ない人は、不足している分に限って補えばよいのです。

ところが、不足する量を大幅に超えて薬剤として使用したステロイドは、この微妙なバランスを崩します。血管が収縮し過ぎ、免疫系が抑えられ、全体として感染に対して闘う力が弱まり、感染が重症化しやすくなり、ほかの害も出やすくなります。ステロイド剤による重い害、死亡につながる害のトップは感染症です。次いで、胃潰瘍や十二指腸潰瘍、小腸、大腸潰瘍による出血、胃や腸に穴が開く穿孔（せんこう）です。

私が鑑定意見書を依頼された例で、ステロイド剤大量使用一〜二年後に大腿骨頭（足の付け根の部分）が壊死を起こし、人工骨頭に入れ換える手術が必要になった女性と男性がいます。〇三年に、中国でＳＡＲＳ（重症急性呼吸器症候群）にかかり、退院できた人の半数が大腿骨頭壊死を起こしたと報道されましたが、これもステロイド大量療法のためです。白内障や緑内障も起こり、不安、うつ、躁うつ病、統合失調症など、あらゆるタイプの精神障害が起こります。軽い害（副作用）としては、顔が丸くなる、肩や腹まわりが太る、にきび、皮膚が薄くなり出血しやすい、食欲旺盛、興奮気味あるいは不眠、糖尿病を発症したり悪化したり、手足のむくみ、月経不順、白血球やコレステロールが増える、血圧や眼圧が上がる、骨が脆くなるなどがあります。

吸入ステロイド剤でもフルチカゾンは危険

吸入ステロイド剤として**ベクロメタゾン**を常用量の範囲で使用する限り、成長阻害や重い害は心配ありません。しかし、**フルチカゾン**（商品名「フルタイド」と「アドエア」、「レルベア」などの成分）はよく吸収され、体内に長時間残留するため、内服剤並みに副腎抑制を起こし、最悪の場合、副腎不全のためショックに陥る危険性があります。小児の場合は成長障害も心配な点です。

ステロイド剤は、必要なときに適量を短期間使用する限りは、防御力は温存され、害はあまりありません。しかし、長期間の使用で自分の副腎が働かない期間が長引いたときに、急にステロイド剤を中止すると、特有の離脱症状が出ます。二～三日後に血圧が下がってショック状態となり、その後発熱します。一週間から一カ月くらいでリウマチのような関節炎など、いろいろな症状が現れるので、「偽リウマチ」という病名がつけられているほどです。

パルス療法は受けないで

もう一つ注意が必要なのは、コハク酸メチルプレドニゾロン（商品名「ソル・メドロール」など）です。普通量のステロイド剤が効かないときに大量使用する、パルス療法に用いられます。自己免疫疾患、喘息や神経難病、脊髄損傷などたくさんの病気に用いられていますし、ＳＡＲＳのような感染症にも用いられましたが、効果と安全性は証明されていません。むしろ、害のほうが大きいとの評価が定まりつつあります。

一般的には唯一十分な根拠があるとされている多発性硬化症という神経の病気に対するパルス療法でさえ、医薬ビジランスセンター（薬のチェック）の評価では、根拠が薄弱なことが判明しました。短期には効果がありそうでしたが、一年以上の長期にわたる効果で見ると、効果と害が逆転する可能性が疑われたのです。現在のところ、効果はまったく期待できないという結論になりました。

※薬剤の名称は、・一般名【商品名】の順に記載してあります。

必要

注射剤

- ヒドロコルチゾン【〔注射〕ハイドロコートン、ソル・コーテフなど】

→アナフィラキシー、重症喘息には救命的に使用

経口、注射剤

- プレドニゾロン【プレドニゾロン、プレドニン】

→経口、注射とも標準薬剤

- デキサメタゾン【デカドロン】

→長時間作用型。重症新型コロナウイルス感染症に必須

吸入剤

- ベクロメタゾン【キュバール】
- ブデソニド【パルミコート、ブデソニド】

→ベクロメタゾンが標準薬剤だが、ごく少量のエタノールを含有するため、耐えられない人にはブデソニドが代替薬剤となる

危険

パルス治療用製剤

- コハク酸メチルプレドニゾロン【ソル・メドロール】

→125mg以上は、パルス療法用で危険。一時軽快しても、その後に感染症などが悪化し、総合的に利益が得られない

局所用製剤

- プロピオン酸フルチカゾン
【〔吸入〕フルタイド、アドエア、レルベア〔点鼻〕フルナーゼ、〔吸入剤〕】

→脂溶性が高く半減期が長く、副腎不全で、ショックや低血糖になりやすい。ただし急に止めると危険。医師に必ず相談のこと

ほかにベタメタゾン(商品名「リネステロン」「リンデロン」「ハイコート」など)、デキサメタゾン(商品名「デカドロン」「デキサメタゾン」など)などがあるが、効果持続時間が長い(36時間以上)ため、隔日使用でも副腎が抑制されやすい。

16 骨粗しょう症の薬

骨粗しょう症は減っている

腰の曲がっているお年寄りを最近では、あまり見かけなくなってきました。現代の人のほうが骨粗しょう症にはなりにくいのです。なのに、なぜ盛んに「骨粗しょう症が増えてきた」と喧伝されるのでしょうか。結論からいうと、高血圧やコレステロールと同じように、骨粗しょう症も、開発された検査や薬剤を使わせるための〝病気づくり〟の一つだからです。

骨には古い骨を壊す細胞（破骨細胞）と、新しい骨をつくる細胞（骨芽細胞）があり、両者のバランスがとれて、丈夫な骨ができます。骨粗しょう症の薬剤には、従来のビタミンD製剤のほか、ビスホスホネート製剤（商品名種々）、**ラロキシフェン**（商品名「エビスタ」）という女性ホルモン剤、**デノスマブ**（商品名「プラリア」二〇一三年～）という半年に一度の注射剤、**テリパラチド**（商品名「フォルテオ」「テリボン」）という副甲状腺ホルモン製剤、さらには一九年発売の**ロモソズマブ**（商品名「イベニティ」）などが多用されています。

ビスホスホネート剤は、〇一年に販売が開始され、〇八年には約二五〇万人に処方され、〇九年には主な製品の出荷額が六四〇億円を記録しました。しかしその後、一〇～一一年に販売が開始された**テリパラチド**（一一年で二剤合計五五〇億円）や、一三年発売の「**プラリア**」（三七九億円）、さらには、一九年発売の「**イベニティ**」（三一四億円）に金額的には重点が移ってきています。

ビスホスホネート：骨は硬くなるが……

ビスホスホネートは、古くなった骨を壊すときに必要なリン酸の反応を抑えて、骨を硬くするといわれるものです。いろいろな薬剤の中で、背骨だけでなく、大腿骨の骨折も減らすことができたのは、ビスホスホネートだけで、なかでも、**アレンドロン酸**（商品名「**フォサマック**」「**ボナロン**」）が、もっともよい効果を示しています。平均五年間**アレンドロン酸**を使ったあとで、使い続けた人と中止した人をさらに五年間追跡した研究があります。この研究では、背骨以外の骨折は、二つの群で変わらなかったのですが、背骨の圧迫骨折は、**アレンドロン酸**を使い続けた人のほうが少なくなっていました。死亡率や追跡できなくなった人数（脱落という）なども、二つの群で変わりませんでした。しかし、全体としてアレンドロン酸群に有利な患者が多かったため、本当のところはわかりません。

注意すべきビスホスホネートの害

骨は、カルシウムとリン酸が反応して、それにたんぱく質が絡んでつくられます。ビスホスホネートはリン酸の反応を抑えて、骨がつくられる反応も妨害します。さらに、身体が正常に働くためのほとんどの反応に、リン酸の反応が必要なので、全身に影響します。

実際、ビスホスホネートを服用している人が抜歯後、顎の骨が壊死したという報告が多数あります。抜歯は一種の骨折なので、抜歯の後の骨の治りが悪いと危険です。医師向けの添付文書にも、注意・警告がなされています。

では、ほかの部位の骨折はどうなるのでしょう。いったん骨折し、治りが極端に悪くなるなら、大変不都合です。ビスホスホネートの臨床試験は多数行なわれていますが、試験中の骨折の回復程度を調べた報告は、アレンドロン酸の試験後の一件しか見つかりませんでした。その結果は、アレンドロン酸を使っていた人のほうが活動できない期間が少なかった（つまり回復が早かった）というものでした。しかし、試験は多数あったのに、一つだけしか報告されず、また、抜歯後の顎骨壊死の事実と反するこの試験結果は、信頼し難いのではないかと考えます。

ビスホスホネートとコレステロール低下剤であるスタチン剤が同時に使用されると、コレステロールの合成経路で重要な役割をしているファネシル2リン酸が阻害され、コレステロールや副腎皮質ステロイドや性ホルモン、コエンザイムQやドリコールなどの重要物質ができにくくなり、体調を崩す恐れがあります。しかも、こうした害は目立ちません。害はじわじわと体を侵しているのですが、薬剤の害作用によるものなのか、加齢によるものなのか、医者にも判断が困難なので厄介です。

ビスホスホネートは、一日一回服用のほか、一週間に一回服用のものや、一カ月に一回服用の製剤が販売されていますが、二〇一六年九月、とうとう一年に一回点滴をするという製剤（**ゾレドロン酸水和物**、商品名「**リクラスト**」）が許可されました。さらにビスホスホネートは、アナフィラキシー症状が報告されています。アナフィラキシーが起これば命にかかわり、大変危険です。

デノスマブは害のほうが大きい

デノスマブ（商品名「プラリア」）は、腫瘍壊死因子（ＴＮＦ）の系統のサイトカインの一種（ＲＡＮＫＬ）に対する抗体です。骨を壊す細胞（破骨細胞）と作る細胞（骨芽細胞）の働きを弱めるため、骨を硬くしますが、骨を作るのも邪魔するために、骨は老化して、もろくなります。半年に一度の皮下注射です。**デノスマブ**は、細菌やウイルス、がん細胞などの増殖を阻止するために重要な役割をもつ腫瘍壊死因子を邪魔する強力な免疫抑制剤です。そのため感染症が起こりやすく治りにくくなり、がんが発症しやすくなります。

実際、**デノスマブ**の臨床試験では感染症が多くなり、がんも多発しました。背骨の骨折は減らしましたが、変形性関節症は、プラセボ（偽薬）群よりも**デノスマブ**群のほうが多く、背部痛は、用量が増えるに従い増加していました。骨は硬くなっても老化するために、負荷のかかりやすい関節面が傷つき、変形性関節症を起こし、背中に痛みが生じるためと考えられます。ビスホスホネート同様、抜歯後の顎骨壊死も報告されています。また、中止すると、多発骨折を起こしやすくなります。

さらに、**デノスマブ**の使用は、発疹やかゆみなどのアレルギー症状が多いのも不都合です。これは、免疫細胞に異常が起こりやすいことが関係しているでしょう。半年に一回なので、注射後に重大なアレルギー反応が生じた場合に中止しようとしても、長くて半年後です。これでは実質上、中止したことになりません。また、この注射が重大な症状の原因かどうかの判断が大変難しいといえます。

テリパラチドの危険性

副甲状腺ホルモン（PTH）は、骨や腎臓におけるカルシウムとリン酸代謝の主な調節因子であり、骨をつくる骨芽細胞を増やして骨の形成を促進する作用があります。**テリパラチド**（商品名**「フォルテオ」「テリボン」**）は、ヒト副甲状腺ホルモンと同じ作用を有し、骨量を増やすといわれます。骨量が増加し、背骨の骨折は減少しましたが、それ以外の骨折は減りませんでした。一方、悪心や頭痛、無力症、高尿酸血症などが増え、血圧低下作用があり、臨床試験を中止するほどの有害事象が増えました。

また、**テリパラチド**を使用したラットの毒性試験で骨肉腫（骨のがん）が確実に増加していたために実施途中だった臨床試験が一時中断されました。

メーカーも国も、いろいろな理由をつけてヒトでは起こらないといいますが、骨をつくる骨芽細胞を増やすのですから、それが、がん化する可能性は十分にあり得ます。骨量が増加するに従い、骨肉腫ができる危険性が高まります。つまり、効果と骨肉腫の害は裏腹であるということです。使用期間が、「フォルテオ」は二四カ月（二年）、「テリボン」は七二週（一・四年）に制限されているのは、長期間使うと発がんが心配だからでしょう。

毎日、または一週間に一回注射をして、吐き気や頭痛、全身のだるさを我慢し、骨肉腫の危険性も抱えながら使用する価値があるでしょうか。私は勧めません。

ラロキシフェン：利益と害が相半ば

ラロキシフェンは、選択的エストロゲン受容体調節剤と呼ばれ、エストロゲン系の薬剤です。エストロゲンと同じ作用と逆の作用を効き方も害についても併せもちます。骨粗しょう症の防止作用や血栓症や脳卒中が起こりやすくなる性質はエストロゲンと同じで、更年期症状の悪化や、乳がんや子宮内膜がんが少なくなるのは、エストロゲンと逆です。

骨粗しょう症に使用した場合、脊椎の圧迫骨折を減らす効果はありましたが、大腿骨の骨折は減りませんでした。七七〇五人を四年間追跡した後、さらに八年間追跡調査した結果、がんは**ラロキシフェン**群にやや少なく、静脈血栓症は**ラロキシフェン**群で多く発生していました。総死亡数や入院の割合はプラセボとで差はなかったとされています。したがって、ラロキシフェンの服用で死亡するような著しい悪影響は、ないかもしれません。

ロモソズマブは死亡報告が多い

ロモソズマブ（商品名「イベニティ」）は、骨形成の抑制因子であるスクレロスチンという物質の働きを抑えて骨を硬くする作用があり、「骨折の危険性が高い骨粗しょう症」を適応症として一九年三月に販売が開始された注射剤です。

大規模な臨床試験の結果では、背骨の骨折は確かに減っていました。しかし、臨床試験の一つでは、脳卒中や心筋梗塞が約二倍に増えました。死亡者も四割増しになっていました。つまり、背骨の骨折が三人減る一方で、心筋梗塞か脳卒中、あるいは何らかの原因で死亡する人が二人増えるということです。実際、日本で販売開始されてから八カ月後の調査で、因果関係の否定できない死亡が一六人報告されました。すべて七〇歳以上（うち一一人は八〇歳以上）でした。死因はやはり、心筋梗塞や脳梗塞など心血管系がほとんどでした。使用を中止すると、その反動で骨折が増えます。使わないほうが賢明です。

ホルモン補充療法の有効性と問題点

閉経でエストロゲンの分泌が不足すると、二～三年から数年間、ほてり（冷えのぼせ）やイライラ、膣の乾燥、かゆみなどの更年期症状がひどくなる人がかなりいます。こうした症状に、エストロゲン（卵胞ホルモン）と黄体ホルモンを補充する、いわゆるホルモン補充療法が行なわれます（子宮を摘出している場合はエストロゲンのみ）。

〇七年、米国のＷＨＩ（女性の健康改善のための組織）が行なった二つの大規模比較試験を合わせた結果が出ました。死亡の危険度を七〇歳代、六〇歳代、五〇歳代の年齢別に見ると、五〇歳代の総死亡率は、プラセボ群に比較して三割減少していました。五〇歳代だけでも、合計九〇〇〇人近くを追跡した比較試験で、総死亡まで改善する可能性が示されました。ただし、六〇歳代後半以降の人では総死亡の改善はなく、勧められません。

実は日本では、この成果が適用し難いのです。承認されているエストロゲンの用量が多過ぎて、日本のエストロゲン製剤の「**プレマリン**」は骨粗しょう症に認められていないからです。日本で骨粗しょう症の適応があるエストロゲン製剤は、**エストラジオール**（貼付剤）と**エストリオール**（内服）ですが、後者はほとんど日本だけのローカルドラッグです。

エストラジオール（貼付剤）は外国で臨床試験が実施されていますが、死亡への影響は調べられていません。そして、エストロゲンの使用そのものが多過ぎる可能性があります。

予防には食事と運動の見直しが大切！

骨粗しょう症による骨折の痛みには、カルシトニンというホルモンの注射がよいとされています。しかし、鎮痛剤、抗炎症鎮痛剤の使用は、ますます血流を悪くし、血管を細くするので、避けてください。コルセットの使用は、最後の手段です。自分で体を支えるということをしないと筋肉がやせるので、症状は急速に悪くなっていくからです。

では、骨粗しょう症にならないためにはどうすればよいのでしょうか。まず、喫煙や過剰な飲酒をしている人は止めてください。やせ過ぎも骨粗しょう症を悪化させます。またステロイド剤など骨を弱くする原因となる薬剤を使っていないか見直してください。

骨粗しょう症を防ぐ基本は、食事と運動です。糖質の多い食事やスナック菓子などを控え、骨が脆く弱くならないように、強い骨をつくるために、たんぱく質とカルシウムを中心としたバランスのよい栄養をとりましょう。そして、適度な運動と、太陽に当たることも大切です。日差しの強い夏などは木陰でもよいので、一日一回三〇分くらいは戸外で過ごし、睡眠をよくとりましょう。ただし、睡眠剤には頼らないようにしてください。

限定使用

エストロゲン*a

• エストラジオール【エストラーナ*a*b】経皮（貼付剤）

→子宮を摘出している人の場合に限定使用。子宮を摘出していない人では黄体ホルモン剤（酢酸メドロキシプロゲステロン2.5 ～5mg*c）との併用が必要

エストロゲン類似物質（抗エストロゲン作用）

• ラロキシフェン【エビスタ、ラロキシフェン】経口

［承認適応症］骨粗しょう症（エチドロン酸にはその他の適応もある）

→骨折防止の効果はかなり劣る（注意点は本文参照）

黄体ホルモン

• メドロキシプロゲステロン
【ヒスロン、プロベラ、メドロキシプロゲステロン】経口

［承認適応症］ホルモン補充療法補助としての適応は不明瞭

→エストラジオール貼付剤との併用：添付文書上5mgだが2.5mgが適量

*a：欧米の同効製剤に比べて、2倍近い血中濃度が得られている。0.72mgでなく、0.36mgの製剤で十分と思われる。また添付文書上、2日に1回が標準。しかし、48時間後でも血中濃度はまったく低下していない。かぶれなどがない限り、欧米同様、週2回で十分と思われる

*b：米国で大規模試験が実施され、50歳代の閉経後女性に使用して、プラセボ（偽薬）より死亡率が低下したのは結合型エストロゲン製剤（日本では骨粗しょう症には適応が認められていない）

*c：米国における大規模試験で用いられた黄体ホルモンは、酢酸メドロキシプロゲステロン（2.5mg）であった。プレマリンとの併用では、米国人と日本人の体重差を考慮すれば2.5mgで十分であろう（商品名「プロベラ」「プロゲストン」「ネルフィン」「メドキロン」）

限定使用

ビタミンD3

- アルファカルシドール
  【アルファロール、ワンアルファ、アルファカルシドール】経口
  ［承認適応症］慢性腎不全、副甲状腺機能低下症、ビタミンD抵抗性クル病・骨軟化症にともなうビタミンD代謝異常にかかる症状の改善
- カルシトリオール
  【ロカルトロール、カルシトリオール】経口
  ［承認適応症］骨粗しょう症

→基本的には食事から摂取可能。たんぱく質も同時にとる必要がある。過剰では、高カルシウム血症が起こることもある

カルシウム剤

- L-アスパラギン酸カルシウム
  【アスパラCA、L-アスパラギン酸Ca】経口
- リン酸水素カルシウム【リン酸水素カルシウム】経口
  ［承認適応症］骨粗しょう症、骨軟化症、妊娠・授乳時、低カルシウム血症におけるカルシウム補給

→基本的には食事から摂取可能。たんぱく質も同時にとる必要がある。過剰では、高カルシウム血症が起こることもある

カルシトニン系製剤

- エルカトニン【エルシトニン、エルカトニン】注射
  ［承認適応症］骨粗しょう症における疼痛、骨粗しょう症

→たんぱく成分であるため、アナフィラキシーなどの重いアレルギーがありうる。過剰で低カルシウム血症が起こることがある

ビスホスホネート製剤

- アレンドロン酸ナトリウム水和物
  【フォサマック、ボナロン、テイロック】経口
  ［承認適応症］骨粗しょう症

→骨折の防止はもっとも確実だが、長期の害反応は不明

不要

エストロゲン

- エストリオール【エストリオール】経口

［承認適応症］老人性骨粗しょう症

→他剤と比較して作用が弱い。効果は証明されていない

ビスホスホネート製剤

- エチドロン酸2ナトリウム【ダイドロネル】経口

［承認適応症］骨粗しょう症（エチドロン酸にはその他の適応もある）

→骨折防止の効果はかなり劣る

- リセドロン酸ナトリウム水和物【アクトネル、ベネット】経口

［承認適応症］骨粗しょう症

→骨折防止効果は劣る。長期効果の確認も劣る

ビタミンK

- メナテトレノン【グラケー】経口

［承認適応症］骨粗しょう症における骨量・疼痛の改善

→骨折の防止は証明されていない。アナフィラキシーあり

その他

- イプリフラボン【イプリフラボン】経口

［承認適応症］骨粗しょう症における骨量減少の改善

→骨折の防止は証明されていない

危険

男性ホルモン系（たんぱく同化ホルモン）

• メテノロン【プリモボラン】経口

［承認適応症］骨粗しょう症など

→男性化、肝障害など害作用が大きい

男性・卵胞混合ホルモン剤

• エナント酸テストステロン・吉草酸エストラジオール
【プリモジアン・デポー、ダイホルモン】注射

［承認適応症］更年期障害、卵巣欠落症状、骨粗しょう症

→男性化、肝障害など害作用が大きい

抗RANKL抗体

• デノスマブ【プラリア】

→骨は硬くなるが脆くなり、関節の障害、感染症、がんが多くなる。抜歯後の顎骨壊死もビスホスホネートと同様に起こる

副甲状腺ホルモン製剤

• テリパラチド【フォルテオ】（毎日注射）
• テリパラチド【テリボン】（週1回注射）

→骨量は増えるが、悪心、頭痛、無力症などが多く、有害事象のために中止した人が多い。発がん性（骨肉腫）の危険性を考慮して、使用期間は、「フォルテオ」は24カ月（2年）、「テリボン」は72週間（1.4年）に制限されている

抗スクレロスチン抗体

• ロモソズマブ【イベニティ】（1カ月に1回、12カ月〈12回〉）注射

→背骨の骨折を3人減らすが、心筋梗塞、脳卒中、死亡のいずれかが2人増える

17 ホルモン剤
使うのは必要最小限に

ヒトの体が正常に機能するためには、各臓器の働きが不可欠です。その各臓器の働きを調節しているのが、神経系、内分泌系（血中にホルモンを分泌）、それに免疫系です。ホルモンとは、血液中に少量分泌され、分泌した局所から離れた部位で作用することを特徴とする化学伝達物質のことをいいます。**インスリン**とステロイド剤、男性ホルモン、女性ホルモン、甲状腺ホルモンなどが、ホルモンの代表です。

必須薬のホルモン剤

治療法を対症療法、補充療法、原因療法に分けると、ホルモン療法の大部分は補充療法です（注）。体に不可欠な成分が不足した人に、不足分だけを補う方法です。

インスリン不足で生じる糖尿病、特にインスリンがまったく出なくなった人には、インスリン注射は必須で、確実に寿命を延ばします（詳しくは16～18ページ）。

甲状腺ホルモンが出にくくなった人（甲状腺機能低下症）には、不足する甲状腺ホルモンを、のみ薬で補充します。甲状腺ホルモンが極端に減った人は寒気、太る、記憶力が鈍る、ぐったりするなどの症状がありますが、適切に使うと生き返ったようになります。

更年期障害が非常に強い場合は、ごく少量の女性ホルモン（卵胞ホルモンと黄体ホルモン）で症状が和らぎますが、発がん性などの害を天秤にかける必要があります。

副腎（皮質）不全の人の場合は、副腎皮質ホルモンを必要量を補えば、日常の活動には支障がなくなります。陣痛が微弱なため、どうしても分娩が困難な場合に使用するための子宮収縮剤に**オキシトシン**がありますし、生まれつき男性ホルモンが極端に少ない男性の場合には、男性ホルモン剤（アンドロゲン）は欠かせません。これらはＷＨＯ（世界保健機関）の必須薬モデルリストにも掲載されています。早産防止のために用いる抗子宮収縮剤、乳がん治療に用いられる抗女性ホルモン剤の**タモキシフェン**、抗女性ホルモン剤で排卵誘発剤として用いられる**クロミフェン**も、ＷＨＯ必須薬です。

男性ホルモンの分泌を低下させる薬剤（抗アンドロゲン剤の**フルタミド**、性腺刺激剤の**リュープロレリン**）は、前立腺がんに使用され、延命効果が確認され、ＷＨＯの必須薬です。

成長ホルモンが生まれつき少なく、身長一二〇センチくらいしか成長できない人が適切な時期に注射をすることで、成長が可能になります。甲状腺ホルモンが出過ぎの人には、甲状腺ホルモンをできにくくする抗甲状腺剤が必須です。骨粗しょう症に用いられている**テリパラチド**は副甲状腺ホルモン剤ですが、補充療法とはいえません。

二〇一一年に承認された緊急避妊用剤（いわゆるアフターピル）は、黄体ホルモンの**レボノルゲストレル**製剤です。「避妊に失敗」あるいは「性暴力被害」などの性交で妊娠の可能性がある場合に、性交後七二時間以内に一回服用し、みかけの避妊成功率は九八〜九九％、厳密に計算された妊娠阻止率が八二〜八五％と報告されています。二四時間以内なら妊娠阻止率が九五％とも報告されています。従来の方法の五七％に比べると高い妊娠阻止率が示されており有用です。WHOの必須薬モデルリストには二〇〇〇年から掲載され、多くの国では市販薬として処方箋なしで入手できています。二三年一一月現在日本では、処方箋が必要でかつ自費ですが、同年一一月二〇日から、全国一五〇カ所の調剤薬局で処方箋なしでの試験的販売が開始されました。将来は、処方箋なしで薬局での入手が可能となるべく、早急に安全対策が講じられ、実現することを期待します。

二三年四月承認の経口人工妊娠中絶用剤「**メフィーゴパック**」は、黄体ホルモン拮抗剤ミフェプリストンと、子宮収縮剤ミソプロストールを組み合わせた製剤で妊娠九週ゼロ日までに使用が認められました。これもWHOの必須薬モデルリストでは、〇五年から掲載されています。日本でもようやく、人工妊娠中絶の選択肢が一つ増えました。

危険なものも多い

しかし、注意が必要なものも少なくありません。更年期障害にホルモン補充療法を行なうと、五〇歳代では寿命延長効果がありそうです（ただし米国で）。六〇歳代以上では骨折の頻度は少なくなりますが、血栓症やがんの危険が問題になります。エストロゲン（卵胞ホルモン）単独剤は、子宮がんや脳卒中の危険性が高まり、黄体ホルモン併用では乳がんが多くなりました。エストロゲンは本来発がん物質であり（女性はその毒性を消す機能をもつが）、多過ぎると子宮がんや乳がんだけでなく、全身のどこでもがんが増加する可能性があります。必要最小限にとどめたいものです（201ページの※2参照）。

少量エストロゲン（エチニルエストラジオール：EE）とプロゲスチンとを組み合わせた低用量ピルは、第二世代（EE＋レボノルゲストレル）が比較的安全です。月経困難症の適応で承認されている第四世代の低用量ピル（ヤーズ、ヤーズフレックス）は、第二世代に比べて血栓症を約八倍起こしやすく、使わないのが賢明です。しかし、第二世代でも、四〇代になると年齢を重ねるとともに急激に血栓症の頻度が増えていくので、安易に使用しないほうがよいでしょう。使用後血圧が上がる人や、一旦中断後の再開は特に危険です。

分娩予定日が近づいているのに頸管の熟化不十分な場合に、以前は「マイリス」「レボスパ」が多用されました。これは、母体内で大量のエストロゲンになり動物に胎仔死亡、ヒトに新生児仮死が多く、私は一九九九年に中止すべきと結論しました。添付文書に「胎児徐脈又は胎児仮死が起こることがあり、胎児死亡に至った症例が報告されている」と警告されたほどです。「マイリス」は二〇〇九年、「レボスパ」も二〇一〇年に販売が中止されました。

二〇一〇年四月に販売が開始されたジノプロストン膣内製剤（商品名「プロウペス膣用剤」）は、「マイリス」などよりはもちろん、ジノプロストン錠（内服）やジノプロスト（注射剤）よりもはるかに安全で効果があり、場合によってはこれだけで分娩が誘発され進行することもあります。陣痛が微弱な場合には、これを除去し、一時間以降にオキシトシンを使用することが可能です。妊娠四一週に入っても分娩の兆候がない場合、あるいは妊娠三七週以降で、前期破水など医学的問題があって早く分娩が必要な場合に使用が考慮されます。

「プロスタグランジン」は一つの臓器からつくられるわけではないので、定義どおりならホルモンとはいえませんが、少量で強力な生体反応を起こす物質のため、局所ホルモンとも呼ばれます。分娩誘発に使われますが、日本での使われ方は異常です。世界的には膣剤がもっとも有効で安全とされていますが、日本では危険な内服剤と注射剤でしか使えません。日本では、昼間の分娩がもっとも多いことに示されているように、分娩を補助するのではなく、分娩時間の調節に用いられている傾向が認められます。

「筋肉増強剤」は、男性ホルモンです。外見は筋肉質になりますが、生理的な量を超えているので、自分で男性ホルモンを出す必要がなくなり、多くの場合、勃起障害が起こります。インターネットで個人輸入されているＤＨＥＡ（デヒドロエピアンドロステロン）やＡＤ（アンドロステンジオン）は、体内でテストステロンができ、筋肉増強剤の役割をします。

ホルモン剤は、足りない分を最小限に補うことが大切です。ホルモン過剰で生じた病気には、有効な抗ホルモン剤があります。適切に使用することで、症状の安定や延命効果が得られる場合がありますが、過剰なホルモンは、たいてい利益より大きい害をもたらします。不要で危険な薬剤やサプリメントが多いので、使用や使用法の見極めが大切です。

（注）熱が出たら解熱剤、痛みには鎮痛剤、咳には咳止め、というように病気の不快な症状を和らげる治療法を「対症療法」、結核菌に対する化学療法など原因を取り除くものを「原因療法」という。

必要

甲状腺ホルモン

- レボチロキシン【チラージンS、レボチロキシン】

→必須薬。症状が重いほど少量から開始が必要。乾燥甲状腺末、リオチロニンは非標準品

抗甲状腺剤

- チアマゾール【メルカゾール】
- プロピルチオウラシル【チウラジール、プロパジール】

→必須薬。チアマゾールが強力で第一選択。これが使えない場合にプロピルチオウラシルが第二選択。初期に多く使用し、改善に合わせて調整する。白血球減少に注意

抗エストロゲン剤

- タモキシフェン【ノルバデックス、タモキシフェン】

→乳がん治療に世界的に用いられる。延命効果が認められている

- クロミフェン【クロミッド】

→排卵障害による不妊の排卵誘発に必須。多胎妊娠あり

緊急避妊剤

- レボノルゲストレル【ノルレボ、レボノルゲストレル】

→性交後72時間以内に1.5mg 1錠を服用して、従来の方法よりも妊娠阻止率は高く、害作用も少ない。2023年5月現在、日本では処方箋が必要だが、海外では市販薬として販売されている

経口人工妊娠中絶剤

- ミフェプリストン+ミソプロストール【メフィーゴパック】

→妊娠63日（妊娠9週ゼロ日）以下の人工妊娠中絶に承認。医学的管理下で使用

必要

性腺刺激ホルモン

- ゴセレリン【ソラデックス】
- リュープロレリン【リュープリン、リュープロレリン】

抗男性ホルモン剤

- フルタミド【オダイン、フルタミド】

→前立腺がんに使用して寿命延長が認められている。フルタミドは肝障害が多い

危険

中用量ピル（※1、※5）

- 中等量卵胞ホルモン（エチニルエストラジオール）と、中等量の黄体ホルモンの組み合せ
【プラノバール、ソフィア、ノアルテンD1、ビホープA】

→エストロゲンが約50mg、黄体ホルモンが0.5 〜1mgと多過ぎる。害作用は、低用量ピルよりさらに大きい

男性ホルモン剤

- 種々【エナルモンなど】

蛋白同化ホルモン

- 種々【プリモボランなど】

→ごく限られた状態にのみ使用される。男性ホルモンを使用すると見かけは男性的になるが、精子形成などは逆に障害される。筋肉増強剤として誤用されている

限定使用 特別の場合だけに

卵胞ホルモン（※1）

- 結合型エストロゲン【プレマリン】

→更年期障害の症状（顔のほてりや膣部の不快症状など）のひどい場合に、必要最小量（1錠ずつでも過剰）をできる限り短期間のみ使用（※2）

　※薬剤の名称は、・一般名【商品名】の順に記載してあります。

限定使用　特別の場合だけに

いわゆる低用量ピル（少量エチニルエストラジオール［EE］と、少量黄体ホルモンの組み合わせ〈※1、※5〉）

- EE＋レボノルゲストレル
  【アンジュ（※3）、トリキュラー（※3）、ジェミーナ（※5）】
- EE＋デソゲストレル【マーベロン（※3、※4）】

→卵胞ホルモン（エストロゲン）としてEE35mg以下と、黄体ホルモン少量の組み合わせ。卵胞ホルモンは基本的に発がん物質。40歳超で血栓症（肺動脈に詰まると「エコノミークラス症候群」）や脳卒中が起こる。この第2世代が最も安全（※5）

※1：ピルの具体的使用方法は添付文書等で確認を。

※2：50〜79歳の閉経女性を対象にしたホルモン補充療法（HRT）に関する大規模長期ランダム化比較試験結果が2002年と04年に公表され、07年4月には両者を合わせた総合解析結果が発表された。02年調査は、子宮未摘出閉経女性に対する卵胞ホルモン＋黄体ホルモン、04年調査は、子宮摘出後の女性に対する卵胞ホルモンである。どちらの調査でも骨折の頻度は有意に減少した。しかし、02年調査では、心疾患、乳がん、脳卒中、肺塞栓症など血栓症、認知症などの頻度が高まり、04年調査でも、心疾患や乳がんの頻度はプラセボ（偽薬）と変わらなかったが、脳卒中の頻度はやや高まった。その結果、骨折予防には別の手段が望ましいとされた。ただし、これらの発表と前後して、骨折予防には、ビスホスホネート剤や副甲状腺ホルモン剤、ラロキシフェン、デノスマブなどが登場し、処方は新薬へと移っている。新薬のビスホスホネート剤はかなりの危険がともなう一方、長期の功罪は不明なので、ごく限られた場合以外使わないほうがよい。一方、07年の総合調査では、10歳ごとに部分解析した結果が報告された。50代の総死亡はプラセボ群に比較して約3割減少していた（統計学的に有意）。ただし、60代や70代では総死亡は有意でないもののプラセボより高い傾向があり、年齢とともに高まる傾向があった。50代ではホルモン補充療法の価値はありそうだが、日本には適切な製剤がない（ビスホスホネートの問題点もふくめ、詳しくは『薬のチェックは命のチェック』No.28「骨粗しょう症」特集:07年10月参照）。

※3：これらの商品名には、21日分一組のものと、それに7日分の活性物質を含まない錠剤（プラセボ）を組み合わせて「28」（28日分）とした製品がある。

※4：21日間一定量の単相。

※5：低用量ピルは、日本では「避妊」目的では医師の処方箋が必要で自費診療である。日本でも、2010年から「月経困難症」に低用量ピルが適応となり保険で使えるようになった。しかし、40歳以上で用いると、血栓塞栓症の危険度が著しく高くなる。ドロスピレノンと組み合わせたヤーズ配合錠は、他の低用量ピルと比較して格段に（日本では3〜20倍、海外でも1〜3倍）血栓塞栓症の危険度が高い。他の一般的な低用量ピルでも40代で10年間服用し続けると、74人に1人が血栓塞栓症を起こす危険性がある。さらに高血圧があると37人に1人が起こす危険性がある。

限定使用 特別の場合にだけ

プロスタグランジン

- ジノプロストン【プロウペス腟用剤】

→2020年4月に販売が開始された分娩誘発用プロスタグランジン腟剤。プロスタグランジン製剤中最も安全だが、分娩監視は必須

下垂体後葉ホルモン

- オキシトシン【アトニン-O、オキシトシン(注射液)】

→分娩誘発には単独では用いない。プロスタグランジンの腟剤留置後無効なら除去し、1時間以降にオキシトシンを使用する

危険

プロスタグランジン

- ジノプロストン【プロスタグランジンE2(錠)】
- ジノプロスト【プロスタルモン、ジノプロスト(注)】

→内服や注射のプロスタグランジン剤は極めて危険。使わない

月経困難症・子宮内膜症による痛みが適応の低用量ピル

- EE20μg+ドロスピレノン3mg
  【ヤーズ配合錠・ヤーズフレックス配合錠】

→ヤーズ配合錠は血栓塞栓症の頻度が著しく高い(※5参照)。ヤーズフレックス配合錠は「子宮内膜症による疼痛の改善」が適応だが、成分は同じなので害も同じ。高齢ではより危険

ピル・高血圧・血栓症について

経口避妊剤を服用すると、血管内で血液が固まりやすくなる。細い動脈内で固まると高血圧を引き起こし、太い動脈内で固まると、脳梗塞や心筋梗塞を起こす。静脈内で固まり、足にできた血栓がはがれて肺に達すれば肺塞栓症を起こし、突然死することがある。また、高血圧の人、喫煙歴や片頭痛のある人は危険度が高い。服用開始後に血圧が高くなった、息切れがする、脈が速くなる、うつ状態になるなどの症状が出る人は、肺塞栓症の危険度が高いので中止が必要だ。

五章

精神に作用する薬

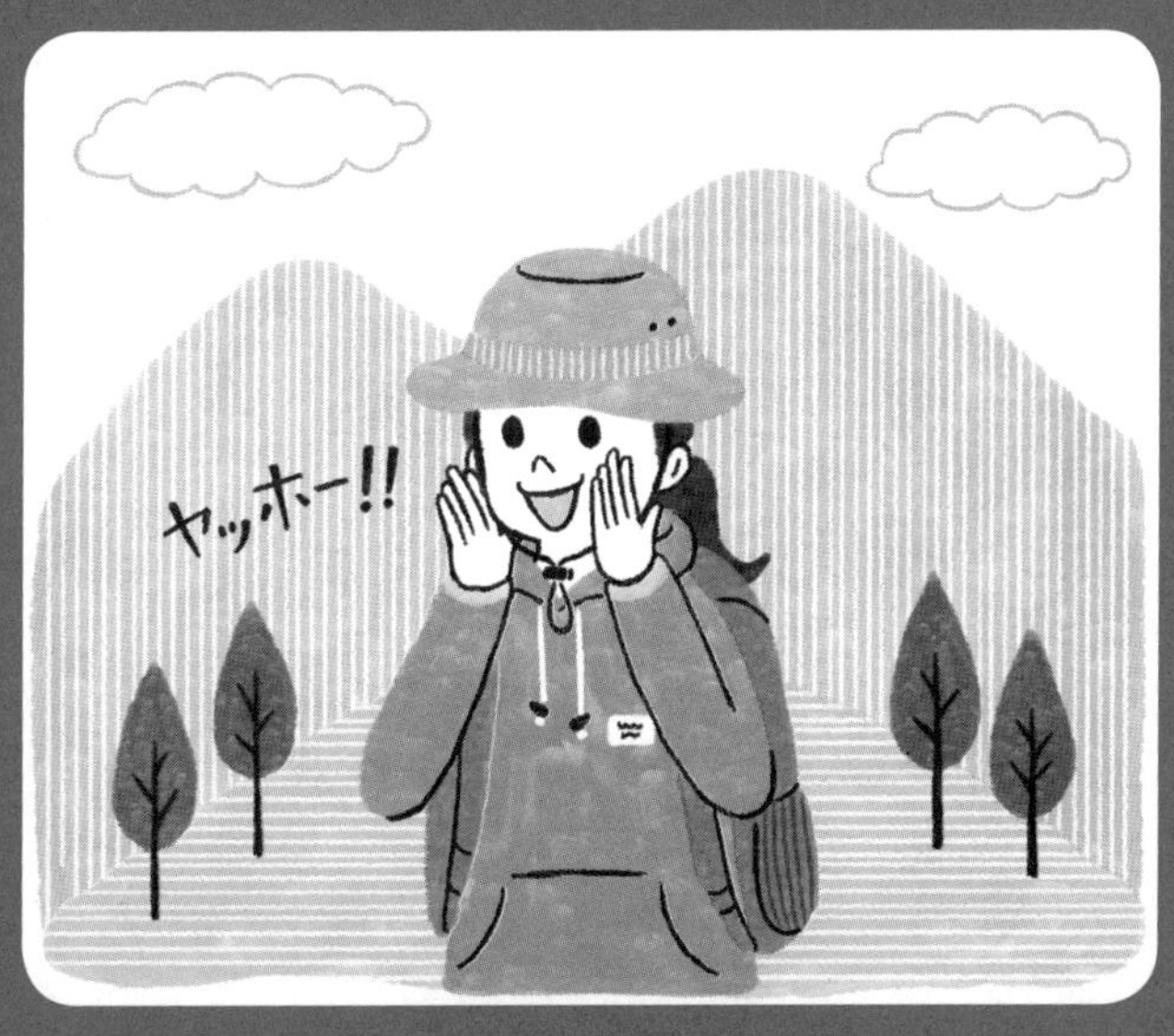

18 不安・不眠の薬

まずは「不安」の原因解決を

私たちが生きている以上、不安やゆううつの種はつきません。はじめてのことや、以前失敗した経験のあることに直面して、不安にならない人はまずいません。しかし、危険や困難を察知して生じる「不安」は、問題解決の原動力なのです。「不安」を覚えてもそれを異常と考えず、不安を起こしている状況が解決できれば、その不安は正常な不安です。

とはいえ、解決しがたい「不安」や「病的な不安」で、薬がなければ社会生活さえままならない人がいるのも事実です。動悸や胸がつまる、息苦しい、吐き気やしびれ、めまい、ふるえ、冷えのぼせなどの体の症状が起こり、これを重大なことと考え不安は増し、ついには悪循環になってより強い不安を起こし、もとの状況の解決ができなくなる――これは病的な不安で、このような症状が急激に生じる場合、以前は「自律神経失調症」、あるいは広い意味で「心身症」などと呼ばれていましたが、最近では、「パニック発作」と呼ばれています。不安やストレスに基づく急性の身体症状をともなう発作です。

このような体の反応を「不安のために生じた」と納得でき、その後、発作がなければ薬は不要ですが、パニック発作を何回も繰り返し、また発作が起こるのでは、という不安が一カ月以上続き、社会生活が送れなくなってしまう、ということがあります。この状態は「パニック障害」と呼ばれており、何らかの治療が必要な場合が出てきます。

耐性から依存に……

不安や強迫感などを主体とする神経症（ノイローゼ）に用いる抗不安剤は、マイナートランキライザー（緩和安定剤）、あるいは、いまでも単に「安定剤」と呼ばれています。その中で比較的即効で、効果持続時間の短いものが、睡眠剤として用いられます。気軽に処方されていますが、依存症に陥りやすく、名前に似合わず、その害は大きいのです。

素早く眠れ、目覚めがよい睡眠剤は、特に依存になりやすいです。その典型が商品名「マイスリー」や「ハルシオン」です。半減期（薬剤の血中濃度が半分になる時間）は短く、アルコールとほぼ同じ三時間くらいです（効果持続時間も短い）。「マイスリー」や「ハルシオン」などを使うと、深酒で記憶がなくなるように、途中で目覚めたときに一見普通に行動しているのに、本人はまったく記憶していないことがあります（「前向き健忘」現象）。

使い続けていると、使いはじめよりも効いている時間が短くなって夜中に目覚め、眠れなくなり（反跳性不眠）、同じ効果を得るために増量が必要になります（「耐性」ができる）。

そうして薬を止めたり減量したりすると、のむ前よりもひどい不安、不眠に襲われ（禁断症状、離脱症状）、そのため薬を再開することになってしまいます（依存症）。

睡眠剤や抗不安剤を服用すると、アルコール同様、昼間の判断力や記憶力が落ちてイライラや不安が募り、興奮しやすくなります。高齢者ではせん妄、つまり認知症様の症状が急に現れることもあります。強い依存状態のときに急に中止すると、禁断症状としてけいれんや幻覚が生じます。アルコール依存の場合に起こる禁断症状と、基本的に同じです。

少し不眠気味の人が長生き

睡眠剤のベンゾジアゼピン剤は、脳内に働くだけでなく、末梢の細胞、たとえば免疫に関係するリンパ球や、単球などの白血球にも働きます。その結果、免疫細胞が眠ってしまいます。そうすると免疫力が弱まって、ウイルスに感染しやすくなり、がんもできやすくなることは容易に想像がつきます。

睡眠時間に関する米国と日本の調査では、睡眠時間が平均八時間の人がもっとも多くいました。特に米国の調査で興味深いのは、まったく不眠など感じたことがない人よりも、多少（月に一～二日から一〇日程度）は不眠を覚える人のほうが長生きであったことです。理由は、不眠を感じたことがない人はいつも睡眠不足で、ときどき不眠を感じる人は、その人にとって必要な睡眠をとっているからではないかと私は推測しています。その傍証になる研究がいくつかあります。好きなだけ眠る環境に置くと、人は普段よりも三～四時間多く眠り、その後睡眠時間は徐々に減って、若い人では八・五～八・九時間程度になりました。これが最適な睡眠時間と考えられます。意外と長いですね。そして、最適な睡眠時間を確保することでストレスは減り、健康に過ごすことができるようになるのです。

ところが、不眠を覚えるからと睡眠剤に頼ると、この効果は逆転し、寿命が短くなったのです。この結果から〝睡眠剤を使うのは大病を一つ抱えるのと同じだ〟と、米国の研究者は言っています。

このことは、ベンゾジアゼピン剤がもっている免疫抑制作用と関係があります。ベンゾジアゼピンを感じる受容体は体内にあり、これにＧＡＢＡという名のアミノ酸が結合し、体内安定剤の役割を担っています。危機に瀕して不安を感じると、ＧＡＢＡがたくさん出て不安を和らげ、ストレス時に大変重要な役割を果たしています。しかし、GABAはアドレナリンやステロイドと同様、免疫を抑制するため、過剰なストレスが続くと、免疫が抑制されます。

薬剤としてベンゾジアゼピン剤を服用し続けると、ストレス時以外にも、免疫が抑制され続けます。睡眠剤は、プラセボ（偽薬）より感染症を四四%、がんを三五%増やします。最近販売が開始されたメラトニン系睡眠剤の**ラメルテオン**（商品名「**ロゼレム**」）や、オレキシン受容体拮抗剤の**スボレキサント**（商品名「**ベルソムラ**」）、**レンボレキサント**（商品名「**デエビゴ**」）も免疫を抑制します。免疫を抑制する薬剤はすべて、感染症とがんを増やします。〝大病を一つ抱えるのと同じ危険がある〟のは、このためと考えられます。

不安の原因を見直す

不安や不眠があるといっても、本当に薬剤が必要な人は限られています。新しい職場や学校など環境の変化、受験の失敗、事業の行き詰まり、リストラや会社の倒産による失業などで不安や不眠になり、抗不安剤や睡眠剤を使用している人が多いでしょう。

医師は気軽に処方していますが、他人にも理解できるような不安や不眠に、抗不安剤や睡眠剤は基本的に不要です。諸外国の説明書や教科書には、はっきりとそう書かれています。一時的に薬剤の助けを借りたとしても、根本的な原因の解決に努めることが先決です。

不安を起こすもととなった難問を解決するには、冷静な判断力が必要です。抗不安剤は不安を和らげ、症状の改善には役立ちますが、それだけでは困難な状況は解決しません。むしろ薬の使用は、判断力を悪くし、問題解決を一時棚上げにして、本当に解決しなければならない難問はいつまでも続いてしまう……ということにもなりかねません。

睡眠剤や抗不安剤をのんでいて、いまは症状が安定している人や、ごく少量の抗不安剤で量も増えていない人でも、のむきっかけになった原因、のみはじめの心配事の「種」をよく思い出し、見直してみてください。とっくに問題は解決しているのに、ただ何となくのみ続けていないかどうかの点検が必要です。最初は少なかったけれど、だんだん量も種類も増えてきた人は、より入念な点検が必要です。主治医と相談して薬剤を減らす、止める努力が必要だと思います。

止め方は、長時間型に切り換えたうえで、「ゆっくりと」一~二週間かけて、一〇分の一から二〇分の一ずつ減らしていきます。詳しくは『読んでやめる精神の薬』（金曜日）を参照してください。

睡眠剤

超限定使用

ベンゾジアゼピン剤

- すべて（トリアゾラム、ゾルピデム、フルトニトラゼパムを除く）【種々】

→うつを2倍に増やす。死亡率が25%増加し、大病を一つ抱えるのと同じ

危険

ベンゾジアゼピン剤

- トリアゾラム【ハルシオン、トリアゾラム】

→超短時間型、依存が強い。健忘、錯乱、攻撃性も

- ゾルピデム【マイスリー、ゾルピデム（各社）】

→超短時間型、健忘多い。呼吸抑制強く、突然死も

- フルニトラゼパム【サイレース、フルニトラゼパム】

→作用が強力。高齢者が夜間転倒事故を起こしやすい

バルビタール系薬剤

- アモバルビタール【イソミタール】
- セコバルビタールナトリウム【アイオナール】
- フェノバルビタール【フェノバール、フェノバルビタールなど】

→重症アレルギーが多い、依存傾向も強いため危険。大量に使用すると呼吸抑制が生じるため、死亡することがある

その他

- ブロモ（ム）ワレリル尿素【ブロバリン、ブロモ（ム）ワレリル尿素】

→依存傾向はバルビタール同様、長期使用で臭素中毒がある

睡眠剤

危険

オレキシン受容体拮抗剤

- スボレキサント【ベルソムラ】
- レンボレキサント【デエビゴ】

→ベルソムラやデエビゴ服用後、びっくりしたり喜ぶと脱力する発作（カタプレキシー：情動脱力発作）を起こすことが、イヌやマウスの毒性実験で再現性があり、臨床試験でも遊泳中の事故で死亡例の報告がある。デエビゴでは、用量を増やすとカタプレキシーや、睡眠時の金縛りが増えることが臨床試験でわかった。運転など機械の操作は特に危険。きわめて危険な物質

不要

メラトニン系睡眠剤

- ラメルテオン【ロゼレム】

→効果は弱く、依存性があり、免疫を抑制する。安全とはいえない

抗不安剤

必要

ベンゾジアゼピン剤

- ジアゼパム【セルシン、ホリゾン、ジアゼパム】
- クロルジアゼポキシド【コントール、バランス、クロルジアゼポキシド】

→短時間作用部分と長時間作用部分を備えているので、睡眠剤としても使用できる。WHO（世界保健機関）必須薬

危険／使用不可

ベンゾジアゼピン剤

- エチゾラム【デパス、エチゾラム】*a
- クロチアゼパム【リーゼ、クロチアゼパム】*a
- トフィソパム【グランダキシン、トフィソパム】*c
- フルタゾラム【コレミナール】*b
- オキサゾラム【セレナール】*d
- クロキサゾラム【セパゾン】*d
- メキサゾラム【メレックス】*d

*a→半減期は6〜6.3時間と短い。危険　*b→半減期は3.5時間、危険
*c→服用から12時間後には血中からほぼ消失する。危険　*d→半減期の表示なし、不明

19 うつ病の薬

頭と体を休ませるのが重要

「うつは心のかぜ」「かぜのときにお医者さんへ行くように、『うつ』でお医者さんに行くのも当たり前のこと」と、気軽に受診をすることが推奨されています。困ったことです。かぜは自然に治るので受診は不要ですが、「うつかな」と思った人が精神神経科や心療内科を受診し、うつ病の受診率が上がってきました。本来、「うつ病」は「大うつ病」を指し、日常的に憂うつな気分だけではうつ病とはいわないのですが、添付文書に「軽いうつ」にも使えるような工夫がされていますし、不安が昂じて生じる「パニック発作」や「強迫神経症」にも使用が認められている薬剤があり、気軽に処方されています。

抗うつ剤の中で、もっとも問題の大きいのがＳＲＩ（セロトニン再取り込み阻害剤）という系統の薬剤です。抗うつ剤としては、現在はＳＮＲＩ（セロトニン・ノルアドレナリン再取り込み阻害剤）も多用されていますが、害の大きさではＳＲＩのほうが大きいようです。

二〇〇〇年末にパロキセチン（商品名「パキシル」）、〇六年にセルトラリン（商品名「ジェイゾロフト」）が、一一年にエスシタロプラム（商品名「レクサプロ」）が登場しました。SNRIは、ミルナシプラン（商品名「トレドミン」）が二〇〇〇年、ミルタザピン（商品名「リフレックス」）が〇九年、デュロキセチン（商品名「サインバルタ」）が一〇年に登場しました。SRIやSNRIが登場するまでの抗うつ剤は、三環系が主流でした。

「パキシル」は、販売開始初年の〇一年に一〇〇億円超を売り上げ、〇七年には五一〇億円に到達。しかし、〇七年をピークに減少に転じ、一〇年には三九〇億円、一四年には一八〇億円と減少しました。一一年には、すべての抗うつ剤の市場規模は、企業から出荷するときの価格で約一〇一〇億円に達し、その後も一〇〇〇億円超を維持しています。

製薬企業主導でうつ病キャンペーンが行なわれ、マスメディアも大きな役割を担って患者を掘り起こし、〇八年に「うつ病」との診断を受けた患者（躁うつ病を含む）総数は、一九九九年以前に比べて、約二・四倍の一〇四万人に増加しました。

SRIやSNRIは体を常時、興奮状態にする

人の精神活動は、興奮系と、抑制系の絶妙なバランスで成り立っています。そのバラン

スが崩れて興奮し過ぎると、興奮毒性によって神経細胞がダメージを受けます。

うつ病は「心のかぜ」などではなく、強烈なストレスやストレスの持続で、神経が興奮し過ぎてダメージを受けた結果です。必要なことは、脳をしばらく休ませ、神経の傷を癒し、回復をさせることです。これには、半年から一年間程度の休養が必要です。

ＳＲＩやＳＮＲＩ、そして古いタイプの三環系抗うつ剤も、神経を興奮させる物質を増やし、疲れ切った神経にさらに鞭打って働かせようとするものです。ＳＲＩは、セロトニンが神経細胞内に再度取り込まれるのを阻害して、神経に働き続けるようにするものです。三環系抗うつ剤は、主にノルアドレナリンを増やします。ＳＮＲＩはセロトニンとノルアドレナリンを両方増やします。ＳＲＩやＳＮＲＩはドパミンには影響しないとされていますが、血中のドパミンは高まるので、常時、身体全体を興奮状態にするのです。

身体を興奮させるということは、免疫を抑制しているために、感染症に弱くなり、がんにもなりやすくなります。また心筋梗塞や狭心症を起こしやすくなることが容易に推察できます。ＳＲＩは特にセロトニンが関係し、次に述べるような独特の害があります。

SRIがもたらす五つの害

SRIの害は、主に次の五つです。

(1) 自殺、自傷行為
(2) 他害行為・犯罪など
(3) 胎児毒性(不妊・流早産・胎児の先天異常)
(4) 新生児死亡、新生児離脱症候群
(5) 出血と離脱による血栓症(新生児肺高血圧を含む)

SRIによる暴力事件は、欧米ではすでに一九九〇年代から問題になっています。二〇〇二年一〇月には、英国の公共放送BBCがパロキセチン(「パキシル」)の害について、四回にわたって取り上げ、反響を呼びました(注)。医薬ビジランスセンター(薬のチェック)発行の『薬のチェック』は、〇四年に特集で警告をしました。

日本では、厚生労働省は〇九年にようやく警告を発し、マスメディアでも取り上げられました。〇九年以降「パキシル」の市場規模が小さくなってきたのは、この影響かもしれません。他害行為としては、次のような例が報告されています。

・三〇代女性。「うつ病」との病名で「パキシル」が用いられ、電話で主治医を罵り、自殺するという。母親に対して皆殺しにしてやるといい、刃物で自分や母親を切る。灯油を撒いて火を点け、襖を破って物を投げるなどした。副作用名は「激越」。

・四〇代男性。「うつ病」との病名で「パキシル」が用いられ、鉄製のバールで妻の頭を殴打。全治一カ月の重症を負わせ、傷害罪で逮捕された。副作用名は「攻撃性」。

・四〇代男性。「躁うつ病」との病名で「パキシル」が用いられ、人を殺したくなるという症状が現れた。副作用名は「殺人念慮」。

「パキシル」は大人よりも子どもで攻撃性が高まる

日本の報告を私が分析した結果、「パキシル」は、ほかの抗うつ剤に比べて、敵意／攻撃性が二・六倍、他害行為は四倍も多いことがわかりました。英国の健康な人に使った臨床試験では、激越または攻撃性がプラセボ（偽薬）に比較して一三・六倍でした。

小児の臨床試験では、うつ病などに無効であるのに、害は、暴力行為も自殺関連事象も、プラセボ群に比べて「パキシル」服用で多く見られました。プラセボ群では、暴力行為も自殺関連の事象も、年齢による違いはありません。ところが、「パキシル」を服用すると、一二歳未満では暴力行為が多くなり（一六歳以上の七倍）、一六歳以上では自殺関連事象が多くなったのです（一二歳未満の一〇倍超）。

この傾向は、すでにサルの実験で認められていました。ヒトが使う量とほとんど同量で、サルが二匹中、二匹とも死亡したのですが、別にやり直した実験ではサルが死ななかったので死亡ゼロとするなど、無茶苦茶です。サルでも明らかに攻撃性が認められていたのです。

女性が使って生じる重大な害（不妊・流早産・奇形・新生児死亡など）

ＳＲＩ、とくに「**パキシル**」は、女性が使った場合、妊娠時の母体への毒性や不妊、流産や早産、胎児の先天異常（心臓奇形など）が起こります。出生後、新生児の体内の「**パキシル**」の血中濃度が低下するため、離脱症状として、呼吸窮迫症候群が生じ、けいれんも起こります。放置すると死亡の危険があります。動物実験では、ヒトに使う用量以下でも、出生後四日以内に死亡するラットが増えました。

男性が使用すると勃起不全が生じるだけでなく、不妊の原因にもなります。

ＳＲＩは、血小板のセロトニンに作用し、血液が凝固しにくく、出血しやすくなります。服用を中断すると、逆に血液が固まりやすくなります。妊娠中の女性が服用していると、出産後、新生児のSRIの血中濃度が急速に低下するので、血管内で血液が固まりやすくなり、それが肺動脈に詰まって持続性の肺高血圧症を起こします。さらに長期的には、出産した子の精神神経の発達障害も、おおいに懸念されます。

増量・減量時が特に要注意

SRI、特に「**パキシル**」は、血中濃度の個人差が大きく、さらに同一人物でも用量の変化の程度以上に血中濃度が変化します。用量が二倍になると血中濃度は四倍に、用量が四倍になると血中濃度は一九倍にもなっていました。これは用量を減らす場合も同様で、二分の一に減量すると血中濃度は四分の一になりますし、四分の一に減量すると血中濃度は一九分の一となります。つまり、少しの量の変動で血中濃度に大きな変動をもたらすため、離脱症状も出やすくなるのです。

フルボキサミンは、ベンゾジアゼピン系の薬剤の血中濃度を二倍に増やすことがわかっています。**フルボキサミン**を減らすだけで、ベンゾジアゼピン剤も減量したのと同じ影響があり、急速に減らすことで、SRIの離脱症状だけでなく、ベンゾジアゼピン剤の離脱症状まで出ることになり、危険です。

「パキシル」の使用増が自殺者を増やしたのでは？

自殺者数は、景気の変動と大きく関係し、月ごとの失業者数と連動します。一九九八年の大型倒産で失業者の急増とともに自殺者数も急増し、厚労省の統計で三万人を超えた自殺者数が、二〇〇一年には三万人を下回り、〇二年からまた増加し、〇三年には再度三万人を超えました。その後、〇三年の三月、四月をピークに〇八年までは確実に失業者数は減少し続けたにもかかわらず、年単位での自殺者数は一向に減少せず、ほぼ三万人を超えた状態が続きました。〇九年のリーマンショック時に著しく増加した自殺者数は、一一年の震災時の増加を除いては、その後の失業者の減少にともない、減少しました。

抗うつ剤全体の出荷額としては、〇九年以降、一〇〇〇億円前後を維持しているのですが、「パキシル」のみは、〇七年の五一〇億円をピークに、一二年には二七五億円、一四年には一八〇億円と確実に減少しています。

この傾向を見ると、〇三年から〇九年の自殺者三万人の高止まりには、「パキシル」の影響が大であったのではないか、と見ることができ、統計学的にも確認できました。

SNRIも要注意

ＳＮＲＩの**デュロキセチン**（商品名「**サインバルタ**」）は、うつ病のほか、糖尿病性の神経障害や線維筋痛症などの際の痛みにも使用が許可されたため多用されていますが、効果は明瞭ではありません。セロトニンよりもノルアドレナリンやドパミンを増やす作用が強く、害作用は、吐き気や食欲不振、口渇、自殺関連事象など、ＳＲＩと三環系抗うつ剤の両方の性質を有するようです。糖尿病性神経障害の症状に「**サインバルタ**」を開始した翌日、心筋梗塞を発症し、ドパミン濃度が正常上限の七倍だった例が報告されています。感染症や心臓への影響が心配です。欧州連合では線維筋痛症には許可されませんでした。

（注）『暴走するクスリ？――抗うつ剤と善意の陰謀』（チャールズ・メダワー著、ＮＰＯＪＩＰ刊）に詳しい。「パキシル」の危険性を訴える特集番組を四回にわたって英国ＢＢＣが放映した。この一連の特集番組づくりを強く働きかけ、実現させたチャールズ・メダワー氏の著書。安定剤や抗うつ剤（ＳＳＲＩ）など依存症を起こす危険性のある薬剤がいかに安易に使われてきたか、その使用促進をめぐる医薬品メーカーと国、学者などの「善意を装った陰謀」の数々や、その手法を解き明かしている。たとえばＳＳＲＩ（選択的セロトニン再取り込み阻害剤）はパキシル製造会社の造語であり、セロトニンがどう関与しているかは不明であるのに、いかにもうつ病と関連があるというイメージをつくり上げるため、つくり出された語であることなどがわかる。したがって本書では、選択的（Ｓ）を取って、単にＳＲＩとしている。

必要

気分安定剤（躁病および躁うつ病＝双極性障害の躁状態）

• 炭酸リチウム【リーマス、炭酸リチウム】

→躁病の標準薬。血中濃度モニタリングが必須

• カルバマゼピン【テグレトール、カルバマゼピン】

→もともと抗けいれん剤。めまい、ふらつきなど神経系害作用、肝機能、低ナトリウム血症（水中毒）に要注意

• バルプロ酸ナトリウム
【デパケン、セレニカ、バルプロ酸、バレリン】

→もともと抗けいれん剤。2002年以降、双極性障害の躁状態に承認されている

限定使用

三環系抗うつ剤（大うつ病）

• アミトリプチリン【トリプタノール、アミトリプチリン】
• イミプラミン【トフラニール、イミドール】

→うつ病の標準治療薬。口が渇く、尿が出にくくなる、眼圧が上昇する。過剰では不整脈など重篤な害も

SRI（セロトニン再取り込み阻害剤）

• フルボキサミン（大うつ病）
【デプロメール、ルボックス、フルボキサミン】

→小児、青年期（未成年者）には禁忌。攻撃的になり、殺人など暴力事件にも

その他の抗うつ剤

• ミアンセリン【テトラミド】

→三環系抗うつ剤が禁忌の場合に限定使用

※薬剤の名称は、・一般名【商品名】の順に記載してあります。

不要

SRI（大うつ病）

- セルトラリン【ジェイゾロフト、セルトラリン】

→パキシルに類似

- エスシタロプラム【レクサプロ、エスシタロプラム】

→特徴はない

SNRI（大うつ病）

- ミルナシプラン【トレドミン、ミルナシプラン】
- デュロキセチン【サインバルタ、デュロキセチン】
- ベンラファキシン【イフェクサー】

ノルアドレナリン・セロトニン作動性

- ミルタザピン【リフレックス、レメロン】

→特徴はない

危険

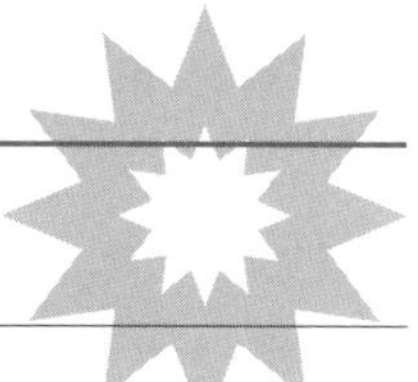

SRI（大うつ病）

- パロキセチン【パキシル】

→犯罪性の暴力が目立つ

20 統合失調症の薬

多い害作用、安易な処方に用心を

以前は「精神分裂病」と呼ばれ、二〇〇四年に「統合失調症」と呼ぶようになりました。この病名は、精神を統合する機能が失われているという意味で、病態をよく表しています。ただ、「精神分裂病」に比べて、精神機能の「異常性」が伝わりにくく、病名が受け入れられやすいため、気軽にこの病名がつけられて、「かえってよくない」との指摘もあります。ですが、ここでは「統合失調症」を用います（診断基準は変わらない）。

睡眠剤やアルコールなども含めて、まったく何も薬物を用いていない状態で、妄想、幻覚、支離滅裂な会話や行動（陽性症状）、緊張病（カタトニア）（注1）様の言動、陰性症状（感情の起伏消失、思考貧困、意欲欠如）のうち、二つ以上の症状が、ほぼ一カ月以上続けば、「統合失調症」と診断されます。薬物やほかの病気で一時的にこのような状態になり、原因がなくなれば薬物治療なしで症状がなくなるなら、統合失調症とはいいません。

妄想や幻覚は、単に話が大きい誇大妄想や夢の続きのようなものではなく、自分を責め、非難するような幻聴や、強い被害妄想のことをいいます。支離滅裂な会話は、話があちこち飛ぶといった程度ではなく、脈絡のない話が散りばめられている状態をいいます。これらのため、社会生活ができない状態になると、治療が必要です。

統合失調症の生涯有病率は一％で、男女差や人種差はほとんどなく、一〇代後半から二〇代前半までに生涯発病者の四割の人が発病するとされています。しかし、本当にこれだけ多くの人がかかるのか疑問で、薬剤治療の対象になる人はずっと少なく、実際にはその三〇分の一にしかすぎない、と考える精神科医もいます。いずれにしても、過剰に診断され、過剰な薬物治療がなされていることは疑いないといえるでしょう。

脳内のドパミンやセロトニンを抑える薬剤が統合失調症の陽性症状に効くため、統合失調症はドパミンやセロトニンの出過ぎで起こる、との考えがあります。しかし、感情の起伏消失や意欲欠如、無動などの陰性症状は、逆にドパミン不足を推察させます。これら両症状を矛盾なく説明できる仕組みが求められます。**フェンシクリジン**という催幻覚剤（NMDA受容体阻害剤）が、陰性・陽性症状を含め、統合失調症そっくりの症状を起こすことから（注2）、統合失調症は単なるドパミン過剰でなく、アセチルコリン、GABA（脳内安定剤)、ドパミン、セロトニンなどの分泌を調節しているNMDA受容体の機能が低下する病気だ、という考え方が有力になってきており、私もこれが適切だと考えます。

早期治療開始は再考が必要

NMDA受容体の機能の低下は、薬剤や自己免疫疾患としても起こりますが、うつ病が生じる原因として述べてきたように、興奮毒性による神経細胞の傷害／障害が重要な原因と私は推察します。したがって、統合失調症の場合も、うつ病と同様に、疲労した神経細胞を休ませるためのケアが特に大切です。またこのことから、非常に難治と考えられている統合失調症についても、特に症状の重い状態における危険を回避しつつ、休養を十分にとることによって、一時的に傷ついた神経細胞がある程度まで回復して、崩れたバランスを取り戻し、自然によくなっていくのではないかと、推察します。

実際、抗精神病剤が登場する前には、統合失調症ではじめて入院した患者の半数以上が一年以内に改善して退院し、社会生活ができました。また、抗精神病剤が登場した初期に実施された、プラセボ(偽薬)を対照とした臨床試験では、プラセボ群に比べて抗精神病剤で治療を受けた人が四倍超も再入院率が高く、三人に一人が余計に入院していました。

また、抗精神病剤はすべて、脳中に興奮毒性物質を生み出し、脳の神経細胞を傷害し、脳を萎縮させる物質だとわかってきました。動物実験でもヒトでも証明されています。

これらのデータを素直に解釈する限り、あわてて薬物治療をする必要はないどころか、できるだけ抗精神病剤に頼らないで脳と体を休めることが肝要と言えます。統合失調症用の薬剤は、結果として生じてきたドパミン過剰状態の緊急避難的なコントロール以外には用いないほうがよいでしょう。過剰な使用、長期使用は絶対に避けなければなりません。統合失調症の診断と治療に際しては適切な診断が必要ですし、治療や入院が必要といわれたら、診断と治療方針について、別の信頼できる医師の意見を確かめたほうがよいでしょう（ほとんどの精神科医は薬物治療を勧めますが）。

そして、「統合失調症は早期治療が重要で、放置期間が長いほど薬物療法が効きにくくなる」との一般的常識（教科書の記載）は、徹底的に再検討が必要と考えます。

薬剤は一種類で少量から

薬剤は、以前から用いられている抗精神病剤（ハロペリドールなど）、あるいは一九九〇年代後半から用いられはじめた非定型抗精神病剤（リスペリドンなど）を、一種類用いるのが原則です。抗精神病剤を何種類か併用しても症状は緩和せず、耐えがたい害反応が生じるだけです。害作用を減らすために、最少量からはじめ、症状や害作用を見ながら数週間かけて増量し、最適量を決めることが重要です。高用量を要することが少なくないため、高用量ではじめる精神科医が多いのですが、これは間違いです。害が起こりやすく、統合失調症が重篤化したと誤診されかねません。初期の患者や、非常に若い患者、老人患者には、推奨範囲内の低めの量で十分な場合がありますから、慎重に使ってもらいましょう。

筋緊張異常やアカシジア、カタトニアの症状、パーキンソン症状、悪性症候群などの害反応はすべて、後述する錐体外路系の症状です。これらの症状を予防するためにと、抗パーキンソン剤を最初から併用する医師が少なくないのですが、本来、そういった害反応を予防するためにも、抗精神病剤を少量からはじめるべきです。少量からはじめると、錐体外路症状が現れたら、軽い場合には抗精神病剤を減量するだけで症状は治まります。仮に、減量で統合失調症の症状が悪化するなら、その時点で抗パーキンソン剤と併用して抗精神病剤を続ければよいのです。なお、パーキンソン症状の早期発見のためには、毎日何か字を書いてもらうようにすると、字の乱れや、だんだん字が小さくなるなどの典型的なパーキンソン症状に家族が気づき、抗精神病剤の害作用に気づくことができます。

害反応を〝統合失調症の悪化〟とする誤診が少なくない

注意しなければならないのは、抗精神病剤がいきなり多く使われると、パーキンソン症状やカタトニア——悪性症候群などの症状のために全身が硬直して無動・無言になり、統合失調症の陰性症状とそっくりになって、「重症統合失調症」と誤診されることです。さらに厄介なのは、硬直して動かないかと思うと、急に落ち着かず、でたらめに動き回る、無言でいるかと思うと、ある言葉を繰り返す、というように、通常では考えられないような矛盾する言動が現れて、緊張病型の統合失調症が悪化した、と誤診されることです。

したがって、もとの統合失調症による陰性症状なのか、薬剤の害反応なのかの区別が、特に大切になってきます。一時的には症状が軽くなったのに、同じ薬剤を続けていて、無動、震え、落ち着かない、勝手に体が動くなどの新たな症状が出てきた場合には、薬剤による害をまず考え、一時薬剤を止め、様子を見ることが大切です。症状が改善すれば、害反応の症状が出ない量で再開し、もとの量より少ない最少用量にする必要があります。

怖いのは、薬剤の害で生じている症状を、病気が悪化したと誤診して薬剤を増量し、命にかかわる重大な事態に陥ることです。悪性症候群を起こして高熱となり、呼吸をする筋肉も硬直してしまうために、肺炎を合併したり、興奮のあまり心筋梗塞を起こしたり、血中の薬物濃度が高まり過ぎて、重症不整脈のために心臓が停止することさえあります。

錐体外路症状のいろいろ

統合失調症に用いる抗精神病剤による害作用でもっとも多い症状を、次に挙げます。

①筋緊張異常反応：急性ジストニア

急性ジストニアは、薬剤を使用開始して数時間後から、翌日の夜、あるいは数日後に、顔、目、首、手足、体幹部の筋肉が、自分の意思とは関係なく動くようになる症状です。注射の場合に早く出現しやすい理由は、血中や脳中の薬剤の濃度が早く高くなりやすいからです。典型的なのは、目が発作的に上転、また斜め上を向き（眼回発症）、舌を動かす筋肉が影響されてしゃべりにくくなり、声帯の筋肉が影響を受けると声が出なくなります。体ががくんと前に倒れたかと思うと、後ろに反り返るなどの症状があります。破傷風と間違われることもあります。若い人ほど出やすい症状です。吐き気止めの薬剤でも起こることがあり、軽い場合には肩こり、あるいは顔をしかめたりするので、チックやヒステリー（いまでは転換性障害あるいは身体化障害という）と診断されることがあります。

②静座不能症（アカシジア）

焦燥感に襲われ、いてもたってもいられず、じっとしていられない。開始直後から二〜三週間で起こることが多く、青年や中年で起こりやすい症状です。焦燥感や興奮状態が強く、せん妄をともなう場合には、統合失調症が悪化したようにさえ見えます。この症状を薬剤性と見抜けなければ、抗精神病剤が増量されて悪化し、次の段階、薬剤性のカタトニア——悪性症候群となります。抗精神病剤の量を減らさなければ、治まりません。

③カタトニア——悪性症候群とパーキンソン症状

筋緊張が強く、動きが少ないのが特徴です。カタトニアは筋硬直のために無動が主体ですが、筋硬直が続けば発熱し、筋肉から酵素（ＣＫという）が漏れ出します。血圧が上昇し、発汗などの自律神経症状をともなう悪性症候群に進みます。また、焦燥感が強かったり、せん妄状態となるなど、意識状態に影響が現れることがあります。パーキンソン症状は、主にふるえ（振戦）や軽い筋硬直ではじまり、重症化すれば無動・硬直を起こし、カタトニア——悪性症候群との区別が困難となります。いずれも、症状が軽いときに気づいて抗精神病剤を減量し、抗パーキンソン剤を用いると軽減しますが、気づかずに、または統合失調症が悪化したと間違われて抗精神病剤が増量されると、悪化します。悪性症候群になった場合には、筋肉を弛緩させるために、**ジアゼパム**などのベンゾジアゼピン剤、**ダントリウム**などが必要となります。発熱に解熱剤は無効です。肺炎を合併することもありますが、肺炎の治療だけでは治まりません。

④遅発性ジスキネジア

抗精神病剤を数年から一〇年以上にわたり使用すると、常時、口をもぐもぐさせたり、舌打ちをするなどの不快な症状がはじまり、抗精神病剤を中止すると、余計にひどくなることがあります。治療は難しく、必要最小限の薬剤を長期に使うのが基本です。

そのほかの重要な害作用

⑤致死性不整脈

悪性症候群の際に、急に心停止することがあります。抗精神病剤の血中濃度が過剰なことによる薬剤性致死性不整脈です。統合失調症の人が手術を受ける際、薬剤は中断しているのに、手術後に突然死することがあります。絶食したために脂肪組織が分解し、中にたまっている抗精神病剤が血中に溶け出し、血中濃度が高まり、致死性不整脈を起こすためです。口から栄養がとれない場合には、高カロリー輸液が必要と考えられる例です。

⑥認知症によるせん妄や幻覚、妄想などへの使用は危険

せん妄などの認知症症状が薬剤によるものでないか、点検が必須です。また、認知症症状に、抗精神病剤を用いると寿命が短縮したという報告があります。緊急避難的に用いる場合以外は、使うべきではありません。

⑦低血糖や糖尿病、肥満

統合失調症用の抗精神病剤を用いると、使いはじめは低血糖、後に血糖値が高くなり、本格的な糖尿病を起こす人がいます。第二世代といわれる非定型抗精神病剤の中でも、**オランザピン**（商品名「**ジプレキサ**」）や**クエチアピン**（商品名「**セロクエル**」）、**クロザピン**（商品名「**クロザリル**」）が起こしやすいです。特に「**ジプレキサ**」の使いはじめの低血糖と、その後の高血糖から、糖尿病誘発や悪化作用は著しいです。肥満になりやすいのは、**オランザピン**、**クロザピン**、**クロルプロマジン**（商品名「**ウインタミン**」など）です。

⑧低体温

抗精神病剤のうち、**リスペリドン**（先発商品名「**リスパダール**」）などの非定型抗精神病剤は、ある種のセロトニン受容体（5‐HT2a受容体）に強く結合することで、体温低下をもたらします。特に、興奮状態となった認知症患者にこれらの薬剤を用いると、低体温

になっても寒気を感じず、低体温が進み衰弱し、死亡する危険性が高まります。

⑨小児の発達障害への使用も危険

最近子どもに、「発達障害」という病名がよくつけられます。過活動、攻撃性、注意散漫、かんしゃくなどの症状に対して、統合失調症用の抗精神病剤が用いられたりします。攻撃性やかんしゃくが生じるには、それなりの原因（あれやこれをしてはいけないという過剰な制限など）がある場合が多いにもかかわらず、そのことをよく考慮せずに、安易に薬剤に頼る傾向が助長されています。注意欠如多動性障害（ADHD）には**メチルフェニデート**（以前は商品名「**リタリン**」、現在は「**コンサータ**」）が適応になっています。これは、覚せい剤の一種です（詳しくは次の「21 発達障害の薬」の項目参照）。

（注1）無動（動けない）、動き回る、拒絶、無言、奇妙な動き、ある言葉や動作を繰り返す、などの症状が二つ以上ある場合をいう。「無動」とは身体を動かせず、無理な姿勢で硬直し続け、無理して動かすと蝋細工を曲げるような感じになるため「蝋屈症」ともいわれる。「奇妙な動き」というのは、奇妙な姿勢、しかめ面をするなど。

（注2）少量で無動やカタレプシー、感情起伏消失、意欲欠如など陰性症状が生じ、大量で幻覚・妄想など陽性症状が生じる。

限定使用

定型抗精神病剤（**神経遮断剤**）

- ハロペリドール（経口）
【セレネース、ハロペリドール】
- ハロペリドール（注射）【セレネース、リントン】

→統合失調症治療の標準薬剤だが、過剰使用の傾向が強い

非定型抗精神病剤（**効果はいずれもハロペリドールと差なし、錐体外路症状はやや少ない**）

- リスペリドン【リスパダール、リスペリドン】

→錐体外路症状が比較的少ない。非定型の中では最安価だが、ハロペリドールの4～9倍。後発品あり

危険

非定型抗精神病剤

- アリピプラゾール【エビリファイ、アリピプラゾール】

→ドパミン作用をあわせもつために、不眠、興奮など、覚醒剤的作用があり、危険。陰性症状も含め、効果はハロペリドールと差がない。治験中突然死例が報告されている

合剤

- クロルプロマジン+フェノバルビタール+プロメタジン合剤
【ベゲタミンA、B】

→（フェノ）バルビタールは、重症薬疹の頻度が高いので、避けたほうがよい

超限定使用

△

非定型抗精神病剤

- リスペリドン持効性懸濁注射液（長時間型注射）【リスパダールコンスタ（筋注用）】

定型抗精神病剤（神経遮断剤）

- ハロペリドールデカン酸（長時間型注射）【ハロマンス】

→用量の調節がきわめて困難であり、危険。どうしても内服が困難、不規則な場合のみ。2週ごと（リスペリドン）、あるいは4～6週間ごと（ハロペリドール）に、筋肉注射

非定型抗精神病剤（効果はハロペリドールと差なし）

- クロザピン【クロザリル】

→錐体外路症状が少ない。パーキンソン病患者の統合失調症に必要。無顆粒球症が100人に1人発症する。最終選択剤。価格はハロペリドールの26倍超

- パリペリドン【インヴェガ】

→リスペリドンの代謝物。徐放化により血中濃度の変動が少なく、血圧低下等は少ないが、効果発現が遅く、過量になりやすい。ハロペリドールの10倍超の価格

- オランザピン【ジプレキサ】

→糖尿病・高血糖、体重増加が特に多い。価格はハロペリドールの10倍超

不要

定型抗精神病剤（**神経遮断剤**）

・クロルプロマジン【ウインタミン、コントミン、クロルプロマジン】

→統合失調症治療薬剤の原型であるが、鎮静作用や錐体外路症状が多い

・スルピリド【ドグマチール、スルピリド】

→少量では陰性症状を改善し、高用量では陽性症状を改善すると主張されるが、その証拠はない。錐体外路症状が多い

非定型抗精神病剤

・クエチアピン【セロクエル、クエチアピン】

→錐体外路症状が少ない分、不整脈による突然死が多い。高血糖もあり。価格はハロペリドールの20倍超

・ブロナンセリン【ロナセン、ブロナンセリン】

→上記に同じ。日本だけの薬剤。価格はハロペリドールの12倍超

【参考】
1)『向精神薬治療ガイドライン（原著4版改訂増補版）』オーストラリア治療ガイドライン委員会著、医薬品・治療研究会他編訳、NPO法人医薬ビジランスセンター刊、2004年
2)『プレスクリル』誌（英語版）、1992～2012年
3)『精神科は今日も、やりたい放題』内海聡著、三五館刊、2012年
4) URL http://www.info.pmda.go.jp/info/syounin_index.html
5)『読んでやめる精神の薬』浜六郎著、金曜日刊、2014年
6) 浜六郎、抗精神病剤:神経毒であり脳を萎縮させる-統合失調症には急性期に最小限、うつ病・認知症・自閉症には禁忌、『薬のチェック』2019:19(86):132-134

21 発達障害の薬

小児に、脳に働く薬剤を使ってはいけない

子どもは成長期にあります。当たり前のことですが、成長期の子どもの脳に働く薬剤を使うことは、正常な脳の発育を大きく阻害することになるので、よほどのことがない限り、薬剤は使ってはいけません。

しかし、ＡＤＨＤ（注意欠如・多動性障害）の子どもはドパミンが不足していると考えられることから、ドパミンを増やす物質が治療に使われています。脳内のドパミンを増やす典型的な物質が覚せい剤のアンフェタミンやコカインです。日本ではアンフェタミンとほとんど同じ作用をする**メチルフェニデート**（商品名「**コンサータ**」）が多用されています。二〇一九年に販売が開始された**リスデキサンフェタミン**（商品名「**ビバンセ**」）も、その一般名が示すように、**アンフェタミン**と同様の作用があります。〇九年に販売が開始された**アトモキセチン**（商品名「**ストラステラ**」）も脳内でドパミンを増やす物質ですから、基本

的に同様と考えておく必要があります。二〇一七年からは、**メチルフェニデート**などとは全く作用の異なる**グアンファシン**（商品名「インチュニブ」）が販売開始されています。降圧剤の**メチルドーパ**や**クロニジン**とよく似た物質です。

また、子どもの自閉スペクトラム症に伴う易刺激性、つまり興奮しやすい場合に、統合失調症用の薬剤である**リスペリドン**（商品名「リスパダール」）や**アリピプラゾール**（商品名「エビリファイ」）が多用されています。心身症や過敏症、あるいはパニック障害などと診断された子どもに安定剤や抗うつ剤が用いられ、その薬剤の影響で常軌を逸するような言動があると、用いた薬剤を中止するのではなく、統合失調症用の抗精神病剤や躁病用の薬剤が追加され、子どもの人生が狂ってしまうような事態になりかねません。実際、薬剤のために正常な精神機能の発達が一〇年近く停滞した人もいます。薬剤性の「発達障害」になってしまうのです。

ADHD用の薬剤は覚せい剤

アンフェタミンやコカインなど覚せい剤は短期間使用すると頭が冴え元気が出て、少しの睡眠でも頑張ることができます。しかし、薬剤が切れるとその反動で強いうつ状態がきます。強い依存性があり、長期間使用すると、覚せい剤精神病を起こします。また、アンフェタミンやコカインは、ある程度使用して中断した後、しばらくしてからまた使うと、はじめに使ったときよりも少量で、不快な症状を感じる過敏反応を起こします。この現象は、「感作」あるいは「逆耐性」と呼ばれます。

「**コンサータ**」は、依存になりにくいように、急に血中濃度が高まらないような製剤的な工夫がなされています。しかし、本人にもともとドパミン不足による注意欠如・多動性障害の傾向があった場合、そこに**メチルフェニデート**が入ると、自分の体内からドパミンを出す必要が少なくなります。そのため、服用をやめると以前にも増してドパミン不足になり、注意欠如・多動性障害の症状が悪化してイライラする、あるいは強い眠気で授業や仕事ができない、さらにはうつ病の状態になったりします。服用しないで学校に行くと、教師が「薬をのんでいないのか」などと親にいうため、親は「先生に迷惑をかけてはいけない」と思って、いつまでも止めることができない人が少なくありません。

おまけに、イライラがひどいと、統合失調症用の**リスペリドン**なども処方されていることが少なくありません。統合失調症用の薬剤は、長期に使用すると脳を萎縮させることがわかっているため（226ページ）、小児期から使用し始めると、本当に一生後悔することになることが起こります。

メチルフェニデートで依存、補導増加、学業成績低下

覚せい剤は脳を異常に興奮させるために、脳の神経細胞が興奮して壊死します。そして、脳内の報酬系神経系統に独特の神経回路ができ上がり、その神経回路形成に必要なたんぱく質を作る遺伝子に、恒久的な変化が生じます。その結果、いったん回路ができ上がると、元に戻らなくなります。**メチルフェニデート**による興奮毒性増強作用や、でき上がった神経回路の特徴は、アンフェタミンでできた神経回路の特徴とよく似ていると言われていますので、**メチルフェニデート**でも、異常な神経回路が形成されてくると考えられます。

実際、ADHDの子どもに一四カ月間**メチルフェニデート**を用いた場合と、「行動療法」だけの子どもを比較すると、八年後に、使った影響が大きく出ていました。先に**メチルフェニデート**を使うと、**メチルフェニデート**を使用し続ける危険度は、最初に行動療法だけの場合の三倍にも上りました。つまり、依存症になった子どもが多かったことを示しています。また、最初に**メチルフェニデート**を使用した子どものほうが警察に補導された割

合が八〇％増しでしたし、数学の成績も悪かった、といった影響が出ていました。

また、**メチルフェニデート**によるさまざまな害はすべて、臨床用量相当量で起こることが、動物実験でも確かめられています。たとえば、依存症やうつ病、精神病様症状を起こします。感作を起こして少量でも異常が生じますし、量を増やせばより高頻度に起こします。

添付文書には、「ＡＤＨＤの診断は、米国精神医学会の精神疾患の診断・統計マニュアル（ＤＳＭ）等の標準的で確立した診断基準に基づき慎重に実施し、基準を満たす場合にのみ投与すること。」と書かれてはいます。しかし、ＡＤＨＤには軽症例から重症例までありますが、軽症例でも使えるようになっています。

メチルフェニデートと**リスデキサンフェタミン**は、依存性が特に強く、乱用の危険性が高いため、医師・薬剤師・患者とも登録制になっているほどです。しかし、**メチルフェニデート**を処方していることを標榜しているメンタルクリニックを二〇件調べたところでは、依存性があるので慎重に処方すること、を適切に述べているのは三件だけでした。一四件は「依存」という言葉が説明の中に一度も出てきませんでした。このようなクリニックを受診すると、安易に処方される可能性が高いので、十分に注意してください。

ほとんどのＡＤＨＤの子どもにとって、四剤とも、得られる利益よりも害の方が明らかに大きく、一時的な使用が、精神にも身体にも不可逆的な害を与える危険性が高いと私は考えます。安易な使用はくれぐれも避けるのが賢明でしょう。

リスデキサンフェタミン（商品名「ビバンセ」）は、**メチルフェニデート**と全く同じように依存性があると考えておいた方がよいでしょう。

アトモキセチン（商品名「ストラステラ」）も、**メチルフェニデート**ほど作用が強くないものの、脳内でドパミンを増やす物質ですので、基本的には同様と考えておく必要があります。それに、登録制ではない分、安易な処方で長期使用となり害が大きくなるかもしれません。

グアンファシン（商品名「インチュニブ」）は一七年に販売が開始されましたが、**メチルフェニデート**などとは全く作用の異なる物質です。もともと降圧剤として使用されてきた**メチルドーパ**と作用の仕方が同じですし、米国では、降圧剤として承認されています。**グアンファシン**をＡＤＨＤの小児に用いる場合は、降圧剤として成人に用いる量からはじめて徐々に三倍量まで増やすことになっています。したがって、血圧が下がりやすく、失神を起こし、急に中止すると逆に血圧上昇など心血管系の害が多く、眠気や昼間の活動性が低下し、悪夢や不眠・うつ病などの精神症状が強い薬剤です。プラセボに比べてＡＤＨＤ

の症状ポイントが少し改善したとされていますが、家族への負担や社会活動に対する効果は示されていません。したがって、やはり使うことは勧められません。

自閉症に統合失調症の薬は危険（リスペリドン・アリピプラゾール）

自閉スペクトラム症に伴う易刺激性、つまり興奮しやすい状態に使用が認められているのが、統合失調症用の薬剤**リスペリドン**（商品名「**リスパダール**」）や**アリピプラゾール**（商品名「**エビリファイ**」）です。認知症の人は、周りの人の接し方が不適切だと、ちょっとしたことで興奮しますが（65ページ）、自閉スペクトラム症の子どもの場合でも同じことが起こります。周りの人がその子どもの独特の言動が理解できずに不適切な接し方をすると、やはり興奮しやすく「易刺激性」と診断され、毒性の強いこれらの薬剤が安易に処方されてしまいます。そして、少し量が多すぎると、急に体を不自然に曲げたり、目が上転したりといった奇異な動きをしたり（ジストニア、筋緊張異常反応ともいう）、座っていても立っていても落ち着かずそわそわして歩き回るといった症状（アカシジア、静座不能症ともいう）がよく起こります。これはこの種の薬剤の典型的な害作用（副作用）ですが、症状が悪化したと思われて、薬剤が増量されると、次には、統合失調症の緊張病（カタトニア）

のような興奮状態になり、さらには体が硬直し、発熱を生じる悪性症候群に移行して死亡する場合があります（228～231ページ参照）。

このような経過で死亡した三〇代の男性の遺族から、私は鑑定を依頼されたことがあります。統合失調症用の薬剤は、長期間用いると脳が萎縮することがわかっています（226ページ）。もともと、脳のいずれかの部位に何らかの傷害があって自閉スペクトラム症が起こっているのですが、そのうえ、脳を萎縮させる薬剤を使ってよいはずがありません。自閉スペクトラム症にこれらの薬剤を長期に用いて死亡率を長期に追跡した適切な試験はありませんが、あれば、認知症に使った場合のように死亡率が高くなる可能性は高いと推察します。

認知症の人への接し方で詳しく解説しましたが（65ページ）、自閉スペクトラム症の人に対しても、興奮を和らげるための接し方を極力工夫し、薬剤には頼らないのが賢明です。

危険／ADHD用剤

覚せい剤様物質

- メチルフェニデート【コンサータ】
- リスデキサンフェタミン【ビバンセ】

弱覚せい剤様物質

- アトモキセチン【ストラテラ】

→いずれも覚せい剤のアンフェタミンあるいはコカイン様の作用がある物質。一度使用してしまうと長期予後が悪化する

アドレナリン α_2 作動剤

- グアンファシン【インチュニブ】

→家族への負担や社会活動に対する効果はない。降圧剤を大量に使うのと同じで、活動性や注意力が低下して事故を起こしやすくなり、肥満、糖尿病発症、うつ病など精神症状、血圧低下、不整脈で失神を起こしやすく事故につながる恐れがある

危険／自閉スペクトラム症用剤

統合失調症用剤

- リスペリドン【リスパダール、リスペリドン】
- アリピプラゾール【エビリファイ、アリピプラゾール】

→一時的に興奮は抑えられるが、長期には害が大きい

22 禁煙の薬

薬に頼らずとも禁煙できる

タバコ一本あたり寿命が一八分縮まる

一日一箱（二〇本）の喫煙を続けると、寿命が一〇年縮まることが、英国の医師を五〇年間追跡した調査でわかっています（252ページ図）。非喫煙者の平均寿命が約八三歳に対して喫煙者は七三歳です。三五歳までに禁煙すると、喫煙したことがない人と全く差がないので、三〇歳を超えても吸い続けていると寿命が一日あたり六時間、タバコ一本で一八分縮まることになります。三五〜四四歳までの禁煙も寿命はほとんど違いません（252ページ図）。四五歳以上の年齢での禁煙は、これほど効果が顕著ではありませんが、四五〜五四歳で禁煙すると平均五年、五五〜六四歳で禁煙では三〜四年程度、喫煙を続けた人よりは長生きしています。

タバコで寿命が縮まる原因は肺がんによる死亡が最大ですが、それ以外の全身のあらゆる臓器のがんを増やしますし、心筋梗塞や、肺気腫などの閉塞性呼吸器疾患も死因になります。これらは、タバコに含まれている五〇〇〇種類以上の化学物質中、タールほか七〇種類とも言われる発がん物質、タバコの燃焼に伴う一酸化炭素で血液が酸素欠乏になることが影響します、そして忘れてはいけないのが、喫煙にともなって得られる快感のもとになるニコチンの害です。

快感の元はニコチンでドパミンがでるから

ニコチンは脳内で、ご褒美物質「ドパミン」を増やします。タバコを吸うと気分が落ち着くのは、脳内のドパミンを増やすからです。タバコを吸っていない時間が長くなるとイライラするのは、ドパミンの受容体が減ったために脳がドパミンを感じにくくなるからです。そして、タバコのニコチンでドパミンを増やすと脳がドパミンを感じてくれるため気分が落ち着くのです。この現象は、依存症そのものです。

ドパミンは心臓も刺激しすぎ、一酸化炭素の増加も加わって心筋梗塞になりやすくし、ニコチン依存症をはじめ、統合失調症やうつ病など精神に対する障害を起こします。

こうしたことがあいまって、寿命が一〇年短縮、つまり一日六時間人生が奪われることになります。喫煙は、たいへんな毒物であることがおわかりでしょう。

禁煙するとよいことばかり

252ページの図をみると、三五～四四歳までに禁煙すると、喫煙を続けた場合に失われる一日六時間近くをほぼ取り戻すことができます。つまり、喫煙している人は、禁煙するだけで寿命が一〇年延びるのです。多くの人を一〇年も長生きさせる薬はこの世にはありません。おまけに、副流煙などによる周囲への迷惑をかけなくて済み、年間約二〇万円の貯金ができます（メビウス＝旧マイルドセブン五四〇円で計算して）。

現在「禁煙しようかな」と思っている人は、一〇年長生きできること、五年で一〇〇万円貯金ができたら何に使おうか、との思いをドパミンに代わる「ご褒美」に禁煙に励みましょう。

禁煙が困難なのは、ニコチンへの依存症のためです。しかし、アルコールやいわゆる「薬物」などの依存症に比べると緩やかですから、薬剤なしで禁煙できる人も少なくありません。私自身、三二歳のときに一念発起して、薬剤に頼らず禁煙しました。私自身の経験とさまざまな情報をもとにまとめた薬剤に頼らない禁煙方法をまず述べます。

禁煙しようとするすべての人の心にとどめてほしいこと

①喫煙の害（寿命一〇年短縮、一日六時間奪われる。家族や周囲の健康と気分を害している）をいつも頭の片隅において思いだす。

②禁煙すると、健康で長生き、家族や周囲の健康と気分を害しないことを常に思う。

③禁煙し、つもり貯金をすると年間二〇万円貯蓄できる。それで旅行や買い物などの楽しみを、何かにつけて思い浮かべる。②③はニコチンによる快感の代わりになります。

薬剤に頼らずに乗り切りたい人は

④（前記の①～③に続けて）今すぐ、タバコとライターを捨てる。

⑤仕事でも家でも、手の届くところに水（ポット、冬は白湯）とコップを常備しておく。

⑥タバコを吸いたくなったら、前記の①～③を思い浮かべながら、一口水をのむ。アメやガム、ジュースなど味のあるものは、口に意識が残るのでダメ。味のない水が最適。

⑦周りの人に、自分は禁煙していることを宣言しておく。

⑧自分で意思が強くないと思う人は喫煙可の宴会は避け、禁煙の宴会だけに参加する。

⑨飲食店では、分煙または禁煙の店を探す。それが無理な場合は、タバコを吸っている人や席からは遠ざかって座る。

薬物療法で禁煙したい人は

現在、日本で保険適用のある禁煙補助剤は、市販品として、**ニコチン貼付剤**（商品名「**ニコレットパッチ**」「**ニコチネルパッチ**」「シガノンCQ」）と**ニコチンガム**（商品名「**ニコレットガム**」「**ニコチネルミント**」）があります。医療用医薬品には、**ニコチン貼付剤**（商品名「**ニコチネルTTS**」）と、のみ薬の**バレニクリン**（商品名「**チャンピックス**」）があります。

最も新しい**バレニクリン**は、ニコチンを含むガムやパッチとは異なり、ニコチンそのものではなく、ニコチンの作用のうち、快感を覚える受容体だけを刺激する作用を持っていて、作用の仕方が異なります。というと、さもよいもののように聞こえますが、受容体は刺激する受容体と抑制する受容体の両者がバランスよく働かないと、かえって害が多くなります。

本書では「**チャンピックス**」ではなく、**ニコチン貼付剤**である**ニコチネルTTS**を用いる医師の指導の下に処方せんによる方法を勧めます。市販のものを使って個人で行なうと、どうしても自己流になり、禁煙はできたけれどニコチンパッチやニコチンガムの依存症になってしまう、といったこともあります。きちんとしたスケジュールを作成し管理してもらって禁煙をする方が、成功しやすいでしょう。ニコチンパッチ（貼付剤）は医療用は、一枚が三〇mgと二〇mgと一〇mg、市販のものは二〇mgと一〇mgです。

覚えておいてほしいことは、プラセボを用いても、半年後に四人に一人は禁煙できていました。また、プラセボ効果を除く、純粋にニコチン製剤で禁煙に成功した人は一三人から一六人に一人程度であったということです。プラセボでも半年後に四人に一人は禁煙できているのですから、薬なしで禁煙をやり直すことをもう一度考えてみてはどうでしょうか。

④（249ページの①〜③に続けて）禁煙外来のある病院または禁煙指導のできる開業医を探す。スマホかパソコンをお持ちの方はインターネットで「禁煙外来」をキーワードに、住所地（例：奈良市）を入れて絞り込むと意外と簡単に探せます。

⑤長い目で見ての、治療方針を示してくれる医師が望ましいので確認が必要です。禁煙指導管理料がほしいだけで、真剣に指導しない医師もいるからです。その場合は他の医師（医療機関）を当たってみるのもいいでしょう。

⑥いずれにしても「止めるぞ」と思い続けるのが重要です（249ページの①〜③をお忘れなく）。

⑦禁煙マラソンhttps://kinen-marathon.jp/は有用でしょう。活用を考えてみましょう。

「チャンピックス」は危険

「チャンピックス」の成分バレニクリンは、ニコチンの部分作動剤です。ニコチンの快感を起こす作用だけを有するとされる薬剤です。ニコチン受容体には、快感を起こす受容体だけでなく、それが行き過ぎないように制御する受容体もあるのですが、**バレニクリン**ではそれが働かないので、不安が起こり、極端に働くと自殺したくなります。

承認までの臨床試験だけでも、プラセボやニコチンと比較すると、精神症状を有意に一・六倍起こしやすく、自殺に至った人もいます。心筋梗塞・脳卒中・高血圧など循環器系の病気の発症もプラセボに比べて一・八倍有意に多く起こっていました。その後の調査でも、自殺を起こしやすくなることが報告され、確立しています。米国では航空機のパイロットが**バレニクリン**を使用するのを禁止しています。

禁煙の補助には、効果はやや低いもののニコチンパッチの方が安全です。

図　非喫煙者は喫煙者より10年長生き：40代でも遅くない
（英国医師の50年にわたるコホート研究より）

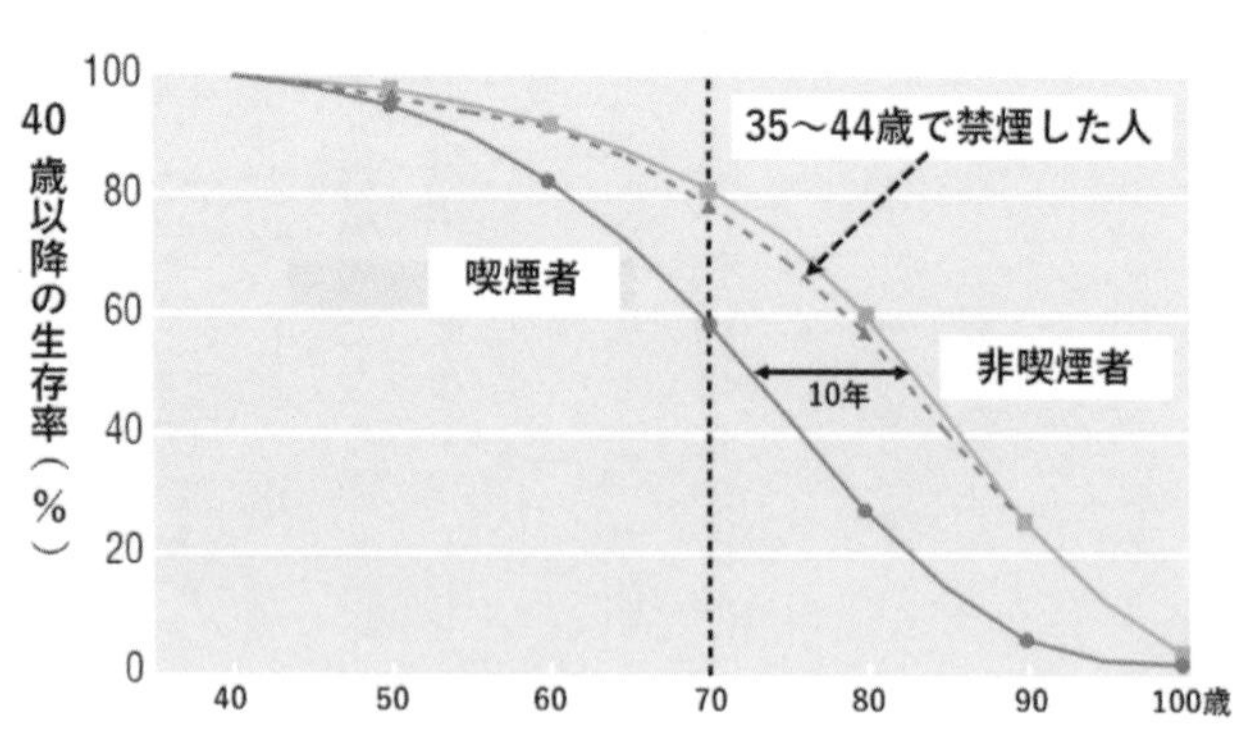

（出典：Doll R et al. BMJ. 2004:328(7455):1519）

必要

ニコチン製剤

- ニコチン貼付剤
  【ニコチネルTTS(要処方)、ニコレットパッチ(市販)、ニコチネルパッチ(市販)、シガノンCQ(市販)】
- ニコチンガム製剤(市販)【ニコレットガム、ニコチネルミント】

危険

ニコチン部分作動剤

- バレニクリン【チャンピックス】

→部分作動剤のため、不安が生じやすく自殺の危険、心血管障害を起こしやすい。米国で航空機操縦士への使用が禁止された

23 肥満症の薬

やせ過ぎこそ危険、体重は一時的に減るが害がいろいろ

高血圧や糖尿病があっても太めが長生き

やせ薬について考える場合に、まず知っておいてほしいことは、少し太り気味の人が最も長生きだということです。体重（kg）を身長（m）で二回割った値をＢＭＩ（kg／m^2、以下単位省略）といいます。身長が一・六mの人の体重が五六kgならＢＭＩは約二二（五六÷一・六÷一・六）、六四kgなら二五です。

日本の肥満学会ではＢＭＩが二五以上を肥満と呼び、肥満に加えて高血圧や2型糖尿病、あるいはコレステロールが高めで「脂質異常症」や冠動脈疾患など一一の病気のうち一つでもあると、その人は「肥満症」という「病気」にされてしまいます。一六〇cmの人が六四kgならＢＭＩは二五、学会のいう肥満に相当しますが、見た目は「やや太め」で

しょう。しかし、それで寿命が短いなら不都合ですが、実際はどうなのでしょうか。

ＢＭＩなど肥満度の指標と寿命との関係を調べた調査が、たくさんあります。数百万人規模の調査は、おおむね日本の生命保険会社の調査です。どの調査でもＢＭＩが二五前後相当（肥満指数では一〇％増し程度）の人が死亡の危険が最も低く、二八まではあまり高くなっていませんでした。２型糖尿病を合併している人でも同様で、最も寿命が長かったのは、肥満指数で一一〇〜一一九％の人、あるいはＢＭＩでは二三〜二四の人でした。この人たちは、同年齢の糖尿病のない健康な人と比べてみても、ほとんど寿命は変わらなかったという結果です。ＢＭＩが三五以上に相当する人は、二六〜二九に相当する人と寿命に違いはありませんでした。

さらには、高血圧の人を三〇年間追跡した調査結果でも、標準体重より一〇％から三〇％多い人と、標準体重の九〇〜一一〇％の範囲の人では寿命はほとんど差がなく、むしろ寿命が最も短かったのは、標準体重の九〇％未満のやせた人でした。

米国でも、標準体重はＢＭＩが一八・五から二四・九の人とされていますが、その人たちよりも、ＢＭＩが二五〜三〇未満の人が長生きですし、ＢＭＩが三〇〜三五未満の人は、ＢＭＩが一八・五未満の人よりもずっと長生きで、六〇歳を超えると、ＢＭＩが三五以上でもＢＭＩ一八・五未満の人よりも長生きでした。

肥満者は自殺傾向があるはウソ——逆

やせ薬を使うと、最新の**セマグルチド**（商品名「ウゴービ」）でも、自殺したくなったり、実際に自殺した人まで出てきています。その理由として高度に肥満している人は、もともと精神疾患をもっている人が多い、との説明がしばしばなされています。しかし、これは間違っています。

米国一八歳〜二六歳の男女約一・四万人を追跡調査した結果はむしろ逆でした。「自殺念慮（自殺したくなった）」の人の割合を肥満度別にみています。女性ではどの体重でも全くと言ってよいほど差がありませんでした。男性では、標準体重（BMI一八・五〜二四・九）の人の危険度を基準（一・〇）とすると、過体重（同二五〜二九・九）の人は〇・六二で有意に少なく、本格的な肥満者（同三〇以上）でも〇・五〜〇・七五、総合すると〇・六五倍で有意に少なかったのです。BMIが四〇以上の重度肥満の人で自殺念慮が多くなる傾向は全くなく、むしろ危険度は〇・五と標準体重の人の半分でしかなかったのです。そして、やせている人（BMIが一八・五未満）の危険度は一・二四となっていて、自殺したいと思った人が多い傾向にありました。やせ過ぎこそが、健康に悪いのです。

では寿命を著しく縮めるほどの肥満は、日本ではどの程度でしょうか。九〇〇万件を調査し、BMIが二八・一～三二までの人は、一七～二六の人より死亡の危険度が一五％増程度なので、それほど著しく危険とはいえません。むしろ、一七までの人よりも死亡危険度が低く、長寿でした。BMIが三二を超えた人は一七～二六の人よりも死亡危険度が五〇％増しになっていました。BMIが三二を超えた人の平均BMIは三五と推定されるので、死亡危険度が五〇％増以上になるのは、BMIは三五以上の人たちです。日本でBMIが三二を超える人は、全人口の二％程度、三五以上の人はさらに少なく〇・九％（男性一・六％、女性は〇・六％）しかいません。

そして、繰り返しになりますが、糖尿病でBMIが三五以上に相当する人と、二六～二九に相当する人で寿命は違わなかったので、BMIが三五以上でも、苦労して体重を減らしても寿命が延長するとは限らないということを示しています。

肥満症の薬は覚せい剤の仲間

しかも、これから述べるように、やせ薬はすべて覚せい剤のような作用のある物質です。したがって、脳と心臓を刺激し続ける結果、精神を病み、依存症になったり、自殺したくなるか、実際に自殺してしまったり、心臓病が悪化する危険性があります。最新のやせ薬「ウゴービ」は、糖尿病の治療に使われている薬剤と成分は同じですが、糖尿病に使う量の約五倍もの大量を使います。

ＢＭＩが三五の人は、やせ薬を使って二〇%やせてＢＭＩが二八になったとして、「やせ薬」による害がなくても、使わなかった場合と寿命に差がないのです。精神や心臓に悪影響のあるもので寿命を縮めないはずがありません。使ってはいけません。

マジンドール：覚せい剤そのもの、依存性あり

マジンドール（商品名「**サノレックス**」）は覚せい剤アンフェタミンに類似した物質です。数週間で効き目は低下し（耐性）、依存症が起こりやすい物質です。添付文書の警告欄に「依存性に留意すること」と記載されていますし、薬物やアルコール乱用歴のある人には禁忌です。また、重大な副作用のトップに「本剤の主要な薬理学的特性はアンフェタミン類と類似しており、……依存の形成が認められている。」と明記されています。

心血管系の病気、とくに肺の血管が細くなって肺高血圧を起こして呼吸困難になる危険性があるため、三カ月以上使用しないようにと、添付文書で注意されています。そのうえ、不安やうつ状態、幻覚など統合失調症のような症状が起こることがあります。服用を止めると、反動で食欲増進が起こりやすいことも指摘されています。

「ウゴービ」：発がん、自殺など害が多い

「ウゴービ」は、2型糖尿病に使用されている薬剤（商品名「オゼンピック皮下注」、「リベルサス錠」）と成分は同じ（セマグルチド）で、脳に働いて食欲を低下させ血糖値を下げる作用がある注射剤GLP‐1受容体作動剤（以下「受容体」は略）の一つです。

GLP‐1作動剤は日本でも美容目的の不適切使用につき、日本医師会や日本糖尿病学会、製薬企業は危険なため適応外使用しないよう注意喚起しました。その後、二〇二三年三月、「ウゴービ」が「肥満症」に承認されました。先述したとおり、「ウゴービ」の維持量（二・四mg週一回）は、糖尿病の標準維持量（〇・五mg週一回）の約五倍です。

「ウゴービ」は食欲を低下させることで体重を減らします。薬剤を使用して食欲がなくなり体重が減少するなら、それは毒性学の立場からは、毒性作用（害作用）と考えます。この食欲低下作用は、開発企業や規制当局も認めるとおり、主に脳にアドレナリンを増やして作用した結果です。臨床試験では、一年半後の体重（BMI）の減少率は、プラセボ群の二〜三％に対して、「ウゴービ」二・四mg群では最大で一五％でした。確かに、体重は減っています。BMIが三五だった場合、一五％減なら三〇です。

マジンドールは覚せい剤の一種ですが、GLP‐1作動剤である「ウゴービ」はアドレナリンの作用を強めて食欲を低下させるので、いわば体内覚せい剤の作用を強めているた

め、**マジンドール**と基本的に似た作用があります。

脳だけでなく、体全体のアドレナリンも刺激するために、臨床試験では服用した人の脈が速くなっていました。脈を速くする薬剤を長期使用すれば、当然のことながら心臓にダメージが加わります。実際、糖尿病合併例が約六〇％を占める心不全患者を対象に、GLP‐1作動剤である**リラグルチド**とプラセボを比較した試験では、半年後に、死亡と心血管病による入院や救急受診が三四％増えていました。

生理的なGLP‐1は必要に応じて分泌されて、分単位で消えるので不要になれば作用しません。しかし、GLP‐1作動剤は一週間に一回だけの注射でよいことが示しているように、必要もないのに、常時体の各部位を刺激し続けます。そのためさまざまな害を生じます。心臓への害のほか、用量が増えるほど網膜症がより多く増え、膵炎や胆石、胆嚢炎、動物実験から発がん性もGLP‐1作動剤に共通の害作用です。

発がん性では甲状腺がんが増えることが動物実験で確認されていました。メーカーはヒトには当てはまらないと主張していますが、ヒトでも二年以上追跡したランダム化比較試験の総合解析で、プラセボに比べて有意に七六％増加していました。甲状腺がんに関する注意が添付文書にも書かれていますが不十分です。

最も注目すべきは、GLP‐1作動剤の使用後の自殺事象の増加です。「**ウゴービ**」については、アイスランドからの自殺念慮の指摘を受けて、欧州医薬品庁（ＥＭＡ）や各国の規制当局が、「ウゴービ」をはじめ、ＧＬＰ‐１作動剤との因果関係を審査中です。「ウゴービ」と別の肥満用ＧＬＰ‐１作動剤の臨床試験を合わせた結果、ＧＬＰ‐１作動剤群合計五六二六人中一二人に自殺事象（うち自殺完遂一人）が生じ、プラセボ群では三三二九人中二人でした。「ウゴービ」群の自殺念慮既往歴の偏り（プラセボ群の〇・六倍）を補正して、自殺事象の危険度を総合解析するとＧＬＰ‐１作動剤は自殺事象を約七倍起こしやすく、統計学的に有意でした。「ウゴービ」群に自殺事象が多い場合、論文には全く報告されていません。唯一論文に報告されたのはプラセボ群に自殺念慮があった試験で、しかも、プラセボ群の自殺念慮の既往歴が「ウゴービ」群の四倍と「ウゴービ」に有利な試験でした。

添付文書上、「ウゴービ」の適応は、食事療法や運動療法を行なっても十分な効果が得られず、ＢＭＩが二七以上で肥満に関連する健康障害（高血圧・脂質異常・２型糖尿病）を二つ以上有するか、ＢＭＩが三五以上で高血圧・脂質異常・２型糖尿病のいずれか一つを有する場合、との趣旨が厳格に決められてはいます。しかし、仮にそれに該当するとしても肥満症の減量治療には食事療法と運動療法の徹底が基本です。「ウゴービ」は使うべきではありません。ましてや美容、痩身目的で使うことは大変危険です。

危険

覚せい剤様物質

- マジンドール【サノレックス】

→覚せい剤のアンフェタミンに類似した物質。連用で耐性ができ、依存症、肺動脈が細くなり呼吸困難を起こす害がありうる。不安やうつ状態、幻覚など統合失調症様症状も起こりうる

GLP-1受容体作動剤（体内覚せい剤様物質刺激剤）

- セマグルチド【ウゴービ】

→体内覚せい剤様物質のアドレナリンを刺激し続けて食欲を減らす。ひどい吐き気、嘔吐がつきもの。甲状腺がんができる危険性がヒトでも動物実験でも証明されている。同種の薬剤を含めた総合解析の結果では、自殺事象の危険度が約7倍超高まり、思春期の肥満者の臨床試験で、自殺完遂者がいた

六章

皮膚・呼吸器の薬

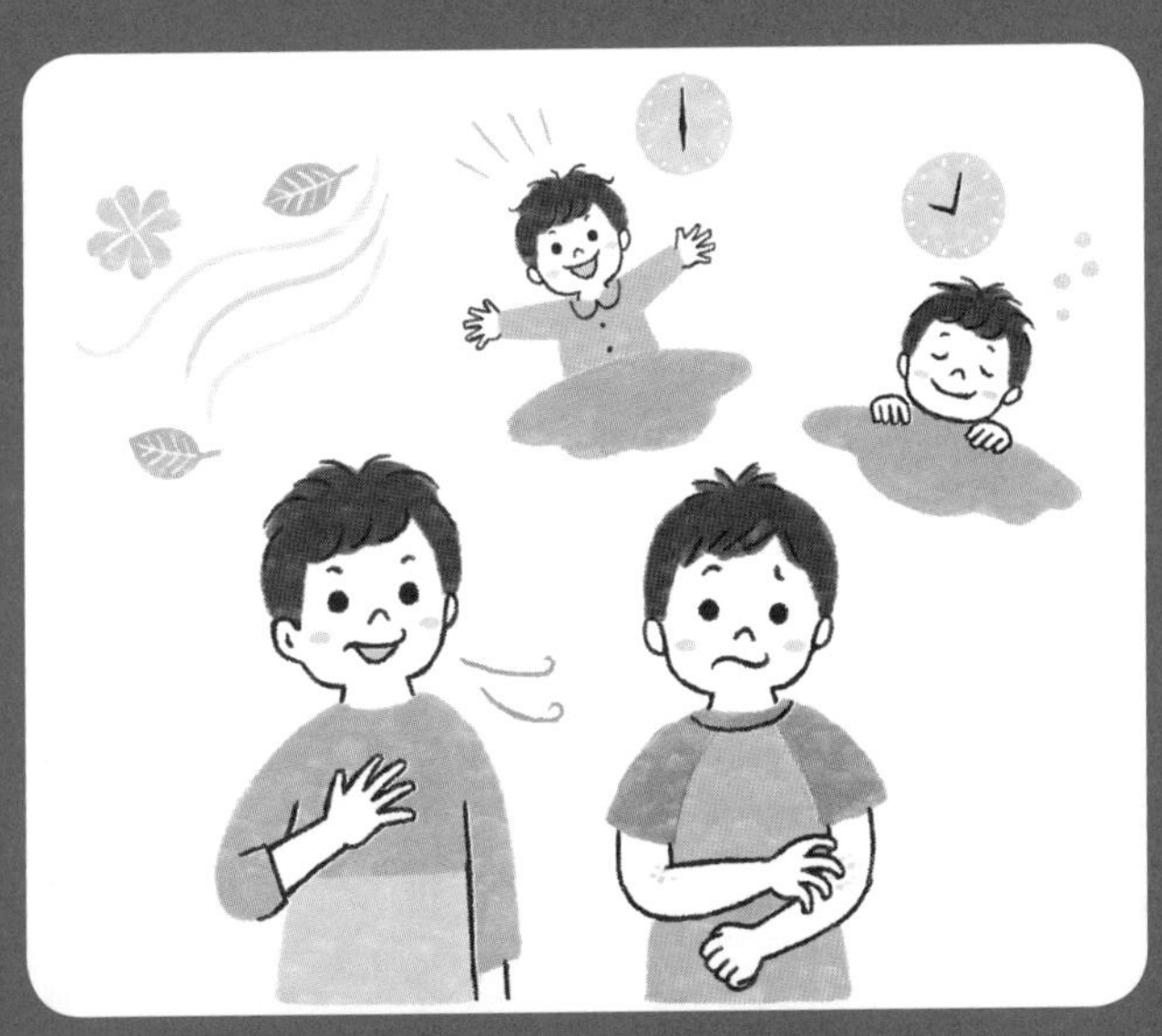

24 アトピー皮膚炎の薬

アトピーはアレルギーではない！

花粉症や喘息、皮膚炎などが連続して生じるような体質は、アトピー体質と呼ばれています。花粉症や喘息がアレルギーであることが多いことから、アトピー皮膚炎もアレルギーとよく誤解されますが、アトピー皮膚炎の多くはアレルギーではありません。現にアレルギーで生じるIgEタイプの抗体は、アトピー皮膚炎の診断に必須ではありません。

持続ストレスが傷をつくり、皮膚炎を起こす

では、どうして皮膚炎が起きるのでしょうか。ひと言でいうと、長期に持続するストレスで、体内のアドレナリンやステロイドが持続的に働いた結果、皮膚が栄養不足・酸素不足に陥ってできた傷を治そうとして炎症を起こすためです。医学用語では「虚血‐再灌流性傷害」、私は「内因性アドレナリン・ステロイド離脱反応」による皮膚炎と呼んでいます。

指先を紙に押し当ててストレス度を測る簡易検査では、ストレスが一番強いと「黒」、次いで「赤」「緑」、リラックスしていると「青」が出ます。これは、指先の温度を利用した検査です。ストレスで血管が収縮していると指先に血がいかず冷たくなるために「黒」に、リラックスしていると血管が拡張して指先が温かくなるため「青く」なります。

ストレスがあるとき、つまり難題を解決しなければならないときや、危険な目にあったときには、脳と筋肉を働かして解決策を考え、行動しなければならないため、たくさんの血液を要求します。血液の量は瞬時には増やせないため、とりあえず皮膚や胃腸の血管を収縮して絞り出し、脳や筋肉に回して、急場をしのぎます。そのため、皮膚や胃腸は血液が足りない「虚血」状態になります。この状態は、一時間程度が限度です。長時間続くと皮膚などには微細な傷がつくと考えられます。できた傷は、修復しなければいけません。

傷を修復するために、体に自然に備わっている大切な仕組みが、炎症反応です。炎症が起こりはじめるときと修復完了間際には、かゆみが生じます。炎症の最中は炎症部位の皮膚が赤く、ぶつぶつができ、痛みもともないます。アレルギーがなくても皮膚炎が起こるのは、このためです。

昼間にストレス状態が続いて小さな傷ができても、その日のうちに十分な休息と睡眠をとれば、一晩で修復され、翌日にもち越すことはありません。しかし、休息できず睡眠時間も削って、ストレスが長引くと、傷を治す暇がなく、傷は翌日にまでもち越され、翌日は翌日で新たな傷ができ、炎症がひどくなり、かゆみや痛み、赤みが続きます。

ステロイドは炎症を隠すだけ、依存状態に

アドレナリンやステロイドは、体内から出る強力な免疫抑制剤であり、強力な血管収縮作用もあります。炎症が起こるのは、ストレスによる傷が大きくて、自分で出すアドレナリンやステロイドでは足りないからです。ここに、外からステロイド剤を与えると、血管が収縮するため、炎症が一見治まったように見えます。しかし、外から薬剤としてステロイドを使えば、ステロイド剤が血管をより収縮させ、より強い虚血状態にするため、傷はますますひどくなります。ステロイド剤は単に傷を覆い隠しているだけで、根本的な解決にはなっていません。ステロイド剤の使用を止めると炎症がぶり返すのがよい証拠です。

しかし、傷を治すための炎症反応はステロイド剤で抑制されただけで、炎症の原因は抑えられていません。また、ステロイドは使い続けると、同じ量のステロイドでは効かなくなります（「耐性」という）。そのため、より強いステロイド剤が必要となり、ステロイド

剤に依存状態になっていきます。まじめに外用ステロイド剤を使えば使うほど、依存状態の深み（泥沼）にはまっていくことになるのです。

ステロイドが皮膚炎を起こす

ステロイドによる皮膚炎には、使用中に起こる皮膚炎と、ステロイド剤を中断した場合に起こる離脱症状としての皮膚炎があります。証拠の代表例を以下に示します。

①吸入ステロイド剤のランダム化比較試験で、プラセボ（偽薬）群に比べて、まじめに吸入するほど吸入ステロイド群の皮膚の傷がひどく、治りにくかった。

②抗がん剤と内服ステロイド剤を二週間続け、六週間休薬する療法で、ステロイド剤終了二〜三日後から顔に発赤（ほっせき）、一〇日ほどで消失。三回目には「酒さ様（しゅよう）皮膚炎」が現れた。

③人肌そっくりの毛の生えないミニブタの健康な皮膚に、ステロイドを塗り続けてから中断したら、人の離脱性皮膚炎と同じ皮膚炎が出現した。離脱性皮膚炎のよい証拠。

プロトピック軟膏など免疫抑制剤は危険

一九九九年、外用ステロイド剤などのこれまでの療法では効果が不十分、または害作用で使用できない場合として、アトピー皮膚炎の治療用に、**タクロリムス**軟膏（商品名「**プロトピック軟膏**〇・一％」）が成人用（一六歳以上）に販売開始となり、二〇〇三年七月には、小児に「**プロトピック軟膏**〇・〇三％小児用」（二〜一五歳）が、承認されました。

もともと**タクロリムス**は、腎臓移植などの拒絶反応を抑える目的で開発された、免疫抑制剤です。ヒトの体では、誰でも日常的にがん細胞が生まれますが、目に見えるがんにならないのは、免疫力のおかげです。その免疫力を抑制すれば、がんが大きくなります。

臓器移植で**タクロリムス**など免疫抑制剤を使うと、がんや悪性リンパ腫（リンパ節のがん）ができることは、よく知られています。臓器移植後の小児では、大人の二〜三倍も起こりやすく、四〜五年使えば一五〜二〇％に悪性リンパ腫が発生することが報告されています。使用期間が一〇年以上になると、悪性リンパ腫などがんになる確率が三〇〜五〇％に達することが予想されます。

成人用プロトピック〇・一％軟膏の資料などをもとに分析した結果、「**プロトピック軟膏**」が大変危険であることがわかりました。

①マウスに二年間塗り続ける発がん性試験で、メーカーの藤沢薬品が発がんはないとした〇・〇三％の濃度で、がんも悪性リンパ腫も二・七倍に増える。

②〇・一％「プロトピック軟膏」の臨床試験で、発がんする濃度に達している人がいる。
③動物実験で、長期に使用すると皮膚炎が起き、皮膚が分厚くなることがわかった。
④そのほか、インフルエンザなどの感染症が、ヒトでも動物でも多発した。

そこで〇三年六月、医薬ビジランスセンター（薬のチェック）と医薬品・治療研究会では、「プロトピック（タクロリムス）〇・〇三％軟膏の不承認を求める要望書」を、新薬承認の最高審議機関である薬事・食品衛生審議会の薬事分科会が開催される一週間あまり前に、全委員に送付しました。データを見た委員らによって、発がん問題が一時間近くも議論されました。承認はされたものの、「発がん性試験のやり直し」の措置、発がん性について患者に知らせたうえで使用する、患者に処方記録を手渡すなど、異例の厳しい条件で承認されたのです。

一方、米国では、タクロリムスなどの処方箋が毎月四〇～五〇万枚発行されていましたが、〇五年三月に発がんの危険性を指摘した文書が出されて、処方箋数が激減しました。米国の警告文書は、おそらく、日本での厳しい措置を受けて調査がなされた結果と考えられます。ところが一年足らずで再び処方箋が増えたため、最大級の警告である黒枠警告と保護者向け説明レターが発行され、処方はさらに減り、警告前の四～五分の一になりました。米国では、そのときの黒枠警告は今でも続いています。また、米国では「プロトピック軟膏」などの発がん性に関する検討が〇三年一〇月から本格的に始まりました。医薬ビジランスセンターの働きかけで、日本において厳しい措置がとられた直後です。

子どものアトピー皮膚炎は、相当ひどくても対応を適切にすれば、大人になるとたいていの人は治ります。しかし、「プロトピック軟膏」を長期連用すると、もとの皮膚炎が悪化しますし、後々のがん発症の心配もあります。動物実験では、小児用の〇・〇三％の「プロトピック軟膏」を塗ると、使わない場合に比べて、皮膚炎が四倍から六倍も生じました。臨床試験では、灼熱感を訴える人が六〇％、ヒリヒリする刺激感を訴える人も三〇％を超えていますから、皮膚炎は人体にも必ず生じます。

そして、塗りはじめる年齢が幼いほど、がんができる可能性が高くなります。実際、欧米の大規模疫学調査で、大人で悪性リンパ腫（血液系のがんの一種）の発症が、塗らない場合の二倍に増えていました。一方小児で、ステロイドも「プロトピック軟膏」も使わない場合に比べて四六倍も増加すると推定されたのです。小児に使うのがいかに危険であるかがわかるでしょう。

ところが、厚生労働省は、〇三年以来続けてきた「厳しい警告」を二一年に単なる注意

郵便はがき

料金受取人払郵便

日本橋局
承　認
6320

差出有効期間
2026年4月
30日まで
（切手不要）

103-8790

945

東京都中央区日本橋浜町1−5−13
日本橋スカイビル6階
株式会社　金曜日
『週刊金曜日』定期購読係　行

今すぐこのハガキでご購読のお申し込みを！

※見本誌のご請求だけでも構いません。

便利でお得な「週刊金曜日」の定期購読	
●月々引落し払い	月平均2,120円※② （1冊あたり530円）
●半年　24冊	12,426円（1冊あたり約518円）
●1年　48冊	24,343円（1冊あたり約507円）

※①お支払い方法は、払込用紙による方法（半年・1年）と、金融機関の口座自動引落しによる方法（月々）があります。
※②月々自動引落し払いは、1冊530×その月の冊数（月平均4冊発行）となります。
※③廃刊・休刊の場合を除き本誌発送後の途中解約によるご返金には応じかねます。
※④上記価格は2024年4月現在のものです。価格改定の際はご容赦ください。

『週刊金曜日』定期購読・見本誌申込書

●該当する□に✓をつけてください。

□見本誌を請求する

□定期購読を申し込む

郵便振替：一括払い□半年・□1年

（どちらかを選択してください）

口座引落し：□月々払い（最低半年以上）

本誌の定期購読は（□初めて・□以前購読していた）

・送付先

フリガナ お名前	性別 男・女	年齢 才
ご住所 □□□-□□□□ 都道府県 市区郡		
TEL （ ） FAX （ ）		
Eメールアドレス		
ご職業		

●ご請求先が本誌送付先と異なる場合は、下記にご記入ください。

通信欄

★いただいた個人情報は、本誌等出版物の発送、事務連絡、宣伝物・アンケートの送付、弊社イベントのご案内に利用させていただきます。

※本ハガキ小社到着をもって、最新号からお届けいたします。

※お申込み後に払込用紙・手続用紙をお届けいたします。

タ 032

事項に格下げしてしまいました。その根拠は、海外での大規模な疫学調査ではなくて、がんの患者が決して出ることがないような日本の非常に小規模な調査でした。

小児に使っていてがんができたら、その責任は誰がとるのでしょう。「**プロトピック軟膏**」は、ステロイド剤よりもはるかに危険です。もし処方されても、子どもに「**プロトピック軟膏**」は絶対に使わないようにしましょう。

新しい免疫抑制剤もすべて危険

二〇年以降、アトピー皮膚炎用の薬剤が三種類登場しました。いずれも免疫抑制剤です。**バリシチニブ**（商品名「**オルミエント錠**」）と**デルゴシチニブ**（商品名「**コレクチム軟膏**」）は、いずれもヤヌスキナーゼ（ＪＡＫ）という免疫にかかわる酵素の阻害剤です。「**オルミエント錠**」は、関節リウマチに承認されていた免疫抑制剤です。ＪＡＫ阻害剤は強力な免疫抑制剤で、「**プロトピック軟膏**」同様、発がん性があり、感染症も起こしやすくなります。

もう一つは、**ジファミラスト**（商品名「**モイゼルト軟膏**」）で二一年に販売が開始されました。エネルギーの元になるｃＡＭＰを分解するホスホジエステラーゼ（ＰＤＥ）という酵素の働きを抑え、カフェインや気管支拡張剤の**テオフィリン**、アドレナリンと似た働きをして、炎症を抑制します。PDEのうち、免疫を抑制する作用（PDE4）に強く働くとされますが、動物実験で、臨床使用量の半分の濃度から濃度が高くなるに従い対照群と比較して寿命が短縮していました。PDE4阻害剤とされていますが、PDE4だけでなく他のサブタイプのPDEも阻害して心臓の刺激が疑われるため、重視すべき害と考えます。

脱ステロイドとストレス処理の改善で

一〇年以上も皮膚炎に悩んできた多くの人が、ステロイドも、「**プロトピック軟膏**」も中止して、強い離脱性皮膚炎を経て、ようやく皮膚炎から解放されたということが、アトピー患者の会が実施した一〇〇〇人を超す患者から回収した調査でわかりました。

脱ステロイド療法に取り組む皮膚科医が異口同音に提唱する「早起き・早寝、適度な運動、バランスのよい食事、適度にいいたいことをいう」は、病気にならないための本質的な健康法です。ガイドラインに従う皮膚科医のもとで、アトピー皮膚炎の治療にまじめに取り組んできて、**外用ステロイド剤**を増量しなければ効果がなくなってきている人は、ステロイド剤を断つ、つまり脱「ステロイド」以外のやり方では治癒しません。

大人のアトピー皮膚炎とされる皮膚炎の主な原因は、ストレスとステロイド剤、と断言できると私は考えます。ストレスとなるような事柄が日常的に続いている、あるいは就職、転居、受験、結婚、昇進などで、それまでとは異なる何らかの大きな変化が、その人にとっては非常なストレスとなり、傷ができて、それを治すための炎症を生じていると考えられます。すでに長期にステロイド剤を使ってきた人は、使ったと同じ、あるいはそれ以上の期間をかけて、ゆっくりとステロイドを体内から追い出していくしか方法はないでしょう。困ったことに、日本皮膚科学会は、「ステロイド剤を適切に使う」ことを一番に挙げています。その一方で、ステロイド剤の害については目を向けようとしません。

幸い、まだステロイド剤を長期に使っていないアトピー患者さんの場合、悪化させないためにはどうすればよいのでしょうか。結論は、自然治癒を妨げないことです。皮膚を傷つける原因、アトピーができ悪化させる原因は何か、じっくりと考えて、それを取り除くことからはじめましょう。原因探しがストレスになるかもしれませんが、最終的な治癒を目指すためと思い、しかし、根を詰めすぎないよう気をつけながら乗り切ってください。

最後に、誰にでも共通する重要なことをお話ししましょう。まずは、食事や睡眠などの生活を見直すことです。アトピーはアレルギーではないので、食事制限は不要です。丈夫な皮膚をつくるために、たんぱく質を十分含む食事を心がけてください。

入浴時などに石鹸でゴシゴシ洗うと、皮膚を守っている膜が削ぎ落とされます。保湿剤のクリームや軟膏、ワセリンでさえ化学物質です。水道水の塩素も化学物質なので刺激になります。湯船に浸かり、お湯が汚れを自然に落としてくれる程度で十分です。風呂でゆっくりすることがストレス解消の人は入浴もいいでしょう。石鹸や保湿剤は不要です。

ストレスにしろ、化学物質にしろ、皮膚を傷つける原因となるものを避けましょう。

限定使用

外用抗ヒスタミン剤（外用）

- ジフェンヒドラミン【レスタミン（軟膏）】

→保湿と抗ヒスタミン作用が必要な場合にのみ限定使用

眠気のある抗ヒスタミン剤（経口）

- ジフェンヒドラミン【レスタミン、ジフェンヒドラミン】
- クロルフェニラミン【ポララミン、クロルフェニラミン】

→口が渇き眠気がある。乗り物や機械の運転は禁止。前立腺肥大や緑内障、けいれんしやすい人には使えない。安価。6歳以下は禁忌。主に、特に症状の強いときに頓用的に使用

※抗ヒスタミン剤の眠気については292〜293ページ参照。

抗ヒスタミン剤（経口）

- セチリジン【ジルテック、セチリジン】

→眠気がある。腎障害で要減量

眠気のやや少ない抗ヒスタミン剤（経口）

- ロラタジン【クラリチン、ロラタジン】
- デスロラタジン【デザレックス】

→眠気が少ないため過量になっても気づかずに、不整脈の危険は否定できない。腎障害・肝障害では要減量

眠気の少ない抗ヒスタミン剤（経口）

- フェキソフェナジン【アレグラ、フェキソフェナジン】

→危険作業の制限のない唯一の抗ヒスタミン剤。過量で不整脈の危険は否定できない

ステロイド剤（外用）

- 外用ステロイド剤【弱〜中まで】

→脱ステロイドを徐々に行なう場合にのみ用いる

限定使用

ステロイド剤（経口）

- 内服ステロイド剤（プレドニゾロン）【プレドニン、プレドニゾロン】

→ステロイド剤長期連用で副腎抑制の場合には、経口剤を使わざるを得ない場合がある

保湿剤（皮膚保護／ビラン皮膚などの保護）（外用）

- 白色ワセリン【白色ワセリン】
- アズレン【アズノール（軟膏）】
- 亜鉛華軟膏【亜鉛華、ボチシート】
- ビタミンA軟膏【ザーネ（軟膏）】

→添付文書上、ワセリンは皮膚保護、アズレン軟膏は湿疹などのびらん・潰瘍に、亜鉛華軟膏は湿疹や皮膚炎の保護、ザーネ軟膏は角化性皮膚疾患に用いられる。脱ステロイドのためには、最終的には、これらも用いないほうがよい

内服の抗ヒスタミン剤はすべて、小児には（小さいほど）低血糖から脳症を起こす危険がある。ステロイド剤、非ステロイド抗炎症剤を併用していると、なりやすい。また、抗ヒスタミン剤と、抗ヒスタミン系の抗アレルギー剤が併用されて、しばしば倍量処方になりやすい。

不要

抗ヒスタミン剤（経口）

- ケトチフェン【ザジテン、ケトチフェン】

→抗ヒスタミン剤であるが、クロモグリク酸様の作用があるとされて、抗アレルギー剤に分類されている。実際に、抗ヒスタミン剤以外の効果があるかどうかは不明。個人差が大きく、異様に眠い、体がだるくなるなど、害反応が強い人がいる。けいれんの危険性は、眠気のある抗ヒスタミン剤と同様

その他

危険・あるいは不要というわけではないが、総合的に見て「限定使用」に挙げた薬剤より、評価は低い

眠気のある抗ヒスタミン剤（経口）

- クレマスチン【タベジール、クレマスチン】
- ホモクロルシクリジン【ホモクロルシクリジン】
- メキタジン【ゼスラン、ニポラジン、メキタジン】

→口が渇き、眠気が強い、乗り物や機械の運転はしないように。前立腺肥大や緑内障がある人には使えない。6歳以下は禁忌

眠気の比較的少ない抗ヒスタミン剤（経口）

- アゼラスチン【アゼプチン、アゼラスチン】
- エメダスチン【レミカット、エメダスチン】
- ベポタスチン【タリオン、ベポタスチン】
- オロパタジン【アレロック、オロパタジン】

→口の渇き、けいれんの危険性は比較的少ないが、数%程度の頻度で眠気の報告があり、乗り物の運転等はしないこと。腎障害者や高齢者は排泄が低下しやすいので注意

眠気の少ない抗ヒスタミン剤（眠気は皆無ではない）（経口）

- エバスチン【エバステル、エバスチン】
- エピナスチン【アレジオン、エピナスチン】

→眠気や口の渇き、けいれんの危険性は比較的少ない。しかし、不整脈の報告もある。危険は否定できない

原則危険／厳密に限定使用

タール剤（外用）

- 脱脂大豆乾留タール【グリテール】

→成分はクレゾールなどフェノール系物質。長期使用で、発がん性は否定できない。脱ステロイド療法の過程で、ごく短期間の緊急避難的使用に限り、許容しうるかも

無効

ロイコトリエン拮抗剤（抗アレルギー剤の一種）（経口）

- モンテルカスト【キプレス、シングレア、モンテルカスト】
- プランルカスト【オノン、プランルカスト】

→この系統の薬剤は、アトピー皮膚炎への適応はない。効果なし

非ステロイド抗炎症剤（外用）

- スプロフェン【スルプロチン、トパルジック、スレンダム】
- ベンダザック【ジルダザック、ベンダザック】

→1970年代後半に比較試験が2件実施され、一つは無効、一つは有効だがステロイドに劣る。追加試験はなく、無効と考える

その他の抗アレルギー剤（経口）

- スプラタスト【アイピーディ、スプラタスト】
- ペミロラスト【ペミラストン、アレギサール、ペミロラスト】
- ラマトロバン（プロスタグランジンD2・トロンボキサンA2受容体拮抗剤）【バイナス、ラマトロバン】

危険

免疫抑制剤（外用）

- タクロリムス【プロトピック軟膏】

→発がん（悪性リンパ腫を含む）と感染の危険性あり。治癒を遅らせ、長期使用で皮膚炎増強

危険

免疫抑制剤（JAK阻害剤）

- バリシチニブ【オルミエント錠】内服

→もともと難治性のリウマチに対する免疫抑制剤。リウマチに対しても、他の免疫抑制剤よりすぐれることはなく、感染や発がん、さらに血栓塞栓症の害が起こりやすいため、利益より害が上回る。ステロイドやタクロリムス軟膏を使用しても難治であったアトピー皮膚炎にバリシチニブを使って6カ月目までは多少症状を軽くするが、その後は軽減せず、使い続けると前述の害が起こる。脱薬剤とストレスの軽減という基本に立ち返ることが重要

- デルゴシチニブ【コレクチム軟膏】

→JAK阻害剤であり、発がん、感染増加の害あり

免疫抑制剤（PDE4D阻害剤）

- ジファミラスト【モイゼルト軟膏】

→免疫抑制に特異的とされるが、臨床用量で動物の寿命短縮あり。おそらく心臓刺激によると考えられる

眠気のある抗ヒスタミン剤（経口）

- シプロヘプタジン【ペリアクチン】

→小児に、食欲増進の目的で使用されることがある。脳への影響があり、体内に蓄積しやすく、けいれんも起こしやすい

- プロメタジン（フェノチアジン系）
【ピレチア、ヒベルナ、小児用PL顆粒などの成分としても含有される】

→現在の日本の規制でも、2歳未満は禁忌。けいれんの危険性が特に大きいため、小児全体に禁止とすべき

- アリメマジン（フェノチアジン系）【アリメジン】

→現在小児に対する規制はないが、欧米では精神科領域で臨床試験が行なわれたことがあり、抗ヒスタミン剤としては使用されない

※薬剤の名称は、• 一般名【商品名】の順に記載してあります。

危険

抗ヒスタミン剤（経口）

• オキサトミド（抗アレルギー剤に分類されることが多いが、抗ヒスタミン剤）
【オキサトミド】

→抗アレルギー剤とされているが、実際は抗ヒスタミン剤。しかも、筋緊張異常反応（筋肉の異常緊張など錐体外路症状の一種）や乳汁分泌、月経不順、高齢者ではパーキンソン症状などの害作用がある。幼女児の性機能の発達が障害されるおそれがある

抗アレルギー剤（経口）

• トラニラスト【リザベン、トラニラスト】

→抗アレルギー作用とともに、アレルギーを促進する作用もあり、出血性膀胱炎や肝障害など重い害作用がある

ステロイド剤／抗ヒスタミン剤の合剤（経口）

• ベタメタゾン＋d-マレイン酸クロルフェニラミン
【エンペラシン配合錠、サクコルチン配合錠、セレスタミン配合錠、セレスタミンシロップ、ヒスタブロック配合錠、プラデスミン配合錠、ベタセレミン配合錠】

→長時間作用型のステロイド剤入りであることを意識せず、しばしば安易に長期間処方されている。1日1 ～2錠でも副腎は抑制され、ステロイド依存になりうる

超限定使用

• アダパレン【ディフェリンゲル、アダパレンゲルなど】

→ニキビ（尋常性ざ瘡）に似ているが単なる吹き出物に対して、特に40歳以上の人に用いると、皮膚の再生が抑制されて痛みを伴う皮膚炎が長く続くことがある。本当にニキビかどうかの区別がとりわけ重要である。催奇形性があり、その影響が中止後も長期に続きうる可能性があるので、妊娠可能な女性は使ってはいけない。中止後、どの程度経てば安全かについては、データがない

25 気管支喘息の薬

心臓への刺激が強い薬は使わない

喘息とは、息がゼーゼーいう病気の総称です。心不全で呼吸困難になれば心臓喘息といいますが、特にことわりがない場合は、気管支喘息を指します。気管支は、肺まで達する空気の通り道で、肺に新鮮な空気と酸素を運び込み、全身を回ってきた血液中の炭酸ガスを肺から取り出し、体外に送り出すチューブ状の臓器をいいます。その気管支の内腔が狭くなって、空気が通らなくなった状態が喘息発作です。

気管支拡張剤に頼りすぎない

気管支粘膜が急に腫れ、けいれんして起きた発作には、気管支の腫れを鎮め、気管支を広げる作用をあわせもつ薬剤、つまりアドレナリンのβ_2（ベータ2）の作用をもつ薬剤（β_2作動剤）が治療の主体となります。これは、気管支への作用のほか、心臓を刺激する作用があります。急性の発作に吸入で使うなら、アドレナリン系の中では心臓刺激作用がもっとも少ない**サルブタモール**が、一番安全で有効です。

しかし、喘息の人の気管支粘膜の腫れの多くは、慢性化しています。気管支の内側が炎症で腫れ、粘液がたまって空気の通り道が狭くなっているので、一時的に気管支を広げ、腫れを鎮めて発作が鎮まっても、すぐまた発作を起こします。そのため、β_2作動剤だけでは根本的な解決にはなりません。**サルブタモール**の吸入が繰り返し必要な場合には、β_2作動剤だけに頼るよりも、ステロイド吸入剤を併用するほうがよいとされています。

急性呼吸困難の発作には強力な治療が必要ですが、発作止めのβ_2作動剤に頼っている人も、ステロイド吸入剤で気管支の腫れを抑え、炎症を起こす原因をできる限り避けるようにすれば、最終的には薬に頼らなくてよくなることも少なくありません。薬に頼らずとも発作のない状態を維持できることに、治療の最終目標を置いてください。

喘息でなく「ベロテックエロゾル」で死亡

では、喘息の治療にあたって、注意すべき不要・危険な薬剤は何でしょう。それは、喘息死を増やすことで問題視された、気管支拡張剤の**イソプレナリン**（商品名「アスプール」）です。もう一つは、「ベロテックエロゾル」（一般名・フェノテロール）です。加えて、二〇〇二年六月に発売が開始された「セレベント」（一般名・サルメテロール）も危険です。

メーカーはフェノテロールを〝心臓にやさしい〟と宣伝していますが、とんでもない。これは「心臓毒」になります。フェノテロールの代表的な商品「ベロテックエロゾル」の動物実験では、サルブタモールなど、ほかのβ刺激剤（交感神経刺激剤）では見られなかった、心筋の壊死が高い率で認められています。ヒトに対する試験でも、サルブタモールでは心拍が減るのに、「ベロテックエロゾル」では心拍が増加し、心臓を刺激する作用がはっきりと出ています。いくつもの疫学調査を詳しく見ても、その関連は明らかです。また、「ベロテックエロゾル」を使用中に死亡した患者さんの死因の多くは喘息そのものではなくて、心停止でした。喘息で簡単に死ぬことはあまりありませんが、「ベロテックエロゾル」では心停止を起こし、死ぬことになるのです。

一九九〇～九六年ごろは、五～三四歳の喘息死亡者数は毎年約三〇〇人でした。いろいろな調査を見た私の推定では、そのうち、毎年一二〇～一五〇人が「ベロテックエロゾル」による死亡と考えられました。その後、「ベロテックエロゾル」の販売はひところの約三分の一となり、それにともなって、喘息死は約六〇％も減少したのです。

「セレベント」は第二の「ベロテックエロゾル」

そもそも喘息発作の防止の基本薬剤は、吸入ステロイド剤です。β刺激剤系の気管支拡張剤は、発作時だけの頓用が原則でした。ところが、同系統のβ刺激剤「セレベント」は、その長時間作用の性質を利用して、発作予防に連続して使用することが許可されました。これは、喘息の治療指針の一八〇度転換を意味します。

「**セレベント**」と**サルブタモール**を比較した二重目隠し臨床試験での死亡者は、**サルブタモール**群が一万人あたり二・四人なのに対して、「**セレベント**」群では七・一人でした（統計学的には有意でないが、**サルブタモール**より三倍高い死亡の危険性を示唆）。また、米国で実施された大規模な臨床試験でも、喘息死や突然死の死亡率が、プラセボ（偽薬）群三人に対し、「**セレベント**」群一三人と、有意に四・四倍も高かったため（どちらも半年間で約一万三〇〇〇人が対象）、米国では二〇〇五年七月に新たな警告がなされました。

吸入ステロイド剤で危険なものも

先ほども述べたように、喘息の治療の基本は、ステロイド剤の吸入療法で発作を予防しながら炎症の原因を除去しつつ、最終的にはステロイド吸入も減らして、中止にもっていくことです。ステロイド吸入剤では、もっとも安全な**ベクロメタゾン**または**ブデソニド**を適切に使う限り、全身への吸収はあまりなく、比較的安全に使うことができます。

ところが、ステロイド吸入剤にも心配なことがあります。「**フルタイド**」（一般名・**フルチカゾン**）は、全身に吸収されて、内服剤並みに全身への影響があることがわかっています。ステロイド剤の害も、大変心配すべき状況になってきました。内服のステロイド剤並みに、害反応として胃・十二指腸潰瘍や感染症の悪化、副腎の働きが抑えられ、ステロイド剤に依存する体質になる危険があります。最悪の場合、副腎不全から低血糖やけいれん、ショック死を起こした例も報告されており、心配になってきました。

さらには、〇七年六月、危険な「**セレベント**」と「**フルタイド**」を混合した製剤「**アドエア**」が発売されました。それぞれ単独でも危険なものどうしを組み合わせるとどうなるのか、心配です。おまけに、**フルチカゾン**単独では一日最大量は八〇〇μg（マイクログラム）ですが、「**アドエア**」だと一日最大量は一〇〇〇μg（＝一mg）です。これは、確実に副腎抑制が起こる用量です。**フルチカゾン**と**ビランテロール**の合剤「**レルベア**」にも**フルチカゾン**が含まれていて危険です。

一〇倍以上を使用するパルス療法は逆効果

重症の喘息には、注射のステロイド剤が必要ですが、どんなに重症でも、大人でも**プレドニゾロン**で一日六〇㎎までです。パルス療法（通常量の一〇倍以上のステロイド剤を点滴で一度に用いる療法）は、不要なうえに、感染症を起こしやすく、有害です。

喘息患者には、しばしば、いわゆる抗アレルギー剤も処方されています。**オキサトミド**は危険。**セラトロダスト**と**トラニラスト**は、効果と安全性が証明されていないうえ、薬価はステロイド吸入剤の数倍から一〇倍近く、高値です。ロイコトリエン受容体拮抗剤の**モンテルカスト**などは、アスピリン解熱鎮痛剤喘息という特別の喘息に対する効果が認められているだけです。ともに一般的な使用は勧められません。また、せん妄など精神神経症や、免疫異常などの害作用も報告されています。

ステロイド吸入剤で気管支の炎症を抑え、喘息の原因がダニなどのアレルギーなのか、化学物質やタバコ、石油ストーブなどがアレルギーを悪化させるのか、ほかのものなのかを探りましょう。そうして、できる限り原因を取り除き、徐々にステロイド剤や気管支拡張剤を減量していくのが、喘息の基本的な治療の方法です。

必要

気管支拡張剤（β刺激剤）

- サルブタモール（吸入）
  【〔吸入液〕ベネトリン、〔定量噴霧式吸入剤〕サルタノールインヘラー】

→β刺激剤の中では、もっとも有効で安全

ステロイド吸入剤

- ベクロメタゾン（定量噴霧式吸入剤）【キュバール】
- ブデソニド
  【パルミコート（定量噴霧式吸入剤、吸入液）、ブデソニド（吸入液）】

→気管支の炎症を抑える。徐々に減らしていくのがよい

その他の抗アレルギー剤

- クロモグリク酸（定量噴霧式吸入剤）【インタール（吸入）】
- クロモグリク酸吸入液

→発作の起こりそうな前に使うと効果的。ステロイド剤より全身への影響が少ない

限定使用

気管支拡張剤（テオフィリン系）

- テオフィリン
  【テオドール、テオロング、ユニフィル、ユニコン】

→重症発作に限る。血中濃度のモニタリングが必須。特に1歳未満は個人差が大きく、危険性が大きいため、使用してはいけない

気管支拡張剤（アドレナリン系）

- アドレナリン【ボスミン（皮下注）】

→吸入ができない重症の発作に、酸素吸入と併用した皮下注射は救命的で必要

限定使用

気管支拡張剤（抗コリン剤系）

- イプラトロピウム（定量噴霧式吸入剤）【アトロベント】

→肺気腫や慢性気管支炎の呼吸困難の発作には必要

ロイコトリエン受容体拮抗剤

- モンテルカスト【キプレス、シングレア、モンテルカスト】
- プランルカスト【オノン、プランルカスト】

→アスピリン解熱鎮痛剤喘息の人には有効だが、喘息一般にはステロイド吸入剤ほどの有用性はない。しかも、悪夢や攻撃性、自殺行動など精神症状が多い

不要

抗ヒスタミン剤

- エバスチン【エバステル、エバスチン】
- フェキソフェナジン【アレグラ】

→喘息には無効なので適応はない。眠気が少ないので過剰に使用しやすい。過剰に使用すれば、致死的な不整脈を起こすことがある

危険

- オキサトミド【オキサトミドなど】

→喘息には無効。錐体外路症状、月経不順、不正出血などを起こす

- セラトロダスト【ブロニカ】

→臨床試験で、100人中2人が突然死した

危険

抗アレルギー剤

- トラニラスト【リザベン、トラニスト】

→出血性膀胱炎、肝障害、強いアレルギーを起こす

気管支拡張剤（定量噴霧式吸入剤）

- フェノテロール【ベロテックエロゾル】
- イソプレナリン【アスプール】
- サルメテロール【セレベント】

→心臓への負担が強く、重症喘息の人に使うと、心停止することも。強い発作時に酸素欠乏状態で使用すると、特に心停止を起こしやすい

ステロイド吸入剤

- フルチカゾン（定量噴霧式吸入剤）【フルタイド、アニュイティ】

→よく吸収され、全身への影響から、副腎の機能が抑制されやすい

合　剤

- フルチカゾン＋サルメテロール【アドエア】

→個々でも危険、合剤でも危険

- フルチカゾン＋ビランテロール【レルベア】

→フルチカゾン含有のため、危険

- フルチカゾン＋ウメクリジニウム＋ビランテロール【テリルジー】

→フルチカゾンで副腎が抑制され、抗コリン剤（ウメクリジニウム）と長時間作用型β作動剤（ビランテロール）で心臓が刺激される

26 花粉症・アレルギー性鼻炎の薬

薬より〝防護〟が大切

アレルギー性鼻炎や花粉症の人たちが苦しむ、くしゃみと鼻水の仕組みは何でしょう。鼻は空気が体内に入る最初の関門なので、異物が引っかかると、それを追い出そうとする反応が体内で生じます。くしゃみでその異物を追い出そうとし、それでも異物が追い出せないと、鼻水で異物を洗い流そうとします。くしゃみと鼻水はこのようにして出ます。

花粉が入ってきても小さくて刺激が少ないので、多くの人には異物と感じられません。ところが花粉症の人の体は、花粉の成分を異物と認識し、それを追い出すように働きます。花粉を異物だと認識した人のリンパ球は、その花粉に対してだけ反応する「IgE」という種類の抗体をつくります。その抗体と花粉が結合したものが、マスト細胞という細胞に作用し、そのマスト細胞を刺激します。するとマスト細胞から、「ヒスタミン」「ロイコトリエン」といった化学物質が出てきて、花粉がくっついた粘膜を刺激し、炎症反応を起こして、くしゃみや鼻水で花粉を追い出すのです。

花粉症の症状を抑える薬剤には次のようなものがあります。症状を起こす化学物質「ヒスタミン」や「ロイコトリエン」などがマスト細胞から出にくくする①**クロモグリク酸**と②ステロイド剤、出たヒスタミンの働きを抑える③抗ヒスタミン剤、出たロイコトリエンの働きを抑える④ロイコトリエン受容体拮抗剤、⑤その他の抗アレルギー剤、さらに、腫れた粘膜で拡張した血管を収縮させ腫れを引かせるための⑥血管収縮剤などです。

注意すべき薬剤は？

①クロモグリク酸

花粉症やアレルギー性鼻炎の人は、わずかな刺激で炎症の基になる化学物質がマスト細胞から出やすくなっていますが、**クロモグリク酸**はマスト細胞を刺激されにくくして、症状を軽くします。それに、ステロイド剤に比べて圧倒的に害が少なく安全です。

②ステロイド剤

アレルギーの原因となる抗原性物質（アレルゲン）をすぐに取り除くことができる場合、たとえば、動物や食品などによって起こる重症の反応の際に、一時的にだけステロイド剤を用いるのなら止むを得ないし、それほど害もありません。しかし、花粉は何カ月間か飛散しますから、その間ずっと使用すると、害のほうが大きくなる可能性があります。ステロイド剤の効果は強力ですが、感染症や、製剤によっては局所使用でも、副腎機能の抑制などが心配です。

よほど重症でない限り、花粉症に内服のステロイド剤を処方する医師はあまりいないはずですが、ステロイド剤（長時間作用型で依存になりやすい**ベタメタゾン**）と、抗ヒスタミン剤を組み合わせた製品「**セレスタミン**」などを、抗ヒスタミン剤と思い込んで処方する医師がいます。「**セレスタミン**」などが処方されたら断りましょう。

③抗ヒスタミン剤

抗ヒスタミン剤なのに、抗アレルギー作用を売りにしているものがあります。**オキサトミド**のように、体が勝手に動く錐体外路症状や月経不順など害作用の大きいものがあります。眠気が少ない新しい抗ヒスタミン剤は、多くのんだり、ほかの薬剤との相互作用や肝障害などのために血中濃度が高くなっても、眠気が少ないために過剰に気づかず、突然重い不整脈で死亡する危険があります。眠気の少ない抗ヒスタミン剤に共通の害反応（副作用）です。抗ヒスタミン剤は、せん妄（異常行動。61ページ）やけいれん（112ページ）にも注意が必要です。また、低血糖時に血糖値を元に戻そうとする反応を、抗ヒスタミン剤が抑制して低血糖が悪化することもあり、とくに六歳未満の幼児で注意が必要です（103ページ）。

④ロイコトリエン受容体拮抗剤

モンテルカスト（商品名「シングレア、キプレス」など）と**プランルカスト**（商品名「オノン」など）がアレルギー性鼻炎にもよく処方されています。ロイコトリエンは白血球系に働き炎症を起こさせ、気管支平滑筋を収縮させるだけでなく、中枢神経系など各臓器にも広く作用する物質です。この脳への作用に影響して悪夢や攻撃性、自殺行動を起こします。米国では自殺など重大な精神症状を起こしうるとの最大級の警告がされています。特に小児で影響が大きく、命にかかわらないアレルギー性鼻炎に使うのはよくありません。

⑤その他抗アレルギー剤

トラニラストや**ラマトロバン**は、日本だけのローカルドラッグです。

⑥血管収縮剤

血管を収縮させると、充血や腫れが軽くなり、鼻が通りますが、傷ついた鼻粘膜の修復に必要な酸素をはじめ、さまざまな栄養分の供給が滞り、かえって鼻炎は悪化します。鼻の粘膜だけではなく、全身の血管を収縮させますから、当然ながら血圧が上がり、若くして脳出血を起こしたり、心筋梗塞や心不全、腸管の壊死を起こすこともあります。

その代表例が、かつての市販薬の多くに含まれていたフェニルプロパノールアミン（PPA）です。これは、アドレナリン系の中でも、血管収縮作用の強い成分で特に危険だと、二〇〇三年八月、国が指導して順次プソイドエフェドリン（PSE）含有の新製品に切り替わりました。ですが、これにも似た作用があります。

漢方薬の「小青竜湯（しょうせいりゅうとう）」も、アレルギー性鼻炎の適応で販売されています。米国では、野球選手が急死した事件をきっかけに、その成分・麻黄（まおう）（別名「エフェドラ」もエフェドリン系物質の混合物）含有のサプリメントが規制の対象となっています。

血管が広がるのは、修復に必要な栄養分や酸素を大量に送り込む必要があるからで、回復するには通らなければならない現象です。薬剤で収縮させるのは、逆効果です。

花粉症やアレルギー性鼻炎の患者さんは、ここ二〇年くらいで非常に増えてきました。さまざまな原因が考えられますが、食べ物をはじめ、生活や環境のいたるところに存在する化学物質にさらされ、体が過敏になることが関係していると考えられます。睡眠不足や精神的ストレス、栄養バランスの崩れも関連があるでしょう。究極の予防法は、避けられる化学物質をできる限り避け、アレルゲンを避けること。薬より防護が大切です。

26 花粉症・アレルギー性鼻炎の薬

※薬剤の名称は、・一般名【商品名】の順に記載してあります。

必要

抗アレルギー剤

- クロモグリク酸（点眼、点鼻）
  【インタール、クロモグリク酸、ルゲオン】

→有効で、もっとも害作用が少ない

限定使用 ほかに薬剤がない、症状には限定的に使用すべきなどの場合

眠気の出る抗ヒスタミン剤*

- ジフェンヒドラミン【レスタミン、ジフェンヒドラミン】
- クロルフェニラミン
  【ポララミン、アレルギン、ネオレスタミン、クロルフェニラミン】

→口が渇く、眠気などの作用が結構強いので、乗り物や機械の運転はしないように。前立腺肥大や緑内障がある人には使えない。安価

眠気の少ない抗ヒスタミン剤

- フェキソフェナジン【アレグラ、フェキソフェナジン】
- ロラタジン【クラリチン、ロラタジン】
- デスロラタジン【デザレックス】
- エバスチン【エバステル、エバスチン】

→眠気が少ないので、気づかず過剰に服用することになり、不整脈の危険あり。ただし、インフルエンザなど感染症にかかると、脳内に移行する

抗ヒスタミン剤はすべて、小児（幼いほど）に低血糖から脳症を起こす危険がある。ステロイド剤や去痰剤（痰切り）を併用しているとなりやすい。また、抗ヒスタミン剤と、抗ヒスタミン系の抗アレルギー剤が併用されて、しばしば倍量処方になりやすい。

*ほかの大部分の抗ヒスタミン剤、抗ヒスタミン剤系抗アレルギー剤も眠気が出る

危険

抗ヒスタミン剤系抗アレルギー剤

• オキサトミド【オキサトミド】

→抗アレルギー剤として使用されているが、実際は抗ヒスタミン剤。筋肉の異常緊張や乳汁分泌、月経不順、高齢者ではパーキンソン症状などの害作用がある

その他の抗アレルギー剤

• トラニラスト【リザベン、トラニラスト】

→抗アレルギー作用とともに、アレルギーを促進する作用もあり、出血性膀胱炎など重い害作用がある。日本のローカルドラッグ

• ラマトロバン【バイナス、ラマトロバン】

→2種類の炎症にかかわる物質の拮抗剤とされるが、日本だけで販売されているローカルドラッグ

ステロイド剤／抗ヒスタミン剤の合剤

• ベタメタゾン＋d−マレイン酸クロルフェニラミン【エンペラシン配合錠、サクコルチン配合錠、セレスタミン配合錠、セレスタミンシロップ、ヒスタブロック配合錠、プラデスミン配合錠、ベタセレミン配合錠】

→長時間作用型のステロイド剤入りであることを意識せず、しばしば安易に長期間処方されている。1日1～2錠で副腎は抑制され、ステロイド依存になる

局所ステロイド剤

• フルチカゾン【フルチカゾン、フルナーゼ（点鼻液）など】

→吸収され、全身への影響から、副腎の機能が抑制される危険性がある。抗ヒスタミン剤、抗アレルギー剤の種類により、フルチカゾンの血中濃度が持続する恐れあり

危険

血管収縮剤

- プソイドエフェドリン
【〔市販薬〕アネトンアルメディ鼻炎錠、ジキニン鼻炎AG顆粒、パブロン鼻炎錠Sなど多数】
- プソイドエフェドリン＋フェキソフェナジン
【ディレグラ配合錠、プフェキソ配合錠】
- メチルエフェドリン【〔市販薬〕アルペン子ども点鼻シロップなど】
- ナファゾリン【プリビナ（点鼻液）】

→血管収縮作用が強いので血圧が上昇し、脳出血の危険がある。体のあちこちで虚血が起こりやすくなる。特に高齢者では要注意

※一般用薬品「ダンリッチ」は2003年12月で出荷停止。フェニルプロパノールアミンは順次、類似のプソイドエフェドリンに切り替えられた。

ロイコトリエン受容体拮抗剤

- モンテルカスト【キプレス、シングレア、モンテルカスト】
- プランルカスト【オノン、プランルカスト】

→アレルギー性鼻炎には、利益よりも、悪夢や攻撃性、自殺行動など精神症状の害が大きく、勧められない

七章

胃・腸・肝臓の薬

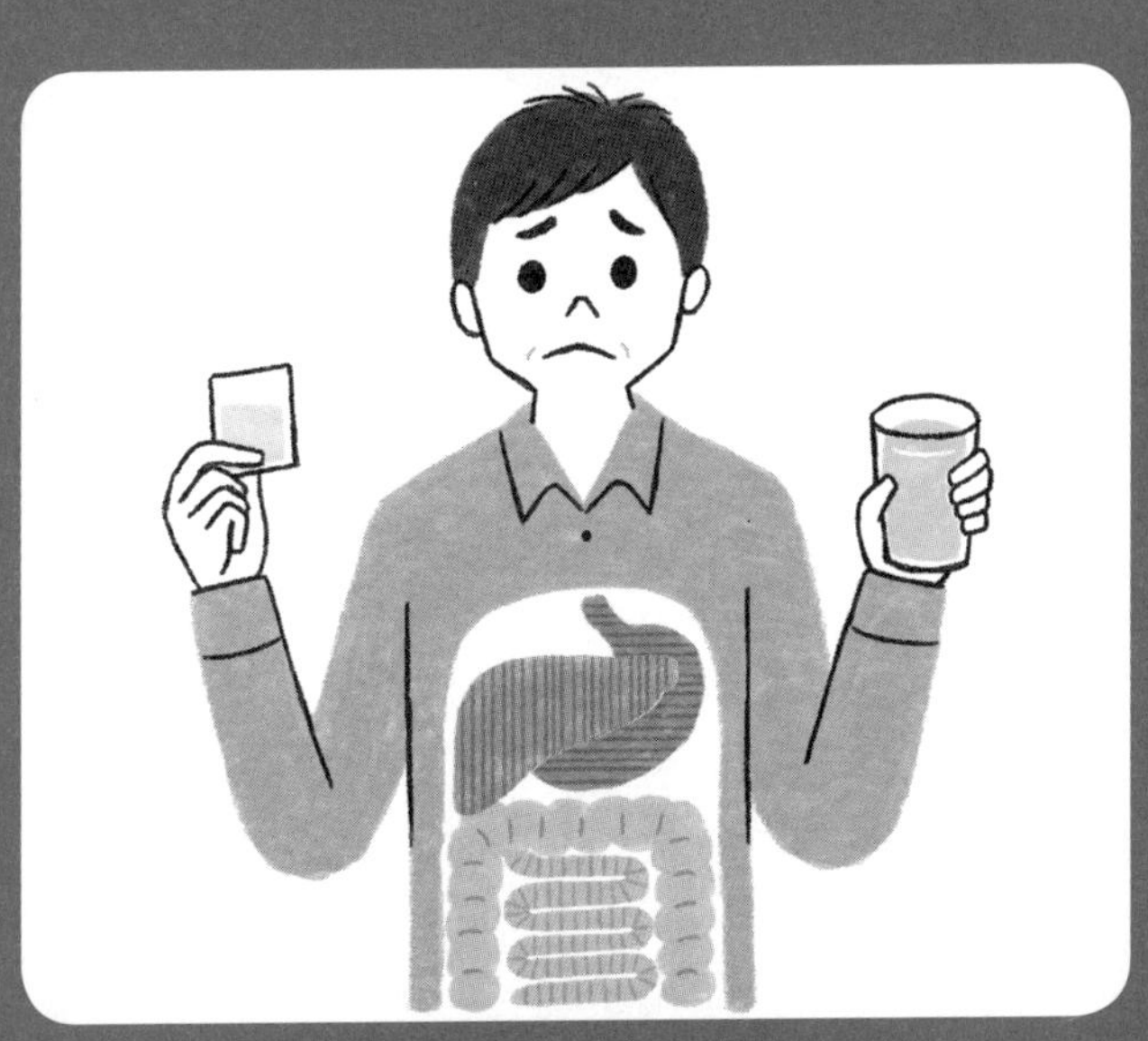

27 胃・十二指腸潰瘍の薬
全身への害に要注意!

食べ過ぎ、胃もたれ、二日酔いで胃がムカムカ、何とかしたい! 気持ちはわかりますが、このような症状は時間が解決してくれます。胃腸薬といっても抗潰瘍剤、吐き気止め、消化剤（消化酵素剤）、便秘用剤、整腸剤、下痢止め、利胆剤、痔疾用剤、潰瘍性大腸炎用剤など、多種多様です。ここでは、胃腸薬の代表格、胃・十二指腸潰瘍に用いる薬剤を中心にお話しします。

胃・十二指腸潰瘍の薬は六種類で十分

胃には、食べ物と一緒に、体に有害な菌やウイルスなどが入ってきます。強力な酸（塩酸）を主成分とする胃酸によって、有害なものを殺菌します。胸やけが起こるのは、胃酸が食道にまで逆流したためです。食道は胃酸で傷つくのに、胃の粘膜は胃酸がたっぷりあっても平気です。これは、胃の粘膜が分厚い粘液に守られているからです。アルコールの暴飲で胃が不快になるのは、アルコールから変化したアセトアルデヒドの中毒で脳が刺激されることと、この粘液が溶かされ、胃壁が直接胃酸の攻撃にさらされ、荒れるからです。

ところで、以前は完全に無菌状態と考えられていた胃の中に、菌がいることがわかりました。「ピロリ菌」（正しくは「ヘリコバクタ・ピロリ」）が胃・十二指腸潰瘍の原因として重視されるようになり、胃・十二指腸潰瘍の治療方法はすっかり変わりました。以前は胃酸を抑え、粘膜を保護すると称する薬剤が主な治療法だったのですが、現在はピロリ菌を抗生物質で消滅させるので、胃・十二指腸潰瘍が治りやすくなりました。ただしこれは、現に胃・十二指腸潰瘍がある場合です。予防的なピロリ菌の除菌は勧めません。

胃・十二指腸潰瘍の原因も、大きく二つに絞られてきました。ピロリ菌と、抗炎症解熱鎮痛剤を使用していることが二大原因です。もちろん、ストレスや喫煙、特に喫煙は無視はできません。タバコを吸っている人は止めましょう。

世界の医学の教科書に載っている胃・十二指腸潰瘍用の薬剤は、次の六つです。

①胃酸を中和するもの（制酸剤）

②胃潰瘍の面に膜を張って、胃酸の攻撃を防御するもの（スクラルファート）
③H_2ブロッカー（胃酸を抑える）
④プロトンポンプ阻害剤（胃酸を抑える）
⑤非ステロイド抗炎症剤により潰瘍ができるのを抑える薬剤（ミソプロストール）
⑥ピロリ菌を排除するもの（抗生物質）

しかし、日本にはこのほかに三〇種類あまりの不要な薬剤があります。二〇〇三年四月に発表された厚生労働省研究班の胃潰瘍診療ガイドラインでも、約二〇種類の薬剤が「推奨しない」とされました。なかには、効かないだけでなく、危険なものもあり、それでいて高価ときていますから、たちが悪い。308〜309ページの表に挙げた「危険」なものには、特に気をつけましょう。

日本発・世界的評価の高いスクラルファート

先に挙げた六種類は、胃・十二指腸潰瘍の治療に必要ですが、よく使われている割に、害があまり知られていないのが、H_2ブロッカーと、プロトンポンプ阻害剤です。

一方、世界的には評価が高いのに日本での評価は低く、しかも安価なため、あまり使用されていないのがスクラルファートです。これは、日本の中外製薬が開発したアルミニウム化合物です。胃酸を中和し、潰瘍面のたんぱくと結合して膜を張り、胃酸の攻撃から胃を守ります。潰瘍の再発率がH_2ブロッカーよりも少なく、感染症などの全身的な害が少なく、よい薬です。重症患者のストレス潰瘍の予防にも、H_2ブロッカーより優れていま す。ただし、少し便秘しやすく、食前服用でないと効果がありません。

有効だけど害も多いH_2ブロッカー

さて、H_2ブロッカーについて。効き目は確かですが、せん妄、つまり急性の認知症様症状を起こすことの多い要注意の薬剤です。ほかの薬剤で胃が荒れるのを抑えるために、胃・十二指腸潰瘍でなくても、病院では点滴などに入れて頻繁に使用されます。

郷里に住む当時八七歳だった私の父が、胃潰瘍の出血で入院し、ICU（集中治療室）でせん妄状態となりました。高齢ですから、H_2ブロッカーでせん妄が起こる危険が高かったので、常用量の半分にしてもらったはずですが、使いはじめてから三回目、入院翌日の夕方の点滴後二～三時間してから（このころに起こることが多い）、起き上がって「帰る」など無理なことをいい出し、つき添っていた姉を困らせました。

姉からの電話で、すぐにH_2ブロッカーの「ガスター」が原因だとわかったので、当直医に翌日から止めてもらうように依頼しましたが、当直医は「ＩＣＵ入院で不安になったため」、つまり「ＩＣＵ症候群」だといってゆずりません。何度も話して、何とか中止してもらったところ、その翌日には（ＩＣＵに入ったままでしたが）症状はなくなりました。ＩＣＵ症候群ではなく、「ガスター」によるせん妄であったことがはっきりしました。

肺がんの四〇歳代の男性がホスピスに入院しました。高カルシウム血症治療のための薬剤が点滴され、腹痛があったため「ガスター」（H_2ブロッカー）の点滴も始まりました。翌日、導尿していた管を切ろうとするなど、急激に興奮しはじめました。H_2ブロッカーによる典型的なせん妄の害反応でした。しかし、主治医はモルヒネやステロイド剤の影響を疑い、いろいろ試みたものの、肝腎の「ガスター」の点滴は続けたままでした。だんだん悪化し、とうとう強力な精神安定剤（神経遮断剤）が使用され、その害作用により筋肉の緊張が高まり高熱となり（悪性症候群という状態）、最終的には解熱剤でショック状態となり、亡くなりました。「ガスター」実施前にはせん妄はなかったのですから、「ガスター」を中止していれば何事もなく治まっていたはずです。これは裁判で因果関係が争われましたが、裁判所も理解できなかったために敗訴した残念なケースです。

H_2ブロッカーは、胃酸分泌に関係するヒスタミンH_2受容体を抑え、胃酸分泌を抑制します。胃・十二指腸潰瘍の治療を一変させ、手術が必要だった人も手術を免れるようになったほどの優れた薬ですが、せん妄に関する知識が、医師にあまり浸透していません。

ヒスタミンは体の防御機能を担っている重要な化学物質の一つ、炎症反応の重要なもので、炎症を始まらせるときに必要ですが、傷の治りかけにかゆくなる現象からわかるように、炎症を終わらせるときにも必要です。H_2ブロッカーは、その働きを抑え、胃酸だけでなく、必要時に白血球や血小板が増えるのも抑えます。そのため、感染症が起こりやすくなるのです（胃酸が減って菌が増殖しやすくもなる）。リンパ球の働きも抑えるため、自己免疫疾患を起こしたり、軽い自己免疫疾患が重症化したり、ほかの薬剤性アレルギーが悪化しやすくなります。そして炎症の終了に働いているヒスタミンを抑えると、炎症反応がなかなか完了しません。つまり、傷や感染症の完全な治癒が遅れてしまいます。

H_2ブロッカーは、神経や精神にも作用します。服用量が多すぎたり、高齢者や腎臓や肝臓が悪い人、がんの末期で高カルシウム血症を起こしているような人では、せん妄やけいれん、白血球減少や感染症などが出やすいので、特に注意が必要です。

多用されている割に、せん妄や自己免疫疾患の悪化、感染症の悪化などが生じることは、あまり知られていません。市販の胃薬にも使われ、宣伝もよくされていますが、長期に使用するのは危険です。たかが胃腸薬と、あなどるべからず。

プロトンポンプ阻害剤も有効だが、全身に害

胃酸の酸の元、水素イオン（H＋）をプロトンといいます。胃粘膜にあり、酸（プロトン）を胃内に汲み出す装置が「プロトンポンプ」、その作用を抑えるのがプロトンポンプ阻害剤（PPI）です。H$_2$ブロッカー以上に強力に胃酸を抑えるので、胃・十二指腸潰瘍の人には必須です。しかし、胃潰瘍には八週間、十二指腸潰瘍には六週間までと、使用期間が制限されています。効果は確実ですが害も大きく、必要最小限にとどめる必要があるからです。

細胞が正常に働くのに必要な別のタイプのプロトンポンプが体のほとんどの細胞にあります。プロトンポンプ阻害剤は、このポンプにも影響して、神経や各種細胞の働きを鈍くします。免疫細胞の働きが弱まれば、がんや肺炎など感染症につながりますし、骨や細胞に働けば、骨粗しょう症、さらに、認知症も起こります。ところが、逆流性食道炎に長期に用いられ、一〇年には**ランソプラゾール**（商品名「タケプロン」）が、低用量**アスピリン**

や、非ステロイド性抗炎症剤使用の際の胃・十二指腸潰瘍の再発抑制目的で承認されました。心筋梗塞や脳梗塞の再発予防に、低用量アスピリンと「タケプロン」が併用されれば、もとの病気の症状が強くなり、種々の合併症を増やすことにつながります。

ピロリ菌除菌は勧めない

最後に、ピロリ菌除去についてお話ししておきます。腸の中には、善玉菌も悪玉菌もバランスよくいて、普段は悪さをしません。悪玉菌の代表はクロストリジウム菌です。これは一歳までに一〇〇%の子どもが感染し、その後自然にほとんど除菌されます。しかし、抗生物質やステロイド剤、H_2ブロッカーやプロトンポンプ阻害剤、抗がん剤などが用いられると、潜んでいたクロストリジウム菌がはびこります。胃潰瘍・十二指腸潰瘍がないピロリ菌陽性の人を、プロトンポンプ阻害剤と抗生物質を用いて除菌した場合と、プラセボ（偽薬）を用いた場合で一五年間追跡した調査があります。胃がんは減りましたが、総死亡率は統計学的に有意ではないとはいえ、一四%増えていました。ほかのがんや感染症が増加したためです。予防的なピロリ菌除菌は勧めません。

必要

①制酸剤

- 炭酸水素ナトリウムなど【重曹、ドライ・ゲルなど多数】

②アルミニウム化合物

- スクラルファート【アルサルミンなど】

③H2ブロッカー

- ファモチジン【ガスターなど】
- シメチジン【カイロック、タガメットなど】

④プロトンポンプ阻害剤

- オメプラゾール【オメプラゾン、オメプラールなど】
- ランソプラゾール【タケプロンなど】

⑤プロスタグランジン系製剤

- ミソプロストール【サイトテック】

⑥ピロリ菌除菌用抗生物質

- クラリスロマイシン【クラリシッド、クラリスなど】
- アモキシシリン【アモリン、サワシリンなど】

→コメントは本文参照。従来のプロトンポンプ阻害剤と異なる方式でプロトンポンプを強力に阻害する、とされるボノプラザン「タケキャブ」は、日本の臨床試験では従来のプロトンポンプ阻害剤よりも優れていたが、海外の試験では再現性がなく、欧米ではあまり評価されていない（欧州では未承認）

危険

亜鉛化合物

- ポラプレジンク【プロマック顆粒、ポラプレジンク】

→胃を刺激し、潰瘍が逆に悪化することもある。量を増やすと、より強く胃を刺激する。しかも高価

不要

- レバミピド【ムコスタ】
- エカベトナトリウム【ガストローム】
- セトラキサート【ノイエル】
- アズレン+Lグルタミン【マーズレン】
- イルソグラジン【ガスロンN】
- 幼牛血液抽出物【ソルコセリル】(注射剤)
- テプレノン【セルベックス】
- ソファルコン【ソロン】

→有効性の確実な証明はなく、安全性についても問題がありうる。このほか、「危険」に分類したものも含めて、合計30種類あまりが無効、あるいは危険性がありうる

危険

強力精神安定剤系抗潰瘍剤

- スルピリド【スルピリド、ドグマチール】

→高齢者でパーキンソン病やうつ病、痴呆様の症状が出ることもある。筋肉が勝手に動き、精神異常と間違われ、向精神薬を使われることもある

止血剤系

- ベネキサート【ウルグート】

→脳梗塞や心筋梗塞を起こしやすく、再発しやすくなる

28 下痢・便秘の薬

薬に頼る前に、原因を見直す

便が水のような液状か、軟らかい半液状になった場合を、下痢といいます。逆に便秘は、水分の少ない硬い便で、それまでより排便回数が少なく、出にくくなった状態です。下痢も便秘も、気分が不快にならなければ、特別病気と考える必要はありません。

抗生物質が不要な下痢

下痢は、大腸の中に大量の水や油がたまって、吸収されないことで起こります。大腸の中に大量の液がたまる理由は、主に三つあります。

①腸の中に侵入した異物や細菌、ウイルスを排除するため腸に炎症が生じた場合、②大量の水（特に冷たい水）や油が一度に大腸内に入る場合、③ホルモンや薬剤、ストレスなどで腸の中に水分が分泌されたり腸の運動が高まる場合、です。

多くの下痢は、異物を排除するための一種の防御反応ですから、薬で下痢を止めると治りが遅くなります。無駄に薬を使わないためには、下痢の種類を知る必要があります。下痢で医者にかかると、よく抗生物質や水分吸着剤、腸の動きを止める薬剤などが処方されます。しかし、腸内にはもともとたくさんの細菌がバランスを保って棲んでいます。抗生物質を使うと、そのバランスを大きく崩すため、下痢がかえって治りにくくなります。ノロウイルスなどウイルス性の下痢に、抗生物質はけっして使ってはいけません。サルモネラやO-157のような細菌による下痢もありますが、ほとんどは自然に治っていきます。抗生物質は必要ありません。ただ、下痢がいろいろな病気のはじまりであることがあります。長引く場合には、潰瘍性大腸炎や膵炎、食物アレルギーや薬剤アレルギーでないかを確かめましょう。

下痢を止めるために水分を吸収する薬（いわゆる下痢止め：**ケイ酸アルミニウム**）には鉛が含まれており、よくありません。腸の動きを止める薬には、「**ロートエキス**」や**アトロピン**、**ブチルスコポラミン**（商品名「**ブスコパン**」）などの副交感神経を抑える薬剤、**リン酸コデイン**や、その仲間の**ロペラミド**（商品名「**ロペミン**」など）がありますが、使用すると原因物質の排除が遅れます。細菌性やウイルス性の下痢、特に熱のある下痢に使うと、治りが悪くなります。腸炎が重症化すると腸が麻痺し、壊死性の腸閉塞を起こすこともあります。**ロペラミド**は、米国では六歳未満、日本でも二歳未満の小児には使えません（禁忌〜原則禁忌）。大人でも、熱のある下痢には使わないことです。

吐き気止めも、子どもの下痢にともなう吐き気には効果がなく、厄介な害作用があるので、避けたほうが無難です。

下痢、便秘の原因を見直す

脱水にならないように温かい水分（番茶や味噌汁、スープなど）をとり、温かいものを食べて安静にしていれば、ノロウイルスなどによる下痢は二〜三日で自然に治まります（冷たい水分は下痢を誘発するので避けること）。ただし、嘔吐が激しく、ぐったりし、舌が乾き、目がくぼみ、尿が少なく濃く、体が冷たくなっていて、ふだんの体重に比べて七％以上体重が減った場合は、脱水が相当強い状態です。小児や高齢者では、比較的こうした脱水になりやすいので、そのような場合には受診し、点滴などの処置を受けましょう。

感染症でない下痢に、対症療法的に腸の動きを緩める薬剤を用いるのは構いません。しかし、下痢止めをのむ前に、下痢を起こす薬剤（抗生物質や非ステロイド抗炎症剤など多数）

をのんでいないか、服用している薬を確認し、見直してみてください。

また、便秘には、放置すれば命にかかわる便秘と、そうでないものがあります。便やガスが出ず、ぐったりする場合や、だんだんと便が出にくくなる、便が細い、下痢と便秘を繰り返すなどの症状は大腸がんによる場合があるので、受診が必要です。それ以外の便秘は、線維性の食事の不足やストレス、不規則な排便習慣、腸管運動を鈍らせる薬剤（降圧剤や安定剤）などで起こります。便秘の治療を薬に頼る前に、食習慣や排便習慣、使っている薬剤を見直してみてください。「便が出ない」と言う人の中に、下痢で便が軟らかくなり、出そうで出ないのを「便秘」と言う人がいます。間違えないようにしましょう。

だめ!「正露丸／セイロガン」

「**正露丸**」または「**セイロガン**」の主成分クレオソートは、製法はどうあれ、フェノール一四・五％、クレゾール一六・八％などの消毒剤を含むフェノール系化学物質の混合物です。フェノール系化学物質クレオソートは、細胞毒です。ＷＨＯ（世界保健機関）の外部組織・国際がん研究機関（ＩＡＲＣ）の分類で、ヒトに対する発がんの証拠は限られていますが動物に対する発がんの根拠は十分で、全体として見て、「たぶん発がん物質」に分類されています。神経や血液、腎臓をも傷害します。

動物実験では、下痢を抑える量を三カ月から二年間用いると貧血が起こり、ヒトが使う量の三〜三・五倍で腫瘍ができ、腎臓萎縮が生じています。安全な量がどの程度なのか不明です。ある六〇歳の男性は、七日間に常用量の約四倍（約二五〇個）の「**正露丸**」をのんで腸が麻痺して腸閉塞になり、小腸壊死のため八〇cmも小腸を切除し、尿毒症になりましたが、透析で一命をとりとめました。つまりヒトでも、たかだか四倍の量を服用すると、一週間で死亡しかねないのです。添付文書（薬の説明書）には、「五歳未満には禁忌」「水や白湯なしでは絶対服用しない」など、〝絶対してはいけない〟ことが四つもあります。「**正露丸／セイロガン**」をのむのは止めましょう。

ウイルス性腸炎はこわい病気ではありません。手洗いを励行し、加熱調理を心がけ、かかったら温かいものを食べ、水分と塩分を補給して安静にすれば、二〜三日で治ります。

乳糖を分解する酵素が少なく牛乳をのむと下痢を起こす乳糖不耐症の人がいます。ごく少量からはじめて少しずつ量を増やす方法の有効性が臨床試験で確認されています。

また、還元水飴やキシリトールなど糖アルコールを低カロリーの甘味剤として含んでいるのど飴を何個か食べると下痢を起こす人がいます。下痢をしない程度に控えましょう。

下痢治療・予防の原則

1 急性の下痢、感染性の下痢は、「下痢止め」で止めない。吐き気止めも不要

2 明らかな下痢の原因があれば、薬なども含めてそれを避ける

3 水分と電解質（塩分）の補給が基本（ただし冷たいものはよくない）

4 乳酸菌製剤は使ってもよい

5 過敏性腸症候群などの慢性下痢には、腸の動きを和らげる薬（抗コリン剤）を必要に応じて

6 予防は、日ごろの健康管理（栄養、運動、休養）と手洗い励行、加熱調理を心がけること

急性下痢に使ってよいもの

電解質剤

- 電解質剤【ソリターT顆粒2号、3号】

→冷たいものは下痢を誘発する

乳酸菌製剤

- ビフィズス菌
【ラックビー、ビオスミン、ビオフェルミン、ビフィスゲン】

→まれに過敏症。腸切除後に大量使用でアシドーシス（酸血症）を生じうる

急性下痢に使ってはいけないもの

モルヒネ様物質

- ロペラミド【ロペミンなど】
- リン酸コデイン【コデインリン酸塩】
- リン酸ジヒドロコデイン【ジヒドロコデインリン酸塩】

→感染性下痢、炎症性腸疾患には大人も小児も禁忌。6歳未満はほかの下痢にも禁忌。高齢者も要注意。感染でない激しい下痢にのみ、短期間だけ可

鎮痙剤（抗コリン剤）

- ブチルスコポラミン【ブスコパン、ブチルスコポラミン】

→機能性下痢にのみ適応、「細菌性下痢」は添付文書上も禁忌

- チメピジウム【セスデン、チメピジウム】

→適応症として「腸炎」があるが、基本的には上記と同じ

- アトロピン【アトロピン】

→「下痢」関係の適応症はなし

急性下痢に使ってはいけないもの

抗生物質

• 種々【種々】

→入院を要する重症例の一部（MRSA、赤痢等）に要し、ほかは無用

吸着剤

• ケイ酸アルミニウム【〔天然〕アドソルビン】

→無効。下痢による脱水症状を改善しないだけでなく、鉛で汚染されている。鉛には神経・血液・腎臓・心血管・生殖へのさまざまな毒性があり有害

制吐剤

• メトクロプラミド【プリンペラン、メトクロプラミド】

→無効。筋緊張異常（小児）やパーキンソン（高齢者）等害作用に注意。重い不整脈でショックや、突然死の危険もありうる

• ドンペリドン【ナウゼリン、ドンペリドン】

→無効、危険。神経系の害作用は少ないが、脱水などで血中濃度が高まると、重い不整脈でショックや、突然死の危険もありうる

急性下痢・慢性下痢とも使ってはいけない

止瀉剤

• クレオソート製剤【正露丸、セイロガン】

→細胞毒。下痢や痛みが止まるのは、神経が麻痺するため

下痢を起こす薬剤

αグルコシダーゼ阻害剤

- アカルボース【グルコバイ】、ボグリボース【ベイスン】など

吸収不良糖類

- キシリトール、ソルビトール、ラクツロース【ラクツスNF】など

塩類下剤

- マグネシウム剤

抗生物質

- 種々

抗菌剤

- 種々

放射線

- 放射線

抗がん剤

- 種々、特にイリノテカン、ゲフィチニブ【イレッサ】など

免疫抑制剤

- 種々

刺激性下剤

- センナ【種々】、ビサコジル【テレミンソフト、コーラックなど種々】、ピコスルファートナトリウム【ラキソベロン、ピコスルファート】

緩下剤（新薬）

- ルビプロストン【アミティーザ】
- リナクロチド【リンゼス】

プロスタグランジン製剤

- ミソプロストール【サイトテック】、ジノプロストン【プロスタグランジンE2、プロペウス腟用剤】

経口人工妊娠中絶用剤

- ミフェプリストン＋ミソプロストール【メフィーゴパック】

→下腹部痛や嘔吐、下痢は10%以上と高頻度に生じる

コリン作動剤

- ジスチグミン【ウブレチド】など

下痢を起こす薬剤

α1遮断剤（αブロッカー）
- プラゾシン【ミニプレス】、ドキサゾシン【カルデナリン、ドキサゾシン】

抗ドパミン剤（吐き気止め）
- ドンペリドン【ナウゼリン、ドンペリドン】、メトクロプラミド【プリンペラン、メトクロプラミド】

抗精神病剤
- クロルプロマジン、ハロペリドールなど種々

SRI（抗うつ剤）
- パロキセチン【パキシル、パロキセチン】、フルボキサミン【デプロメール、ルボックス、フルボキサミン】

ジギタリス製剤
- ジゴキシン

利尿剤（ループ利尿剤）
- フロセミド【ラシックス、フロセミド】

利胆剤
- ケノデオキシコール酸【チノカプセル】
- ウルソデオキシコール酸【ウルソ、ウルソデオキシコール酸】

抗不整脈剤
- キニジン

金製剤
- オーラノフィン

アナフィラキシー反応として
- 種々

便秘に比較的安全なもの

膨張性下剤（水分を含んで便を増量する）

- カルメロースナトリウム【カルメロースナトリウム】

→水分を含んで便を増量する

- プランタゴ・オバタ種皮（2004年に医薬部外品となった）

→車前子（シャゼンシ）の種皮。センナやビサコジルなどよりは安全

浸透圧性下剤（便の水分を増やし便を軟化）

- ポリエチレングリコール【モビコール配合剤】

→酸化マグネシウムの代わりに、便秘の第一選択薬剤として推奨。ただし、まれに生じうるアナフィラキシーには注意が必要

- 酸化マグネシウム【酸化マグネシウム、マグミット】

→腎障害の人はマグネシウムが蓄積するので、要注意。食事や排便習慣の見直しは必須

便秘に連用してはいけないもの

刺激性下剤（センナ類）

- センノシド【プルゼニド、センノシド】
- センノシドA、B【アローゼン】
- センナ・センナジツ【ピムロ】
- センナエキス【アジャスト、ヨーデルS】

→強い刺激作用があり、腸粘膜の神経を傷害して腸の動きがますます麻痺するため、習慣性になりやすい。連用は禁物

連用している人は、食事と排便の習慣を見直すことが必須。

危険

刺激性下剤

- ビサコジル【テレミンソフト　〔市販薬〕コーラック】
- ピコスルファートナトリウム【ピコダルム、ラキソベロン】

→より強い刺激作用がある。腸粘膜の神経を傷害して、腸の動きがますます麻痺するため、習慣性になりやすい

プロスタグランジン製剤

- ルビプロストン【アミティーザ】

→2012年に承認された比較的新しい薬剤だが、利点はなく、妊婦が服用すると流産のおそれがある。ほかに呼吸困難やめまいなどの全身作用がある

グアニル酸シクラーゼC受容体作動剤（大腸菌の毒素由来物質）

- リナクロチド【リンゼス】

→2017年3月に販売が開始された新薬だが、利点はない。効果は安価な標準的な緩下剤より不良で、5人に1人は下痢をし、しばしば重篤になる

連用している人は、食事と排便の習慣を見直すことが必須。

便秘になる薬剤

アルミニウム化合物

- ケイ酸アルミニウム、水酸化アルミニウムゲル、スクラルファート

カルシウム化合物

- グルコン酸カルシウム

→水分を吸収し、便を硬くする

便秘になる薬剤

アトロピン系薬剤（抗コリン剤）

- アトロピン、ブチルスコポラミン

抗コリン作用のある薬剤

- 三環系抗うつ剤：イミプラミン
- 抗ヒスタミン剤：クロルフェニラミン
- 神経遮断剤：クロルプロマジン、ハロペリドール
- 抗不整脈剤：ジソピラミド【リスモダンなど】

麻薬系（オピオイド）

- モルヒネ、リン酸コデイン、ロペラミド【ロペミンなど】

カルシウム拮抗剤

- アムロジピン、ニフェジピンなど多数

ベンゾジアゼピン剤

- 抗不安剤：ジアゼパム、メダゼパム【レスミット】など多数
- 睡眠剤：トリアゾラム【ハルシオン】、ゾルピデム【マイスリー】など多数

非ステロイド抗炎症剤

- インドメタシン、ジクロフェナク【ボルタレン】など多数

鼻閉用薬剤

- 【ダン・リッチ】など多数

咳止め

- コデイン＋エフェドリンなどの合剤

→腸の動きを鈍くする

下剤過剰

- 種々

→腸閉塞の危険。下痢する薬剤を服用して、急にガスも便も出なくなることがある

感染・物理化学物質

- 種々

→抗生物質、放射線、抗がん剤等で強い炎症反応が生じると、最初は下痢を生じるが、腸管臓器としての機能が不全状態に陥ると麻痺するため、便が出なくなる

29 肝臓の薬

抗C型肝炎ウイルス剤に進歩あり

人の体の中で、大きさでも働きのうえでも、もっとも重要な臓器は肝臓です。二〇二一年で、肝臓病による死亡者は年間四・四万人でした。六〇歳代の男性では、がん全体と心疾患、脳卒中に続いて、死因の四位になるほどです。全年齢の死亡四・四万人の内訳は肝がん二・四万人、肝硬変など慢性肝疾患一・八万人、ウイルス肝炎約一九〇〇人で、肝硬変や肝がんの約八割は、C型肝炎によるものです。

〇二年に、血液製剤フィブリノゲンによる薬害C型肝炎が問題になりましたが、過剰な輸血、あるいは予防接種や医療機関での針の使い回しなどで、大規模な薬害肝炎は以前から生じていました。ウイルス肝炎とその後の慢性肝炎、肝硬変、肝がんの大部分が「薬害」そのものです。肝硬変や肝がんの原因は、慢性肝炎が持続することです。その大部分がC型肝炎、次いでB型肝炎、ウイルス以外はアルコールが最大の原因です。一部、薬剤性の劇症肝炎もあります。

肝臓病の治療の基本は、①害が許容できる範囲の抗ウイルス剤を用いる、②B型肝炎の母子感染防止に抗体（HBIG）注射とワクチン、③B型肝炎ウイルスに汚染されたら四八時間以内に抗体（HBIG）を注射、④アルコールなどの肝臓毒を避ける（睡眠剤や安定剤もアルコール類似物質）、⑤免疫力を落とす原因（薬剤など含め）を避ける、⑥免疫力を高めるため栄養や生活リズムを整え、適度な運動をし、睡眠剤に頼らずに睡眠時間を十分確保する、⑦自己免疫性の肝炎に限りステロイド剤が有効——の七つです。

C型肝炎用の抗ウイルス剤

一一年以降、C型慢性肝炎やC型肝炎ウイルス陽性の初期の肝硬変（代償性という）、進行した肝硬変（非代償性）、三歳以上の小児のC型慢性肝炎またはC型代償性肝硬変にも有効な抗ウイルス剤が次々と開発されました。一一年までの抗ウイルス剤の中心インターフェロン（注射）ではウイルス陰性化がよくて五〇％でしたが、一五年に登場した直接作用型抗ウイルス剤（DAA）の**ソホスブビル**（商品名「ソバルディ」）は、**リバビリン**と組み合わせてセロタイプ2型のC型慢性肝炎のウイルスを九五〜九六％持続陰性化させました。また、**レジ**

パスビルとソホスブビルの配合錠（商品名「ハーボニー」）は、日本人に多いセロタイプ1型のC型慢性肝炎に一二週間使って、九九％ウイルス持続を陰性化させることができました。

一九年二月に登場したソホスブビルとベルパタスビルの配合剤（商品名「エプクルーサ」）は真に画期的と言えます。どのタイプのC型肝炎ウイルスにも有効で、既存のDAAが無効であったC型慢性肝炎と代償性肝硬変（比較的軽い肝硬変）に対して、リバビリンと二四週間併用する方法が承認されました。さらに、従来は抗ウイルス剤の対象外であった非代償性肝硬変（進行した重症肝硬変）にも単独で一二週間使用する方法が承認されました。

グレカプレビル＋ピブレンタスビル（商品名「マヴィレット」）は、C型慢性肝炎およびC型代償性肝硬変に対して、成人だけでなく、三歳以上の小児にも使用が承認されました。ただし、小児の非代償性肝硬変への使用は認められていません。

各種のDAAで得られる持続的ウイルス反応の割合は、おおむね九〇％以上のため、プラセボを対照とした比較試験は行なわれておらず、肝硬変や肝がんの予防、総死亡への影響など長期的影響は不明でした。しかし、肝がん手術例で、DAAを使用し始める前の例と、DAAを使用した例で重要な背景因子をよくマッチさせた研究が行なわれ、DAA使用例が非使用例に比較して、肝硬変の重症化や総死亡を著しく改善することがわかりました。

B型肝炎予防と治療

B型肝炎ウイルスの表面たんぱく質（HBs抗原）に対する抗体があれば、完全に感染を防止できます。また、HBs抗原を注射すると、ワクチンとして働きます。抗体がHBIG、抗原がHBワクチンです。現在、B型肝炎に対するインターフェロンの効果は疑問です。長期比較試験で、インターフェロンを使用しない人のほうが、予後がよかったという結果が出ているほどです。

また、抗ウイルス剤のラミブジンは安易に用いられすぎて耐性ウイルスが増えたため、耐性ウイルス用にアデホビルが〇四年（一二年販売中止）、エンテカビルが〇六年、テノホビルが一四年に販売されました。だんだんと耐性ができにくくはなっていますが、C型用抗ウイルス剤と異なり、中止するとウイルス量が多くなるために中止困難となり、長期に使用せざるを得ず、やはり耐性が問題になっています。B型肝炎用の抗ウイルス剤は、活動性と進行が激しい場合に限って用いるべきもので、安易な使用は禁物です。

ほかは無効か危険

肝臓の働きは大変複雑です。肝臓はエネルギーのもとになるブドウ糖の状態を調整し、体の成分になるたんぱく質や脂肪をつくります。また、体の機能を調節する酵素をつくり出し、毒物や薬物を解毒して、体内にできた不要な成分を解毒します。いわば食品工場や貯蔵庫、製造工場、各種の廃棄物処理場をすべて備えた、大工業地帯のような働きをしています。そのそれぞれの働きすべてをよくするなど、とても「困難なこと」と思えます。

「強肝剤」などと称して販売されていた、たとえば「アスパラ」や「グロンサン」は、もともと体内にあり、解毒の際に働きますが、外から補充しても「異物」となるだけで、解毒の助けにはなりません。「ウルソ」は慢性肝炎に使われますが、無効です。小柴胡湯(しょうさいことう)なども慢性肝炎に使われますが、有効の証拠はなく、間質性肺炎など、重大な害が心配にもなります。「チオラ」は、重篤な肝毒性報告があります。

「強力ネオミノファーゲンシー」は、日本だけのローカルドラッグです。弱いステロイド作用があるため、炎症反応は弱まり、肝機能の数値は下がりますが、ウイルスをやっつけているわけではないので、ウイルスが増加する危険性もあります。また、電解質コルチコイド作用があるため、高血圧になりやすく、カリウムも下がりやすく、降圧剤を処方されてしまう人も少なくありません。弱った肝臓に、さらに負担を強いることになるのです。

不要:インターフェロン

C型慢性肝炎とB型慢性肝炎に適応のあるもの

- インターフェロンα【スミフェロン】
- インターフェロンβ【フェロン】
- ペグインターフェロンα-2a【ペガシス】

→上記はいずれも、C型慢性肝炎に適応はあるが、有効性、安全性ともに優れた抗ウイルス剤があるので不要。B型においても、長期有効性の証拠はなく不要

必要

ワクチン

- A型肝炎ワクチン【エイムゲン】

→A型肝炎流行地へ旅行時の予防に有効

- 抗HBs人免疫グロブリン (HBIG)【乾燥HBグロブリン】

→B型肝炎血液汚染事故時の感染予防、母子感染予防にワクチンと併用

- B型肝炎ワクチン【ビームゲン】

→B型肝炎感染予防(母子感染防止にはHBIGと併用で)。ただし、定期接種は害のほうが大きいため、しないほうがよい

抗ウイルス剤

- レジパスビル+ソホスブビル (LDV/SOF配合剤)

→セロタイプ1型のC型慢性肝炎に対して、12週間使用し、ほぼ99%のウイルス持続陰性化が示された。海外の試験から推定して、特別耐性因子を持っていない場合には、8週間用いることで効果は変わらず、害を少なくし、費用も少なくてすむので、耐性検査のうえ、治療することを推奨する。1日1錠=5.5万円、1コース12週間だと460万円と高価。B型肝炎などほかの感染症や骨格系の異常が生じやすくなるので、注意を要する

必要

• ソホスブビル＋リバビリン【ソバルディ+レベトール】

→ソホスブビルはリバビリンとの併用で、セロタイプ2型のC型慢性肝炎に対して12週間使用し、95〜96%でウイルスの持続陰性化が得られた。これまでのインターフェロンを用いた各種治療と比較して、顕著に高い持続陰性化率であり、セロタイプ2型のC型慢性肝炎には、これが標準治療といえる

• ソホスブビル＋ベルパタスビル（SOF/VEL配合剤）【エプクルーサ】

→他の直接作用型抗ウイルス剤（DAA*）が無効であったC型慢性肝炎や代償性肝硬変にリバビリンとの併用で24週間用い、97%が持続性ウイルス陰性化を達成
従来、抗ウイルス剤の対象外であった非代償性肝硬変に対しても、単独で12週間用い、92%が持続陰性化を達成した。持続陰性化を達成した人は肝硬変の重症化が少なく、生命予後もよい

• グレカプレビル＋ピブレンタスビル（GLE/PIB）【マヴィレット】

→C型慢性肝炎またはC型代償性肝硬変におけるウイルス血症の改善に、3歳以上の小児を含めて、8週間の使用が承認されている。他のDAA*が無効であった例については、12週間使用することが認められている。また、成人では、非代償性肝硬変（進行した重症肝硬変）にも単独で12週間使用する方法が承認されている

• リバビリン【レベトール】

→セロタイプ2型のC型慢性肝炎に対し、ソホスブビルとの併用で95〜96%のウイルス持続陰性化が得られた。エプクルーサと併用して他のDAA*が無効例にも有効（エプクルーサ参照）

DAA*：直接作用型抗ウイルス剤

必要

ホルモン剤

- ステロイド剤【各種】

→自己免疫性肝炎にのみ有効

超限定使用

抗ウイルス剤（B型肝炎ウイルス用）

- ラミブジン（LAM）【ゼフィックス】
- エンテカビル（ETV）【バラクルード】
- テノホビル ジソプロキシルフマル酸塩（TDF）【テノゼット】
- テノホビル アラフェナミド（TAF）【ベムリディ】

→ウイルスの増殖を一時的に抑制するだけなので中止すると再燃しやすく、一度使いはじめると、中止がほとんど不可能。しかも耐性がきわめてできやすい。著しく重症の活動性肝炎にのみ限定

無効・不要

- グルタチオン【タチオンなど】
- メチルメチオニンスルホニウムクロリド【キャベジン】
- 肝臓加水分解物【レナルチン】
- ジクロロ酢酸ジイソプロピルアミン【リバオール】
- アデノシン3リン酸2ナトリウム【アデホス、ATP、トリノシンなど】
- ポリエンホスファチジルコリン【EPL】

不要

胆汁酸製剤

- ウルソデオキシコール酸【ウルソ、ウルソデオキシコール酸】

→胆汁排泄剤。肝炎には無効。閉塞性黄疸には禁忌

グリチルリチン含有製剤

- 強力ネオミノファーゲンシー（代表名として）
【強力ネオミノファーゲンシー、ニチファーゲン、ネオファーゲン】

→ステロイド剤様の作用あり。GOTやGPTは確実に低下するが、中止で反跳あり。高血圧や低カリウム血症を起こしやすい

- グリチルリチン【グリチロン】

→甘草の主成分。上記ほどではないが同様の傾向あり

漢方製剤

- 小柴胡湯
- 大柴胡湯去大黄

→漢方製剤。無効。間質性肺炎の害があり、特にインターフェロンとの併用は禁忌

不要

臓器抽出製剤

• ヒト胎盤抽出物【ラエンネック】

→無効。胎盤エキスとして高価格自費診療が横行している

• 肝臓エキス・フラビンアデニンジヌクレオチド
【アデラビン9号（注射）】

→肝臓抽出製剤、慢性肝炎には無効

その他

• プロパゲルマニウム【セロシオン】

→ゲルマニウム剤、免疫賦活剤。無効

• チオプロニン【チオラ】

→無効。重篤な肝毒性の報告がある

八章

心臓の薬

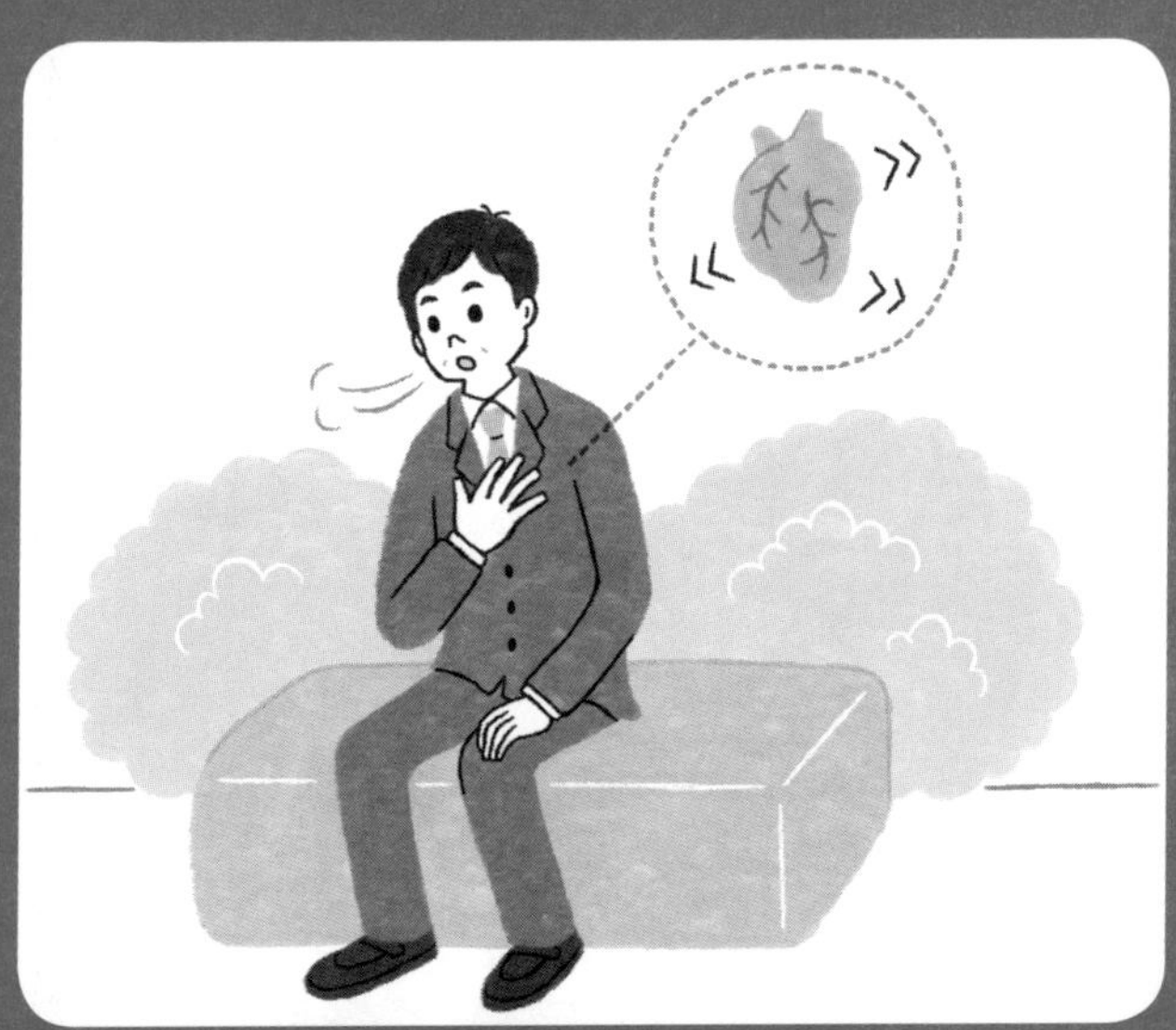

30 狭心症の薬

治療は心臓の〝仕事〟を減らすこと

狭心症の特徴的な症状は、心臓部の痛みです。主に左胸の前あたりですが、みぞおちあたりの痛みや、左肩が凝るといった症状で現れることもあります。心臓に酸素を送る血管（冠血管）内に血のかたまり（血栓）ができて狭くなり、運動時やストレスがかかったときに必要な酸素が供給されないために、危険信号として発せられます。はじめて狭心症発作が生じた人は、血栓が成長しはじめている可能性があるため、心筋梗塞に移行する危険性が高く、もっとも警戒が必要な状態といえます。心筋梗塞並みに扱い、入院が必要です。

狭心症の治療には？　ニトロは慎重に

安定した狭心症の場合の治療には、以前は冠血管を広げる薬が効くと考えられましたが、いまでは心不全と同様、無駄なエネルギーを使わせなくする治療が基本です。そのためには、短期に使うには硝酸剤（ニトログリセリンなど：以下ニトロ）、長期に使うにはβ遮断剤が有効です。カルシウム拮抗剤は短期には効きますが、体内に水がたまりやすくなり、心不全になりやすいので長期使用は避けましょう。

硝酸剤（ニトロ）は短期の効果は抜群です。ニトロは冠血管よりも静脈を拡張する力が強いため、心臓へ戻る血液を減らし、心臓の負担を軽くして狭心症に効きます。心不全による呼吸困難は、心臓に押し寄せたたくさんの血液を処理しきれないために生じます。狭心症の胸の痛みも、同様にして起こることが多いのです。心臓へ戻る血液を減らすもっともてっとり早い方法は、体を動かす頻度と姿勢を変えることです。動いているときに発作が起これば立ち止まり、寝ていて発作がきたら座って深呼吸をします。ベッドを使っている人は起き上がり、足をベッドの下に垂らすと、より効果的です。これだけで症状が治まることが多いはずです。それで治まらないときには、座った状態でニトロを使います。立ったままでは血圧が下がり過ぎて危険です。

硝酸剤（ニトロ）は短期間しか効きません。内服剤（特に徐放剤）や貼り薬を使うと耐性ができ、連用すると、当初効いていた量の一〇〇倍でも効かなくなります。長期使用が必要な場合には、喘息など禁忌の病気がない限り、β遮断剤のほうが有効です。

必要

β遮断剤

- メトプロロール【セロケン、ロプレソール、メトプロロール】

→β遮断剤の基本。1日2回使用

- アテノロール
【テノーミン、アテノロール、アルセノール】

→長時間作用型のβ遮断剤。1日1回で可。高齢者、腎機能障害のある人では過剰になりやすい

- セリプロロール【セレクトール、スロンタクスなど】

→気管支攣縮作用が比較的抑制されているタイプ

硝酸剤（速効型）

- ニトログリセリン（舌下用錠剤、スプレー、注射）
【ニトログリセリン（注射）、ニトロペン（舌下錠）、ミオコール（スプレー）】

→即効性。狭心症発作の軽減に不可欠。立ったまま使うと危険。座って使うこと。血の気が引くなら、うずくまるか横になること

カルシウム拮抗剤

- ジルチアゼム【ヘルベッサー、ジルチアゼム】

→狭心症発作に短期使用で効果がある。長期使用は避けること

不要

硝酸剤（徐放製剤）

- 硝酸イソソルビド【[徐放剤、貼付剤] ニトロール、フランドルなど】
- 一硝酸イソソルビド
【アイトロール、アイクロール、一硝酸イソソルビド】
- ニトログリセリン【[貼付剤、クリームなど] バソレーターなど】

→1日2回使用で耐性に。貼布剤は24時間使用で耐性に。不要だが、どうしても必要なら1日最低8時間は剥がしておくこと

- ニコランジル【シグマート、ニコランジル】

→内服硝酸剤。耐性あり、長期効果はない。粘膜や皮膚に潰瘍ができやすい

危険

冠拡張剤

- ジピリダモール【ペルサンチン、ジピリダモール】

→冠血管は拡張するが、肝腎の狭くなった部分は拡張せず、心臓の仕事量、酸素必要量が増加し、逆効果

硝酸剤（徐放製剤）

- ※大量使用（硝酸イソソルビド、一硝酸イソソルビド）
【[徐放剤] ニトロール、フランドル、イソコロナールR、L-オーネスゲンなど】
【[一硝酸イソソルビド] アイトロール、一硝酸イソソルビド】

→大量使用は、効かないだけでなく狭心症発作時にニトログリセリンの舌下剤（錠、スプレー）が効かなくなる

31 心不全の薬

心臓を〝強める〟のではなく〝休ませる〟

心臓が血液を効率よく送り出すことができず、心臓へ戻るべき血液が戻らず、手足に水がたまり、ひどくなると肺にも水がたまり、呼吸困難になる状態を心不全といいます。ゼーゼーとなるのが典型的な症状で、「心臓喘息」とも呼ばれます。

心不全には、心筋梗塞などで急激に心臓の働きが悪くなる「急性」のものと、高血圧や弁膜症などで気づかない間に進行する「慢性」とがあり、さらに慢性に経過していた心不全が急に悪化する「慢性心不全の急性増悪」もあります。熱がないのに咳が出る、動くと息切れがする、横になると息苦しく座ると楽になる、などの症状がある人は、慢性心不全が疑われますので受診を勧めます。咳のため、かぜと誤診されやすいのですが、放置すれば突然心臓喘息の発作状態になるので、正確な診断と、適切な治療が必要です。

心不全の原因には、高血圧や狭心症などのほか、肝硬変や腎不全、また、心臓の筋肉が直接傷害される心筋症や、先天性の心臓病があります。これらの要因がある人は、禁煙し、過度な飲酒や塩分摂取を避け、心不全を防ぐ生活を心がけてください。

心不全の薬の基本

心臓が弱っている心不全には、その力を強める「強心剤」が必要——と思うでしょうが、一時的に効いても長期的には逆効果になるため、いまではほとんど使いません。慢性で急に悪化したときと、急性心不全にごく短期間、一時的に使うだけにします。基本は狭心症のときと同様、心臓への負担を軽くする薬剤です。利尿剤と血管拡張剤のACE阻害剤、そしてβ遮断剤です。限られた力しか残されていない弱った心臓を無理やり働かせるより、不要なエネルギーを使わないで済むように、心臓を休ませるほうがよいのです。

①利尿剤

急性心不全や、慢性でも急激に症状が悪化したときは、体内に水分と塩分（ナトリウム）がたっぷりたまっているため、心臓は負担を受け、強く収縮できません。たまった水分と塩分を体から追い出す、その主役が利尿剤です。いまにも息が止まりそうな重症の心不全の人に利尿剤を使い数時間で五リットルもの尿が出て、治まった例を経験しました。

ただし、**カルペリチド**（商品名「ハンプ」）は、利尿剤としての効果は劣るのに、値段は一日一・二万〜二一・五万円します。無用です。また、抗利尿ホルモンの拮抗剤である**トルバプタン**（商品名「**サムスカ**」）がループ利尿剤等の他の利尿剤で効果不十分な心不全に承認されています。しかし、欧州では、心不全に対して承認されませんでした。

②血管拡張剤

次は、血管を広げて心臓の負担を減らす血管拡張剤です。特に重要な薬剤が、ACE阻害剤（アンジオテンシン変換酵素阻害剤）です。寿命を延長させる確実な根拠があります。

ACE阻害剤に似ていて、しかも咳が少なく、一見使いやすいと思われているのがアンジオテンシンⅡ受容体拮抗剤（ARB：35〜44ページ「3降圧剤」の項参照）です。長期的にはACE阻害剤ほど有用とはいえません。心不全の患者さんに使った比較試験の結果で、ACE阻害剤に比べると、突然死が多く起こりました。免疫を抑制するため、長期に使うと感染症やがんにかかりやすくなります。

ネプリライシン阻害剤の**サクビトリル**は、利尿作用と血管拡張作用を併せ持ち、ARBの**バルサルタン**と結合した**サクビトリルバルサルタン**（商品名「エンレスト」）として、すでに標準治療が行なわれている慢性心不全に承認されました。かなり重い心不全を厳選して、エナラプリルとの比較で死亡率の低下も主張されていますが、矛盾するデータがあり、必ずしも全面的に有用とは言えません。判定保留です（高血圧には無用）。

日本で高血圧に多く使われているカルシウム拮抗剤は、心不全が悪化しやすいので、使ってはいけません。

また、ニトログリセリンなど硝酸剤は、主に静脈を広げ血液をとどめ、心臓へ戻ってくる血液を減らして、心臓の負担を軽減します。急性の心不全や狭心症の発作止めとしては有効ですが、続けて使うと慣れ（耐性）の現象が出てきます。慢性心不全に貼り薬としてよく使われていますが、ほとんど役に立ちません。心不全や狭心症が悪化しないかどうかを確認しながら、だんだんと減らして中止してもよいものです。ただし、急に中断すると、反動で狭心症や心不全が悪化したり、最悪の場合は心筋梗塞を起こすことさえあるので、くれぐれも徐々に減らしていくようにしてください。

③β遮断剤

心臓の働きを弱める作用があるβ遮断剤は、高血圧の治療にも使われる必須薬です。慎重に使えば長期効果は明瞭で、特に、拡張型心筋症による心不全の人の寿命を延長させます。ただし、こうした心不全に使う場合は、よほど注意深く使わなければ、心不全がかえって悪化します。多くのβ遮断剤は、添付文書上は心不全に禁忌です。現在、心不全への使用が認められているβ遮断剤は二種類です。もし、この薬剤を勧められたら、できるなら入院し、そうでなくとも入院するくらいに慎重に、心不全が悪化しないかどうか十分に注意しながら開始してもらいましょう。そうでなければ、避けたほうが賢明です。

④強心剤

かつては心不全治療の中心であったジギタリス製剤は、今では速くなった脈を遅くする必要がある心不全にだけ使われます。**ジゴキシン**を用い血中濃度を測り低濃度で維持した場合には延命効果が認められていました。病気を選び、ごく少量使うなら有用です。

他の強心剤は、急性期に短期間使う場合にだけ有用で、長期に内服すると不整脈などの害があります。慢性の心不全には、利益より害のほうが大きいです。外国でも慢性心不全には、使用が許可されていません。また、体内で心不全の必須薬**ドパミン**に変化して効くという**ドカルパミン**（商品名「タナドーパ」）は、危険で不要です。必須薬の**ドパミン**は使い方が非常に微妙なので、血圧や脈拍に注意しながら、点滴で微調整が必要です。

さらに不要なものに、カフェインや、気管支拡張剤として使用する**テオフィリン**の仲間、急性の心不全用の強心剤**ミルリノン**があります。薬価に見合う価値はありません。

必要

利尿剤

- フロセミド（注射）【フロセミド、ラシックスなど】
- フロセミド（内服）【ラシックスなど】

→心不全の治療に利尿剤は必須薬中の必須薬。体内、血管内、肺にたまった過剰な水分を尿として排泄して、心臓の負担を軽くする。尿酸がたまりやすいナトリウムやカリウム不足となったり、痛みが出ることも。あまり知られていない害反応に、注射剤で下痢や難聴がある

ACE阻害剤

- エナラプリル【レニベース】

→主に動脈を広げて心臓の負担を軽くする。害反応として咳がよく出るが、心不全患者の寿命を延長させることが確認されているため、急性期を脱した心不全の人には必須薬

β遮断剤

- カルベジロール
【アーチスト（1.25、2.5、10、20mg）、カルベジロール】
- ビソプロロール【メインテート（0.625,2.5,5）、ビソプロロール】

→入院または入院相当の慎重さで、アーチストは最低量1.25mgから、メインテートは0.625mgから開始し、症状が悪化しないことを確かめながら徐々に増やす。はじめから高用量を使用すると、心不全が逆に悪化するので要注意。ほかのβ遮断剤は、心不全に対する適応が認められていない

必要

強心剤

- ジゴキシン

【［注射］ジゴシン　［内服］ジゴキシン、ジゴシン】

→頻脈傾向のある心不全にのみ用いる。腎機能と血中濃度に応じた使用方法が確立しているため、ジゴキシンがジギタリス製剤の標準品。内服も注射剤もジゴキシンがあればよい。ほかは不要

- ドパミン

【イノバン、ツルドパミ、ドパミン】

→急激に弱った心臓の収縮力を強めるため、急性期に短期間どうしても必要になることがある。長期に使用すると心臓が疲労し、不整脈など害もある

適応外

アンジオテンシンⅡ受容体拮抗剤（ARB）

- ロサルタン【ニューロタン、ロサルタン】
- バルサルタン【ディオバン、バルサルタン】
- カンデサルタン【ブロプレス、カンデサルタン】
- テルミサルタン【ミカルディス、テルミサルタン】

→突然死が多く、ACE阻害剤のほうが勝っている。ACE阻害剤が使えない場合にACE阻害剤からの切り替えが認められているのはカンデサルタンのみ。しかしジギタリス剤との相互作用で不整脈があり危険。いずれにしても心不全に対する使用は困難

不要

利尿剤

• カルペリチド【ハンプ】

→1日1.2万～2.5万円。価格に見合う効果を認めない

強心剤

• ミルリノン【ミルリーラ、ミルリノン】

→1日1万～1.8万円。価格に見合う効果を認めない

補酵素

• ユビデカレノン【ノイキノン、ユビデカレノン】

→体外から補給しても役に立たないので無効

危険

強心剤

• デスラノシド（注射）【ジギラノゲン、デスラノシド】

→中毒を起こしやすいのに信頼できる血中濃度の測定方法がない。廃止すべき

• ピモベンダン【ピモベンダン】
• デノパミン【カルグート、デノパミン】

→弱った心臓を刺激し続けるため、慢性心不全では不整脈などを起こして死亡が増え、逆効果。薬価は標準薬よりはるかに高い

• ドカルパミン【タナドーパ】

→体内でドパミンに変化して効果を発揮するが、血中濃度の変動が大きく危険

32 不整脈の薬

薬でさらに不整脈になる

心臓は、必要に応じて規則正しく、効率よく拍動するために、右心房の中にある「洞房結節」から出た刺激が刺激伝導路（注）を伝わり、速さと収縮力を調節しています。安静時にはゆっくり、運動時には速く、しかしリズムは規則正しく拍動します。何らかの原因で洞や刺激伝導路が不調になると、心臓の動きが不規則になり、不整脈が起こります。脈が速いのが「頻脈性不整脈」、遅いのが「徐脈性不整脈」、速い脈と遅い脈が混在するのが「徐脈頻脈症候群」、規則的な心拍の間に、不規則なリズムを刻むのが「期外収縮」です。また、不整脈が起こる部位で「心房性不整脈」「心室性不整脈」とに分けられます。

危ない・いらない抗不整脈剤は?

不整脈の治療はかなり専門的になりますので、基本中の基本だけを記しておきます。

最も重篤な不整脈は心停止や心室細動で、脈が触れなくなります。これには除細動器を用います。心室性期外収縮が三連発以上続く場合は心室頻拍といってこれが数秒～八秒以上続くと眼前が暗くなり失神します。この状態は命にかかわるので緊急を要します。急性期には**リドカイン**（注射）など抗不整脈剤を用い、これが無効な場合には**アミオダロン**など難治用の抗不整脈剤が用いられます。繰り返し起こす場合には、不整脈の出る部位が特定できるときは、カテーテルアブレーション（異常部位を焼灼する方法）が行なわれ、特定できない心筋梗塞後などの場合には、植え込み型除細動器が必要になることがあります。

上室性の頻拍には、迷走神経を刺激して、無効なら、**ベラパミル**を注射します。急性期を脱した後の慢性の頻脈性の心房細動には、延命効果が認められているβ遮断剤を用います。上室性の頻拍も発作を繰り返す場合、カテーテルアブレーションが有効なことがあります。

数秒～八秒以上心臓が止まると失神します。めまいや失神などの症状があり二四時間連続心電図（ホルター心電図）で三秒以上の心停止が見られたら、ペースメーカーの植え込みが必要です。複雑な不整脈の場合は、不整脈を専門としている循環器科の受診をお勧めします。

ジギタリス製剤は、不整脈治療には最近ほとんど用いられません。使うにしても必ず血中濃度を測る必要があります。**デスラノシド**（いわゆる「ジギC」：注射剤）は中毒を起こしやすいのに、血中濃度が測定できないので危険です。他の安全な薬剤に変更が必要です。

命にかかわる心室頻拍には**リドカイン**、**メキシレチン**、**アミオダロン**などが必須薬剤です。しかし、抗不整脈剤は、全般的に軽い不整脈に使われ過ぎています。抗不整脈剤でとりあえず危険な状態を脱することができた後は、不整脈が起こる原因を取り除く努力をします。そうせずに、薬剤を継続して使っていると、抗不整脈剤が新たな不整脈を起こし、寿命を短くします。米国の大規模臨床試験（CAST研究）で証明されました。

不整脈への薬物治療では、命にかかわる不整脈だけに必須薬を短期間使い、心不全やストレス、糖尿病のコントロール不良など、不整脈を悪化させる原因を見つけ、取り除く努力がもっとも大切です。

複雑な不整脈の場合は、不整脈を専門としている循環器科の受診をお勧めします。

（注）洞房結節からヒス束、プルキンエ線維を通り、心筋に刺激を伝える、神経に似た特殊な筋肉でできた伝導路のことをいう。単なる配線ではなく、それぞれが自動的に刺激を出す力をもっている。

必要

β遮断剤

- 狭心症の薬と同様 (336ページ)

→高齢者は徐脈に注意

強心剤

- ジゴキシン
【〔注射〕ジゴシン〔内服〕ジゴキシン、ジゴシン】

→ジギタリス剤の基本。治療域が狭いので、血中濃度測定が必須

- イソプレナリン (注射)【プロタノールL】

→薬剤性徐脈など、一時的に危険な徐脈に

Ib群 (APD*短縮)

- リドカイン (注射)【キシロカイン、リドカイン】

→重い心室性不整脈用。もっとも安全で確実な効果。種類間違いでの死亡例あり

- メキシレチン【メキシチール、メキシレチン】

→局所刺激作用があり、食道潰瘍・胃・十二指腸潰瘍の危険がある

Ⅲ群 (APD*延長)

- アミオダロン【アンカロン、アミオダロン】

→重い心室性不整脈用

APD*：活動電位持続時間(心臓が電気的に興奮している時間のこと)

必要

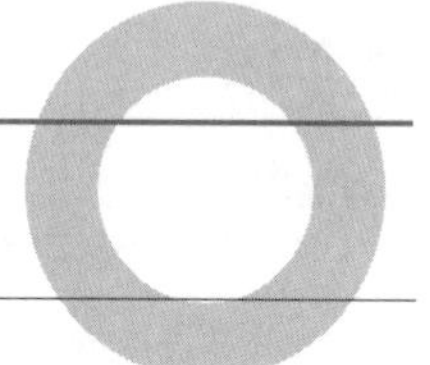

カルシウム拮抗剤

• ベラパミル【ワソラン、ベラパミル】

→短期使用のみ。心不全例には使えない

危険

強心剤

• デスラノシド【ジギラノゲン】

→1アンプルの用量が多く、中毒を起こしやすい

九章　ワクチン

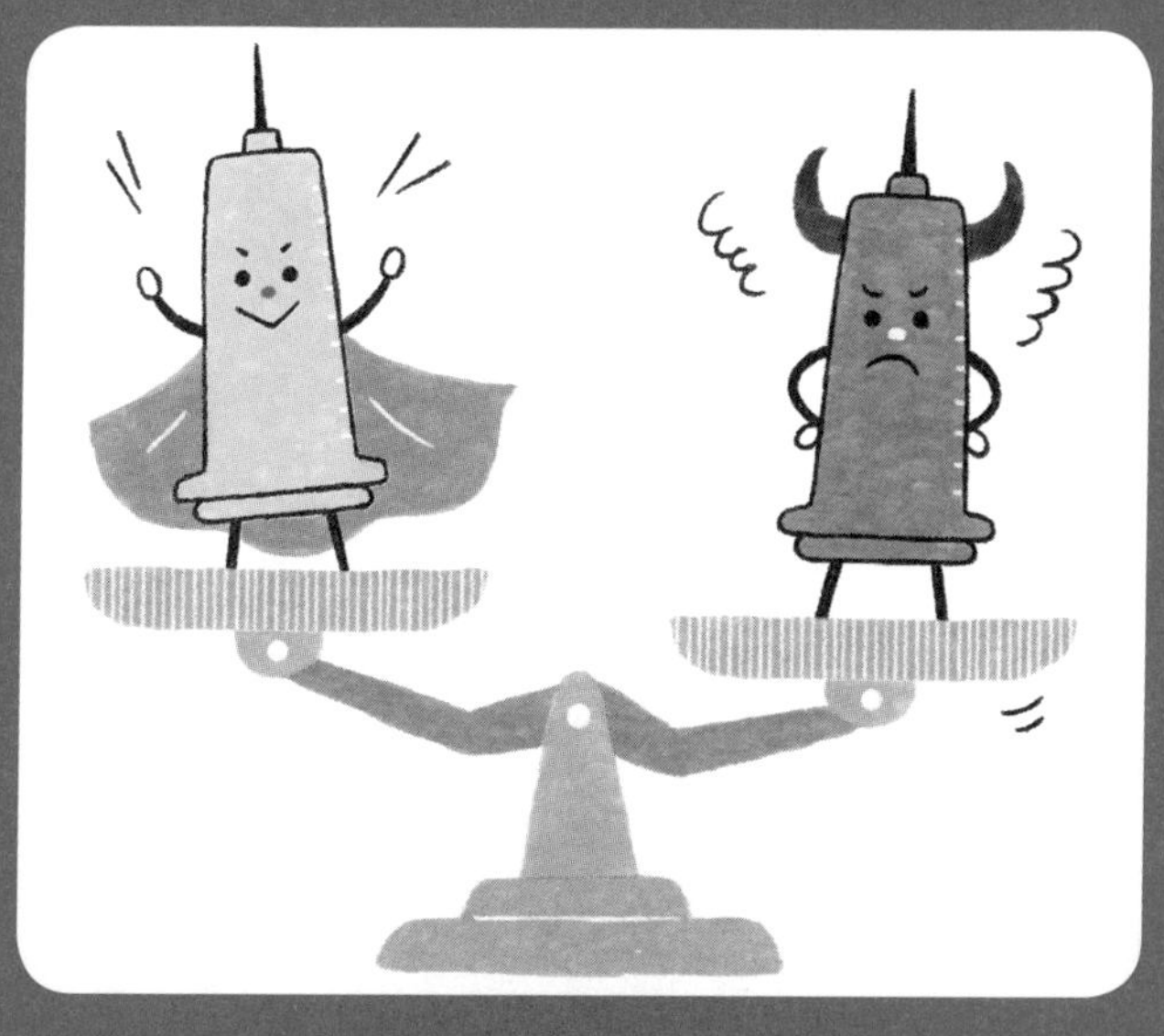

33 ワクチン

（インフルエンザ／ＢＣＧ／はしか・風しん二種混合〈ＭＲ〉／ヒブ・肺炎球菌／Ｂ型肝炎／日本脳炎／ロタウイルス／ＨＰＶ）

予防接種の価値は、時代や地域・国によって異なる

細菌やウイルスなどの病原体が体に侵入し増殖すると、体はそれを追い出すために反応し、症状が出て、ひどい場合には死亡します。これが以前「疫病」「伝染病」と呼ばれ、現在では「感染症」と呼ばれる病気です。人の体は、局所の症状や熱など、さまざまな反応を起こして病原体を排除し、病原体が取りついた細胞を壊し、体の外に追い出そうとします。この体の防御の仕組みが、「免疫」です。この仕組みによって、病原体を体から排除し、感染症を治し、再び同じ感染症にかからないようにします。免疫は、「疫病」にかかるのを免じる働きに由来します。感染症を発病することなく、免疫だけを得ることができれば好都合です。ワクチンは、その目的で開発されました。一七九六年、ジェンナーの牛痘を用いた種痘にはじまるとされますが、異論もあります。

ワクチンは、①ウイルスや細菌の毒力を弱めた弱毒生ワクチン（ＢＣＧ、はしか、風し

ん、おたふくかぜなど）、②ホルマリンや紫外線で完全に病原体の増殖力をなくした不活化ワクチン（ポリオ、日本脳炎、狂犬病など）、③ウイルスや細菌の一部の成分を利用した成分ワクチン（インフルエンザ、百日咳、B型肝炎、HPVなど）、④細菌の毒素だけを無毒化したトキソイド（破傷風、ジフテリア）など従来の四種類に、新製法による「新型コロナウイルス（SARS‐CoV‐2）」用のmRNAワクチン（138～144ページ参照）が加わりました。最も効果が大きいのは①弱毒生ワクチンですが、害作用も強い傾向があります。③成分ワクチンのうち**B型肝炎ワクチン**は母子感染予防に効果を上げています（ただし、大勢への定期接種は害のほうが大きい）が、**インフルエンザワクチン**は無効です。

時代と場所に応じてワクチンの価値を見直すべき

ワクチンは、菌やウイルスを弱毒化するために培養を繰り返しますが、その培養に卵を利用したり、添加剤を入れたりしています。そのため、ショックや脳症などを起こして重い障害を残すなど、一定の割合で害をともないます（ワクチンの害反応／副作用は「副反応」と呼ばれることが多い）。たくさんの人に接種すれば、それだけ多数に害が現れます。

たとえば、一億人の人口の中で、毎年二〇〇〇人が死亡するような感染症があり、全員に接種をして九〇％（一八〇〇人）の命を救うことができるけれど、二〇〇〇万人に一人（一億人中五〇人）がワクチンの害にあい、死亡するとします。このような場合、ワクチンで救える人数は差し引き一七五〇人で、予防接種の効果は圧倒的です。

しかし、食生活がよくなり、公衆衛生の向上で、この感染症で死亡する人は毎年一〇人に減少した時代になっても、予防接種を一億人に続けていると、どうなるでしょうか。感染症で死亡する一〇人中九〇％、つまり九人は感染症で死亡するのを防止できますが、ワクチンの害による死亡者数は、五〇人のままです。したがって、ワクチンの害で死亡する人数が、ワクチンで救える人数より差し引き四一人多いことになり、予防接種の意味はなくなるどころか、害のほうがずっと大きくなります。

日本脳炎は、多数の患者が発生して死亡率も高かったころには、ワクチンによる害よりも、ワクチンで救える人が多いために、意味がありました。しかしながら、発生患者数がはるかに少なくなった現在では、病気にかかる人を同じ割合で少なくできても、ワクチンによる予防の恩恵にあずかれる人数は、はるかに減少しました。しかし、害反応にあう人は基本的には減らないので、害のほうが大きくなってきています。

このように、予防接種を考える場合には、時代の変化や地域のまん延状態を調査し、効果と害を天秤にかけて、ワクチン実施の是非を検討する必要があります。

しかし、日本の現状では、時代の変化に応じた厳密な検討は行なわれていません。それどころか、インフルエンザワクチンは効果に疑問がもたれて、学童への義務接種が中止になった後も、国はその効果と安全性を適切な方法で証明しないまま、インフルエンザは怖いと宣伝し、国民を恐怖に陥れて接種を普及させています。

インフルエンザ

インフルエンザ予防にワクチンはいらない

ここ二十数年来、毎年、マスコミや医師会、厚生労働省あげて「インフルエンザこわい」キャンペーンが繰り広げられ、ワクチンの接種が勧められています。「インフルエンザで老人が死亡」「インフルエンザ脳症で小児が死亡」というように、インフルエンザのこわさが強調され、「インフルエンザにかからないためにワクチンを」「かかればすぐに病院に行って検査をして特効薬を」と、薬を使わせるキャンペーンはすごいものです。しかし、インフルエンザに対しては、ワクチンが予防に効くというデータはありません。インフルエンザにかかるのも、重症化するのも予防しません。

インフルエンザとは、「流行性感冒」という名前が示すように、かぜの一種です。かかれば、ともかく体を休めることです。「かぜくらいでは仕事を休めないから、明日までに治したい」と、解熱剤を使って無理やりに熱を下げるのが、一番よくないのです。

インフルエンザには、大きく分けてA、B、C型の三種類のウイルスがあります。一般的なかぜよりも症状がやや強いのがA型で、感染力も強いですが早く治ります。C型はほとんど流行することがなく、症状は軽いものの、長引くことが多いです。B型は流行しない年と、する年があり、症状の強さや経過はAとCの中間くらいになります。

つまり、B型やC型はふつうの「かぜ」なみで、A型が少し強めの「かぜ」です。強いといっても、解熱剤で熱を下げて仕事を続けるような無理をしなければ、重症になることはまずありません。重症化して死亡している場合、強い解熱剤や抗インフルエンザウイルス剤「タミフル」や「ゾフルーザ」など薬剤によることがほとんどです。

集団義務接種の中止

一九七〇年代、群馬県前橋市医師会は、病気の予防に力を入れていたので、インフルエンザワクチンの接種にもとりわけ熱心でした。ところが、懸命に接種率を上げても、毎年毎年インフルエンザの季節には、相変わらず流行しました。効いているのか疑問に思っていたところ、七九年に、接種した子がけいれんを起こし、重度の障害を残してしまいました。そこで、ワクチンの害反応ではないかと、接種を中止することに決めたのです。

しかし前橋市医師会は、中止するだけでなく、中止した後の八一年から五年間で、インフルエンザにかかりやすくなったかどうかを検証しました。これが、世界に誇る貴重な研究結果となったのです。熱心に接種した市と、集団接種をせず、任意の接種もほとんどしなかった市とで、インフルエンザのために欠席した子の割合には、差がありませんでした（359ページ図1）。また、学校単位でワクチンの接種率と欠席率を比較しても、まったく関連が認められなかったのです（359ページ図2）。

この調査を受け、接種数は激減し、九四年に集団接種が全国で完全に中止となりました。しかし、二〇〇一年一一月にインフルエンザワクチンの高齢者への公費負担が導入されたことで、再び接種が勧められています。

外国では適切な研究でワクチンの効果が確かめられたと、国はいっていますが、最大の根拠となっている高齢者を対象にした研究をきちんと見直し、インフルエンザかどうかの判定を、発熱も含めた適切な臨床診断で行なうと、差がありませんでした（ワクチンを使わなかった九一一人中一二・六％、ワクチン群九二七人中一一・五％にインフルエンザ様の症状が生じた）。しかも、死亡者は、ワクチン群のほうがむしろ多かったのです（三人対六人）。これでは効かないとしかいえません（一九九四年、Govert らの調査）。

比較したことにならない「効果」検証の調査

本来、効果を確かめるためには、対象になる人を公平に二群に分けて、一方には薬の候補を用い、他方には用いないようにして、病気の起こり方や治り方を比較します。ところが、厚労省が効く根拠にしている国の研究班が九九年に実施した老人施設入所者の調査では、接種希望者一一三七人と、接種を希望しなかった一〇四四人とで比較しました。そうして、「予防接種を受けない場合を『一』とすると、予防接種を受けると死亡の危険を〇・二、入院の危険を〇・四〜〇・五、発病の危険を〇・六〜〇・七に下げた」といいます。

前橋市の小中学生の十数万人の調査で有意の差が出ないものが、この程度の規模の調査で、死亡の相対危険度が〇・二などになるはずがありません。海外の調査では、接種者は接種後のインフルエンザシーズンだけでなくシーズン前から非接種者よりも入院率が低

図１　接種地区(3市)と非接種地区(2市)「インフルエンザ欠席率」の比較

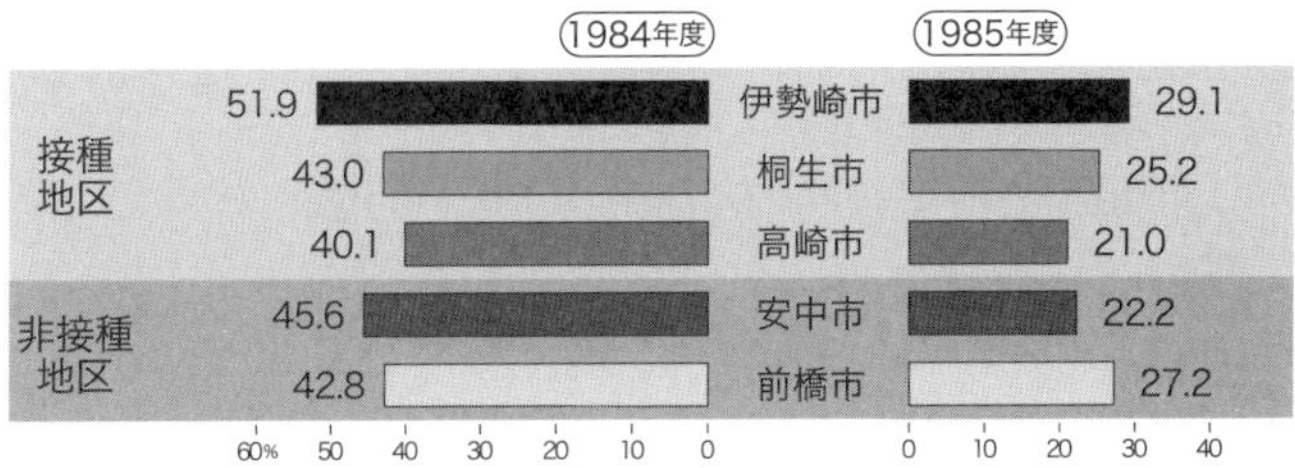

（原典：前橋市インフルエンザ研究班 1987 年編集・発行『ワクチン非接種地域におけるインフルエンザ流行状況』。原典を基に著者作成）

インフルエンザワクチンの接種を行なっていない安中市、前橋市と、70%以上の接種率がある伊勢崎市、桐生市、高崎市の小学生で、インフルエンザにかかって欠席した率を比較した。差はなく、ワクチンの接種と、罹患には関連が見られない。むしろ、伊勢崎市は非接種市よりも欠席率が高い。

図２　小学校におけるインフルエンザワクチン２回接種率と欠席率との相関

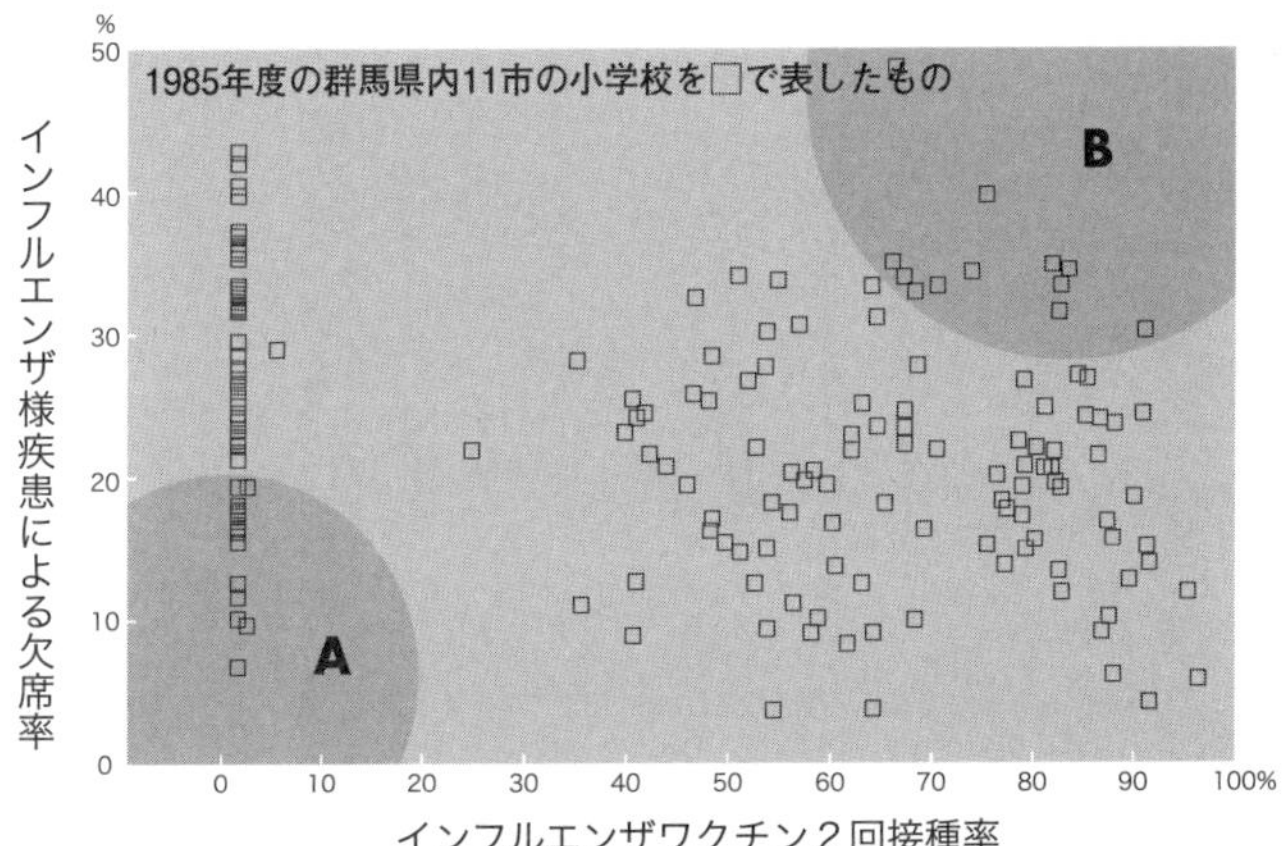

（原典：図１に同じ）

群馬県内全11市のワクチン２回接種率と、インフルエンザ様疾患による欠席率との相関を表した。ワクチンが効くなら、２回接種率が高い学校ほど欠席率の低い下部にあり、接種していない学校ほど欠席率の高い上部にあるはず。しかし、接種しなくても欠席率が低い学校群Aと、高い接種率でも欠席率が高いB群があり、接種率と欠席率に関連は見られない。

く、死亡率はさらに低かったと報告されています。つまり、国の調査は、元気で接種を希望した接種者と、接種できない弱った高齢者が多く含まれている非接種者とを比較しただけで、ワクチンの効果を見ているのではないのです。

危険な「新型インフルエンザ等対策特別措置法案」

二〇一二年三月九日、「新型インフルエンザ等」が発生したときに、国民の生命や健康を保護し、生活や経済への影響を最小にするとして「新型インフルエンザ等対策特別措置法案」が国会に提出され、四月二七日に成立しました。

その前提は、一九一八年のいわゆるスペインかぜによる被害から想定した死亡約六四万人が根拠となっています。しかしその根拠は、人生わずか五〇年時代の被害、かつ**アスピリン**過剰使用により拡大した被害規模です。現在には当てはまりません。WHO（世界保健機関）も国も、「パンデミック」と称した〇九Aインフルエンザでは、日本の感染者数は二〇〇〇万人を超えましたが、死亡者は二〇〇人を下回りました（そのうち少なくとも三八人は抗インフルエンザウイルス剤「**タミフル**」による死亡と推計される）。鳥インフルエンザがヒト型ににわかに変異することはあり得ず、「新型」と呼ぶ「インフルエンザ」は幻想にすぎません。

また、インフルエンザに不顕性感染はつきものです。二〇〇九年に「新型」とするインフルエンザの流行が確認された段階で、水際作戦をはじめ、集会の制限など、さまざまな対策を考え、罰則規定まで設けましたが、水際作戦は無効でした。〇九Aインフルエンザで十二分に証明されました。集会を制限しても、感染の抑制には役に立ちません。

ワクチンは、たとえ型が合ったとしても無効で、感染防御も重症化も防止しません。二〇〇九年には、〇九Aインフルエンザ用のワクチンを一億二〇〇〇万人分（一四〇〇億円相当）用意しましたが、結局約二〇〇〇万人分のみ使用し、約一億人分（約一〇〇〇億円分）は廃棄処分せざるを得なくなったのです。

抗インフルエンザウイルス剤も感染防御には役に立たず、症状の軽減も、本来の治癒ではなく、見かけだけです。無効なだけでなく、危険でさえあります。

「新型インフルエンザ特別措置法」は、無意味かつ危険なものです。

予防は体を温めること

インフルエンザウイルスは、閉鎖した空間で、くしゃみや咳で飛び散った飛沫の中のウイルスから空気感染します。真冬に流行するのは、ウイルスは冷たい場所でよく増殖し、高温では増殖しにくいからです。流行時に寒いところに長居は禁物です。電車や狭い教室内でマスクをするのは、くしゃみでウイルス入りの飛沫をばらまかないためと、飛散したウイルス入り粒子が鼻や口に入り込みにくくし、喉を冷やさないために効果があります。冬はもちろん、夏でも冷たい食べ物よりも、温かい食べ物がよい。温かい鍋ものをふうふうしながら食べ、喉や体を温めることで、冷たいところが好きなインフルエンザやかぜのウイルスの増殖を防ぐはずです。夏にエアコンで冷やし過ぎも禁物です。

BCG

戦前に行なわれた大規模な比較試験

BCGワクチンに効き目はあるのか？　結論からいうと、BCGには結核を予防する力があり、現在の日本では、やはり役に立つといえます。とはいえ、この結論に到達するまでには大変苦労しました。なかなか確信をもって「効く」といえなかったからです。

しかし、その疑問を解く鍵がありました。戸井田一郎氏が書いた「BCGの歴史：過去の研究から何を学ぶべきか」（『資料と展望』No.48：15—40、二〇〇四年）という長文の論文で、戦前の日本で実施された、膨大な比較試験の結果を紹介していたのです。それによると、志賀潔がフランスのパスツール研究所からBCG培養を分与され、一九二四年に日本にもち帰り、その後、三八年、日本学術振興会第八小（結核予防）委員会が組織され、人に対する安全性と結核予防効果を確認するための比較試験が実施されていました。

その結果を見て驚いたのは、BCG非接種群と接種群合わせて一万人規模の試験が四件、一〇〇〇〜九〇〇〇人の試験一〇件を含め、合計一〇万人近く（BCG接種者六万人、非接種者三・四万人）の参加者を得て、最低でも一年間、最長四年間観察された二八件の比較試験の結果が報告されていたことです。プラセボ（偽薬）は用いられておらず、ランダム化といっても、せいぜい交互に接種する、接種しない、を振り分ける程度ですが、それでも比較群をもたない観察や、接種前と接種後を時期に分ける方法より、はるかに公平です。

なぜ、これほどまでに念入りに調べられたのでしょうか。戸井田氏も指摘していますが、おそらく、それまでの〝結核予防のため〟と称して開発されていた多種多様な日本製ワクチンは、きちんとした比較試験のないままに効果が主張されていたからではないかと思います。それに、当時の日本での結核の蔓延（まんえん）はすさまじく、まさしく国民病でした。本当に効く予防方法を何とか見つけたい、BCGが本当に効果のあるものならはっきりとそれを確かめたい、という事情があったのではないかと想像します。

そこで、不完全ではあるものの、疫学調査のコホート調査よりもはるかに公平に分けられたランダム化比較試験であったと考えられましたので、重複した試験を除き、総合解析（メタ解析）することにしました。まず、罹患率について統合オッズ比を求めると〇・三九と罹患率を約四割に減らしていました。しかも、この効果は、非接種群の結核罹患率が大きいほど、大きい傾向がありました。非接種群の結核罹患率が高かった場合、オッズ比〇・三二、中等度ではオッズ比〇・四四、低罹患ではオッズ比は〇・五六でした。

このデータは、結核が蔓延していて罹患リスクが高い集団には、BCGがよく効くことを示しています。さらに、死亡率については、BCG接種群が非接種群に比較して、有意に死亡率が低かったのです。七つの調査の総合解析の結果では、オッズ比は〇・一一でした。つまり、BCGを接種したほうが、死亡の危険は一〇分の一近くに低下するのです。

もう一つわかった重要なことがあります。ツベルクリン反応（ツ反）を実施した時点で、すでに自然陽転をしていた人は、いわば自然にBCGを接種したのと同じ状態になっていますので、BCGを接種しません。ツ反が陰性で、BCGを予防注射しなかった人と比較して、自然陽転者は結核罹患率が少ない傾向があったことです。この傾向は、特に結核が高度に蔓延している集団で顕著でした（統計学的に有意）。

以上の結果を総合すると、結核が高蔓延状態では「BCGは結核の発病を予防し、特に死亡の危険を減少させる効果がある」と結論することができたのです。

いまの日本で役に立つのか？

次に検討すべきは、現在の日本でBCGの接種はどの程度必要かです。人口一〇万人あたり結核の罹患率が一〇人を下回る低蔓延状態の欧米では、BCGは高リスク集団の乳児に一回接種する選択接種になっています。BCGによる重篤な結核を避けるためです。

日本は、二一年に人口一〇万人あたり九・二人と低蔓延状態になり、世代交代で高齢層の罹患率が急速に低下し、今後も確実に低蔓延状態が進むはずです。〇〜四歳児の結核罹患率は一〇万人あたり〇・五三人、〇歳児は一〇万人あたり一・一人です。

一方、BCGによる全身播種性感染症や骨炎・骨髄炎などのきわめて重篤なBCG感染症が一〇万人あたり一・三人、BCGによる皮膚結核やリンパ節結核など重篤なものも含めると一〇万人あたり三・八人に達していて、自然感染の結核罹患率を大きく上回っています。しかも、BCGによる骨炎や骨髄炎は自然感染の結核よりもはるかに難治性です。乳児全員に接種することによる害が、結核予防による利益を上回っているため、『薬のチェック誌』（二〇二三年七月、同年九月号）では、日本も選択的接種に移行すべき時期に来たと提言しました。

乳幼児への接種、学生・成人の追加接種

はしか・風しん二種混合（ＭＲ）

女性が妊娠中に風しんにかかると、胎児への影響が大きいため、風しんワクチンの接種は、その必要性が確立しています。はしか（麻疹）の撲滅のために、世界的に**はしかワクチン**の実施が普及していて、ほとんど消滅した国からは、「日本は、はしかの輸出国になっている」という非難がされています。海外への渡航、あるいは海外から多くの人々が日本へやってくる現代社会で、公衆衛生が向上し、医療レベルも高い、いわゆる先進国として、日本からはしか患者の発生をなくすことは、国としての責務でしょう。

したがって、日本で、小学校入学前までに、はしかと風しんの二種混合ワクチン（ＭＲワクチン）を二回定期接種することは、もはや、止むを得ないことでしょう。ただし、一

回接種でも、はしかの排除に世界ではじめて成功できたかもしれない機会を、日本が逃してしまったのは残念なことです。

中学一年生と高校三年生相当年齢者への追加接種に関しては、ケース・バイ・ケースでいいのではないかと考えます。抗体検査（三割自己負担）をし、陰性ならば接種を受けるという選択があります。女子は妊娠の可能性を確認するための十分な配慮が必要です。

医療や教職課程の学生が、実習先などにワクチン接種を求められた場合などでは、まず抗体検査をします。陽性なら、当然不要です。陰性で接種した場合、被害にあった場合の補償は予防接種法の対象ではありません。医薬品医療機器総合機構へ被害の承認申請をすることになりますが、因果関係認定のハードルは大変高いものです。その点を考慮した選択が必要です。女子の場合、接種後二カ月は避妊するよう、注意をする必要があります。

MRワクチン（はしか・風しん二種混合ワクチン）は、はしか・風しんウイルスを弱毒化したものとはいえ、生きたウイルスを含んでいます。それを体内に入れるので、軽いはしかや風しんにかかったのと同じ状態になります。ですから、しばらくの間は体の免疫力が落ちます。接種した人のほとんど（九二％）に、何らかの不都合反応が起こるのです。接種前は健康だからこそ接種できるのですが、ワクチンによって免疫は落ちますから、かぜやインフルエンザにかかりやすくなり、かかると重症化しやすくなります。したがって、インフルエンザが流行する冬は、接種を避けるのが賢明です。

実際、普段健康でインフルエンザにかからない、あるいはかかっても軽く済んだかもしれない子どもが、接種二週間後にインフルエンザにかかり、亡くなったケースもあります。

因果関係の恣意的な判定に疑問

MRワクチンは、主に一歳から二歳までの子どもを対象に、販売前に臨床試験が実施され、販売後もほぼ五〇〇〇人を対象に調査を行ない、臨床試験は二〇〇〇年以降に実施されました（データが黒塗りなので、正確な年月日は不明）。添付文書には、臨床試験の結果が出ています。たとえば、比較的害反応が少なかったとされている武田薬品のもの（乾燥弱毒生麻しん（はしか）風しん混合ワクチン「タケダ」）を見てみると、発熱が二二・三%、発疹は八・六%となっています。

しかし、武田薬品が作成した承認申請概要や、国による承認審査情報によると、実際には、接種後四人に三人は、二八日以内に三七・五℃以上の発熱が一回以上あったのです。

また、発疹が生じた人は、四一・三%に達します。しかし、発熱した人の約七割、発疹が出た人の約八割が、「因果関係なし」とされています。しかも発熱も発疹も軽ければ因果関係が認められやすいけれども、重い場合には、因果関係は認められにくいという不思議な現象が見られました。

はしか様症状が出て当たり前、けいれんや脳症も

はしかワクチンやMRワクチン中のはしかワクチンの成分は、弱毒化したはしかウイルスです。毒性は弱めてあるけれども、免疫に関係する白血球、特にリンパ系細胞にウイルスが感染するのですから、はしかにかかったときのような、いろいろな症状が出るのは当たり前です。そして免疫が落ちるのですから、ほかの感染症にもかかりやすくなります。

接種後の発熱や発疹の状況を見ると、熱は七〜九日目、発疹は九日目にピークがあり、四週目（二八日後）や六週目（四二日後）あたりまではもちろん、それ以降もけっこう続きます。鼻水や咳、下痢、口内（咽頭）の紅斑なども出て当然です。実際、鼻水や咳が半数以上に出ていましたが、その九五〜九三％は関連が否定されていました。咽頭紅斑や下痢も三割前後に出ていましたが、すべてワクチンとは無関係とされていました。

また、他社のMRワクチン（商品名「ミールビック」）の臨床試験では、二〇五人中、三人

（一・五％）にけいれんが生じています。三人とも因果関係は根拠なく否定されています。

武田の**MRワクチン**（商品名「タケダ」）では、八日目にリンパ節が大きく腫れて、四二日後にようやく軽快した（治癒ではない）例が、「関連あるかもしれない」に、接種当日に接種部位が硬く固まって一一五日後に治癒した例が、「多分関連あり」と報告されています。しかし、接種二六日後に右下顎骨急性顎炎が生じて入院した例は、「因果関係なし」でした。ここでも、軽めのものは因果関係を認め、重いものは認めていません。

市販後五〇〇〇人規模の調査では、**MRワクチン**（一期）で九人（五〇二〇人中〇・二％）、はしか単独ワクチンで一五人（五一〇一人中〇・三％）の「けいれん」が、「因果関係が否定できない」として報告されています。しかし、いままで見てきたように、「因果関係が否定されたけいれん」がどの程度あったかは、まったく不明です。

米国で実施され、一九七〇年から二三年間に報告された、**はしかワクチン**（単独、MR、またはMMRワクチン）接種後に脳症を発症した可能性のある四〇三人を吟味したところ、接種後一五日以内に急性の脳症症状が出て、六カ月以上回復しなかった例や死亡例が、四八人いたといわれています。

日本では、九六年から二〇〇六年までの一一年間に、はしか単独ワクチン接種後、七人の脳炎・脳症が報告されています。また、混合のMRワクチンになった〇六年は、一九四万人が接種を受け、二人の脳症例が報告されています（いずれも回復）。

しかし、因果関係の判定は、きわめて恣意的に行なわれているので、この結果をそのまま受け取ることはできません。はしかワクチン接種により、ほかの感染症も起こしやすくなるとすれば、たとえ接種後二八日目以降であっても、発熱して脳症症状が出たならば、関連は否定し得ないはずです。米国は接種後一六日目以降、日本では二二日目以降の発症例はワクチンとの関連を認めないことになっている、というのは問題です。

接種による被害がきちんと認められなければ、接種率は上がらないでしょう。

ヒブ・肺炎球菌

再開後も被害は多数

一一年三月に、肺炎球菌ワクチン（商品名「プレベナー」）やヒブワクチン（商品名「アクトヒブ」）の接種を受けた、二歳以下の子どもが合計で四人死亡したため、厚生労働省は三月四日、「因果関係の評価を実施するまでの間、念のため、接種を一時的に見合わせる」

と発表しました。その後国は、因果関係なしとして四月一日から再開しました。一一年当時の分析で私は、突然死との因果関係があり、接種の必要性よりも突然死の害のほうが大きく、当分の間中止が適切と結論し、一七年の分析でも同じ結論になりました。

しかし、二三年の分析では、両ワクチン接種後の死亡報告に漏れがないと仮定した場合には、ワクチン接種後の死亡よりも、侵襲性細菌感染症（敗血症や細菌性髄膜炎、細菌性肺炎など）で死亡する人数の減り方（益）のほうが大きいと考えられ、積極的推奨はしないが、接種すべきでないとも言えない、との結論に至りました。ただし、ワクチン接種後の死亡報告に報告漏れはつきものです。実際には報告数の二倍死亡していれば差はなくなりますし、三倍死亡していたなら、ワクチン接種後の死亡数が、侵襲性細菌感染症による死亡者数を上回ります。「利益が害を上回る」と明瞭に言えるデータはまだありません。したがって二三年現在は、判定保留です。

ヒブワクチンは、ヒブ（ヘモフィルス・インフルエンザ菌のbタイプの菌の頭文字をとってH・i・bという）という細菌による重症感染症を予防するためにつくられたワクチンで、〇八年一二月に販売が開始されました。一方、**肺炎球菌ワクチン**は、肺炎（連鎖）球菌という細菌の七つのサブタイプによる重症感染症を予防するためにつくられたワクチンで、一〇年一月に使用が開始され、一三年からは一三種類のサブタイプ用「プレベナー13」に変更になりました。どちらのワクチンも、細菌の外の殻部分の多糖体たんぱく部分（一種の毒素）を抗原にしたワクチンで、単独では効果が少ないために、ジフテリア菌や破傷風菌のトキソイド（類毒素）を添加してあります。そのために、発熱も生じやすいのです。

これらのワクチンが、予防の対象としている重症の病気とは、肺炎、髄膜炎、敗血症（菌血症）であり、最終的には、それによる後遺症や死亡を避けるためのワクチンです。

予防接種の是非を評価するときのポイントは、先にも述べたように、それぞれの国の衛生状況や医療のありようです。WHOの推計では何十万人も亡くなっているとしていますが、日本ではどうでしょうか。細菌性髄膜炎による〇～四歳の子どもの死亡は〇九年には年間一〇人、細菌性肺炎による死亡は年間五人でした。これは、ヒブや肺炎球菌だけでなく、あらゆる細菌性の髄膜炎と肺炎の合計です。肺炎球菌性肺炎で死亡したことが明瞭な〇～四歳の子は、〇四年以降〇九年までの六年間では、一人だけでした。

次に、予防接種による死亡の危険度を考えましょう。接種延べ回数は報告されていますが、接種実人数が不正確なために、危険度の推定は不正確です。

そこで、接種者数の推定に頼らない危険度の計算をしてみました。これらのワクチンは、生後二カ月目からおおむね四歳までを対象にしていますので、その年齢の死亡者数を見ると、二〇一五年には一七九〇人でした。このうち乳児突然死症候群（乳幼児突然死症候群：ＳＩＤＳ）による死亡者数は九六人、その他の突然死を加えると二七二人（一五％）でした。これが、生後二カ月目から四歳までの一般人口死亡者中の突然死の割合です。

一方、これらワクチン接種後の死亡例として報告された五八人中、ＳＩＤＳ（疑い）もしくは、不測突然死（ＳＵＤ）による死亡が四八人（八一％）いました。一般人口中の突然死一五％に対して、ワクチン接種後は八一％と著しく高い割合でした。

この割合の違いを統計学的に表すと、ワクチン接種後には突然死の危険度が約二七倍大きくなる、と計算できます。この結果は、接種一時差し止めを解除したときに八人の突然死の報告で計算した三四倍と大きくは変わりません。なお、ワクチン接種後の死亡者五八人中、接種後翌日まで（おおむね二四時間以内）に約半数の二四人が死亡し、三日目までに約三分の二に相当する三九人が死亡していました。このことも因果関係を示唆します。

このように、ワクチン接種と強い因果関係があると考えるべき突然死が（重複接種を補正しても）報告されているだけで毎年七人は起こっています。決して無視できません。

なぜワクチン接種後に突然死が起こるのか

発症にかかわる仕組みで、ワクチンとおおいに関係があるのは、ウイルスや細菌の毒素、炎症状態です。**肺炎球菌ワクチン**を接種すると、四〇％近くの子が発熱し、数％から一〇％の子は三九℃を超え、咽頭炎や上気道炎が二〇～三〇％に生じ、接種後に毎回五分の一から三分の一の子どもが傾眠状態になります。これは、ワクチンという異物に反応して、身体が炎症状態になるからです。いわば、ＳＩＤＳやＳＵＤが発症するための準備状態をつくっている、といっても過言ではありません。

軽度のウイルスあるいは細菌感染は、ＳＩＤＳ例の七〇～八〇％にも認められるといいます。ワクチンは、そうした感染状態の代わりになるものですから、関係があって当然です。ワクチンを接種すると、狙った感染症が減るはずですが、ワクチンで発熱する機会が多くなり、突然死が多く起こらないか今後も監視が必要です。

B型肝炎

Ｂ型肝炎は、血液を介してＢ型肝炎ウイルス（ＨＢＶ）に感染し、起こる病気です。母親のウイルス量が多いと、生まれた赤ちゃんは産道で母親の血液を浴びるために感染し、そのままでは持続感染の状態になります。また、一九八〇年代ごろまでは、幼児期に予防接種などで注射の使い回しがされた場合にも、HBVに感染し、持続感染になることがありました。成人では、性行為による感染や、ピアスで使う針の使い回しからの感染、医療従事者の針刺し事故での感染があります。成人で感染した場合には、たいていは急性肝炎を発症して、その後症状は治まります。よほど免疫力が落ちている場合や、エイズウイルス（HIV）と同時に感染する場合などを除いて、持続的に感染することはありません。

母子感染では、出産後すみやかに赤ちゃんにHB抗体を注射し、その後、B型肝炎ワクチンを三回接種すれば、ほぼ完全に感染が防止できます。針刺し事故では四八時間以内にHB抗体を注射すればほぼ感染が防止できます。また、医療従事者が感染を防ぐためにB型肝炎ワクチンを接種することは、利益が害よりも大きいと考えます。その目的のためには、B型肝炎ワクチンは優秀なワクチンといえます。

健康な赤ちゃんにB型肝炎ワクチンは不要

では、「二〇一六年四月一日以降に出生した〇歳児」を対象に、一六年一〇月一日からはじまったB型肝炎ワクチンの定期接種はどうでしょうか？　私は不要と考えます。

その理由は、ＨＢＶを保有している人（キャリア）が一〇〇人に一人から、今や二〇〇〇人に一人（多いときの二〇分の一）と少なくなり、それとともに、B型の急性肝炎で死亡する人が、きわめて少なくなったからです。

性感染によると思われる四〇歳未満の急性ＨＢＶによる死亡は、二〇〇〇年に三〇人でしたが一五年以降二一年までは、一五年と一八年に各四人のほか、すべてゼロでした。六〇歳未満でも七年間平均で一一・四人にすぎません。この人数は、二〇〇〇年の六〇歳未満の死亡数三六七人の三二分の一です。このような現状では、生まれてすぐの赤ちゃん全員にワクチンを接種する必要性はまったくなく、むしろ害のほうが大きくなります。

B型肝炎ワクチンには、アルミニウム系のアジュバント（免疫増強剤）が入っています。ＨＰＶワクチン（子宮頸がん予防ワクチン：381ページ参照）以外のワクチンの中では、アジュバントによる害が、もっとも多いワクチンです。ＨＰＶワクチンの害「マクロファージ筋膜炎（ＭＭＦ）」とよく似た障害を起こす、もっとも重要なワクチンです。受けなくても、何の不都合もありません。受けないでおきましょう。

日本脳炎

日本脳炎ワクチンは、二〇〇五年に「積極的勧奨差し控え」の勧告を出し、四年間中止されていましたが、〇九年に新ワクチンによる積極的接種の勧奨が再開されました。

日本脳炎はコガタアカイエカなど蚊が媒介する感染症です。戦後間もなくは年に数千人規模の発症がありましたが、一九六〇年代後半から激減し、九九年から二〇二一年までの二三年間の発症は毎年ひと桁、小児の発症は二年に一人程度です。死亡は小児を含め六〇歳未満はゼロです。発症者が少ないのは日本脳炎ウイルスに感染しないからではありません。一〇歳にもなると、ワクチンを接種していなくても、約八割が日本脳炎ウイルスの抗体を持っているためです。つまり自然感染しているのですが、感染はしても発病しないし、発病しても重症化したり死亡したりすることがないということです。

日本脳炎では死なずワクチンで死ぬ

ところがワクチン接種再開後、重い害（副反応）が増えました。以前は、脳炎やADEM（急性散在性脳脊髄炎）、けいれんを含めて、害は毎年一二人程度でしたが、再開後は年平均二二人、脳炎やADEMだけで年平均一二人の報告があります。以前は報告されていなかった死亡例が一二年から二二年の一一年間で八人に上ります。日本脳炎では死なずワクチンで死ぬのです。現在の日本では、日本脳炎のワクチンを打っていなくても、日本脳炎になる危険性はまずありません。日本脳炎ワクチンは不要です。

ロタウイルス

ロタウイルスは、生後六カ月から二歳くらいの子どもに下痢を起こすウイルスで、三歳までにほとんどの子が自然感染します。ロタウイルスも含めて感染性の胃腸炎による一歳未満の子の死亡は、年間ゼロ〜二人です。この点からでもロタウイルスワクチンは不要と言えそうですが、詳しく見てみましょう。

ワクチン服用群のほうは死亡も肺炎も多い！

ロタウイルスワクチンは、重症化や、入院を減らすといわれている一方、害は少なくありません。このワクチンは経口の生ワクチンなので、ワクチンそのもので下痢を起こすことがあり、そのために、腸重積になることがあります。現在使われているワクチンでは、その頻度は減っていますが、それでもなお発症します。また、プラセボ（偽薬）と比較した海外の大規模な臨床試験では、ワクチンを服用した子のほうが、どちらかというと多く死亡していましたし、肺炎での死亡は、ワクチンを服用した子のほうが、統計学的に有意に多かったのです（プラセボ群五人、ワクチン群一四人）。このことは、ワクチンでロタウイルスの感染は防げても、ほかのウイルスや細菌の感染を受けやすくなる、という現象で説明できそうです。

三歳までにはどの子どももかかる下痢であり、日本ではふだん栄養を十分にとっていれば、ロタウイルス感染で死ぬようなことにはなりません。重ねていいますが、ワクチンを受ける必要はありません。

子どもの感染症で大切なことは、下痢をしてもあわてずに、温かいミルクや水分をのませることとです。ただし、一回分の量は少なめにして、何回にも分けて少しずつ補給するのが、嘔吐を防止するために重要です。冷たいままのスポーツ飲料水はおなかを冷やし、下痢を助長しかねません。また、塩分やカロリーも足りなくなります。

どうしても受診が必要なときというのは、脱水のために補液（点滴）が必要な場合です。吐き気止めは害があるために、用いないでください。抗生物質も不要です。熱が出ても、解熱剤、特に非ステロイド抗炎症剤を解熱剤として使わないように気をつけましょう。非ステロイド抗炎症剤が処方されそうになったら、断るか、断り切れなかったら使わないようにしたほうがよいでしょう。

HPV

国や大手メディアでは「子宮頸がん予防ワクチン」と呼ばれることが多いですが、正確には「ヒトパピローマウイルスワクチン」あるいは「HPVワクチン」です。HPVワクチンが国際的に使われ始めてから二三年で約一五年になりますが、今のところ確実に「子宮頸がん」を予防したという証拠はありません。子宮頸がんを減らしたとの疫学調査がいくつか報告されています。しかしすべて、もともと健康でがんになりにくい健康な接種した人と病気がちのために接種しなかった人との比較、もしくは接種した人と過去の一般人口とを比較するなど、偏りのある調査結果ばかりです。もともとの健康状態を推定してそろえて比較すると、差はないと考えられました。その一方で、重大な害が高頻度に起こっていることが、ますます明らかになってきています。

子宮頸がん死亡率は急速に減少してきた

HPVワクチンが必要といっている国や産婦人科医は、子宮頸がんが若い人で増えていると強調しますが、増えているのはあくまで罹患率です。検診をすれば悪性度の低い子宮頸がんがたくさん見つかるからです。一方、死亡率は、どの年齢でも戦後の高い状態から急速に減りました。一九九〇年代以降は微増ですが、高齢者は最近でも下がっています。このパターンは感染症全般の特徴です。

子宮頸がんの大部分は、ＨＰＶ（ヒトパピローマウイルス）の感染によります。女性のほぼ一〇〇％が、いったんは感染しますので、いわば常在ウイルスです。感染しても自然に排除され、九九％の人は子宮頸がんにはかかりません。しかし、残りの一％つまり九九人に一人は、生涯で一度は子宮頸がんになりますが、子宮頸がんが原因で死亡するのは三〇〇人に一人です（国立がん研究センターの情報より）。子宮頸がんになった人の四人に三人は子宮頸がんが原因で亡くなるのではありません。

健康者接種バイアスで子宮頸がんが減ったかに見える

二〇一八年以降、フィンランド、スウェーデン、英国（二報）から子宮頸がんを減らしたとする疫学調査が相次いで報告され、それらも重要な根拠として、二二年に接種が再開されました。

フィンランドの調査は、ＨＰＶワクチンの二つの国際的なランダム化比較試験に参加して接種した人と、同時期に接種しなかった人を、平均約七年間追跡しました。その間にワクチンで予防できるとされている子宮頸がんなど（ＨＰＶ関連がん）だけでなく、無関係のがん（非関連がん）についても、罹患率が比較されました。

ワクチン接種者は、ランダム化比較試験参加者ですから健康な女性です。当日発熱がある人はワクチン接種をしません。ステロイド剤使用者など免疫力が低い人も接種を控えます。免疫力が低い人はがんを排除する力も弱く、がんができやすくなります。実際、ＨＰＶワクチンで減るはずのないＨＰＶ非関連がんの罹患率は、接種群が非接種群の〇・四三倍でした。言い換えると非接種群は、接種群の二・三倍がんができやすかったということです。そこで、接種群と非接種群のがんのできやすさを揃えるために、非接種群のＨＰＶ関連がんの罹患人数を〇・四三倍して、両群で比較すると、有意の差がなくなりました。

よく似た調査がスウェーデンから二〇年に、また英国スコットランドから二四年一月にも報告されていますが、非関連がんについては報告されていないので、フィンランドの調査を流用すると、やはり差がなくなりました。

二一年の英国の調査は、ＨＰＶワクチン接種者をＨＰＶワクチン接種が行なわれていなかった時期の女性と比較したものですが、この調査でも、非関連がんについては報告されていないので、フィンランドの調査を流用すると、やはり差がなくなりました。

つまり、ワクチンが子宮頸がんを減らしたように見えたのは、接種者が健康だったからにすぎません。HPVワクチンの効果とは言えません。

ワクチンの害で健康な少女に神経症状、認知症の症状が

一方、ワクチンの害によって、さまざまな神経系の異常、免疫系の異常が生じています。手足が勝手に動いて止まらないという症状は、夜寝ているときでも起こります。一時的に目が見えなくなったり見えたり、ずっと見えない状態が続く人もいます。脳波に異常のないけいれん、普通に歩けない、杖や車イスが必要になる、痛みが体のあちこちに飛ぶように動く、計算ができない、記憶ができない、すぐ忘れるなど、まるで高齢者の認知症のような状態が、多数報告されています。小児神経学や小児リウマチの専門家が異口同音に「こんな病気、診たことがない」というような病気が、全国で三〇〇人を超えて報告されているのです。

受診をしても、症状を理解できない医者が多いのが実情で、HPVワクチンが原因かもしれないと思う医者でも、国が「心身症なので無関係」としているため、診断に自信がもてません。厚生労働省は因果関係にうすうす気づいていても、理解しないふりをしています。

厚労省が安全とするデータで害が示されている

国が、HPVワクチンは安全としている根拠の一つは、アジュバント(免疫増強剤)と比較して害が多くないから、というものです。しかし、比較対照になったアジュバント自体の毒性が強いので、ワクチンが安全との根拠にはなりません。では、害の有無を判定するには、どうすればよいのでしょうか。

一つに、試験対象者と同年齢の一般人口の女性と比較する方法があります。比較すると、多発性硬化症という神経難病が三〜一五倍、潰瘍性大腸炎など腸の難病も三〜四倍起こりやすいことがわかりました。

また、HPVワクチンに何も害がないなら、接種後、時期別に見て、難病の罹患率や死亡率は一定のはずですが、統計を調べてみると、大きく変動していました。重い病気は、接種後三年半以降にこの変動が大きく、約一六〇人に一人が、それまでより余計に自己免疫疾患になり、一〇〇〇人に一人が余計に死亡しうると推定されました。

国が安全としているもう一つの根拠は、接種しなかった人と比較して、難病の発症率に差がなかったと報告している疫学調査です。しかし、**インフルエンザワクチン**の項でも述べましたが、ＨＰＶワクチンの場合も、普段の健康状態がよくない人は接種せず、健康な人が接種する傾向にあります。それら二群を比べてもよほど害が大きくない限り、有意に高率になりません。ところが、そのような調査でも、ベーチェット病やレイノー病、Ｉ型糖尿病などの自己免疫系の病気がワクチン接種群で有意に高率でした。

病気がちの人は接種を避けるということを一部考慮したフランスの調査で、ギランバレー症候群という神経難病が、接種者に多かったことがわかっています。また、健康状態の影響が少ない調査では、接種群で、流産の増加や、消化器系、関節、神経系などの自己免疫疾患が多いことが報告されています。

ＨＰＶワクチンは認知機能、運動機能を悪化

名古屋市が二〇一五年九月に実施したＨＰＶワクチンに関する調査データが、一六年六月に開示されました。そのデータを詳しく分析すると、関係はなかったという一五年一二月の名古屋市が出した中間速報とは異なり、ＨＰＶワクチン接種と認知機能や運動機能にかかわるさまざまな症状との関連が明瞭に認められました。

特に顕著だったのは、ワクチン接種後「杖や車椅子が必要」になった人が、接種群

（二万一〇〇七人）に二〇人もいたことです。この二〇人は全員、ほかの二五種類の症状のうち少なくとも一つ、平均一二種類の症状を併発していました。一方、非接種群（九七三四人）で、接種後に相当する時期以降に同様の症状を発症した人は一人いましたが、ほかに症状はまったくありません。接種群の二〇人中六人は、調査時点でなお症状が続いていました。このことは、全国でＨＰＶワクチンの接種を受けた三四〇万人中でいえば、三〇〇〇人が接種後に各種症状のほか、「杖や車椅子が必要」になったことがあり、一〇〇〇人は長期間その症状が続いている、ということを示しています。大変憂慮すべきことです。

がん検診も予防に有効とはいえない

〝ＨＰＶワクチンを接種しなくても、がん検診をしていれば予防できるからワクチンは不要〟という主張があります。しかし、検診が八〇％程度も普及した英国で行なわれた、その論の最大の根拠とされるデータを調べても、検診が予防に有効とする確たる証拠とはいえませんでした。スクリーニングをした場合としなかった場合とを比較した試験は、子宮頸がん死亡率が日本の四～一二倍と高頻度のインドで実施した試験があるだけです。細胞診でスクリーニングした結果は、統計学的に有意ではありませんでした。

ほかのスクリーニング方法では、有意差のある調査と差のない調査が混在していま す。統計学的に有意な場合でも、日本の死亡率に当てはめると、有意ではなくなります。仮に、有効だとしても、子宮頸がんによる死亡を一人減らすためには、最低二・四億〜一五億円が必要になります。検診で見つかるのは、死亡しない悪性度の低いものが多く、肝腎の悪性度の高い子宮頸がんは見逃されやすいのです。

脂質やたんぱく質が不足しないように

では、どうすればよいのか。脂質やたんぱく質不足に陥ると、ＨＰＶが持続感染してがんになりやすいので、栄養バランスに気をつけましょう。脂質やたんぱく質が不足しないように、そして糖質は、摂取総エネルギーの四〇％程度になるように心がけてください。また、適度な運動をし、睡眠剤に頼らずに十分な睡眠時間を確保することも大切です。これはＨＰＶの持続感染を防止するだけでなく、あらゆる病気を予防する健康法です。

一〇章　がんの薬

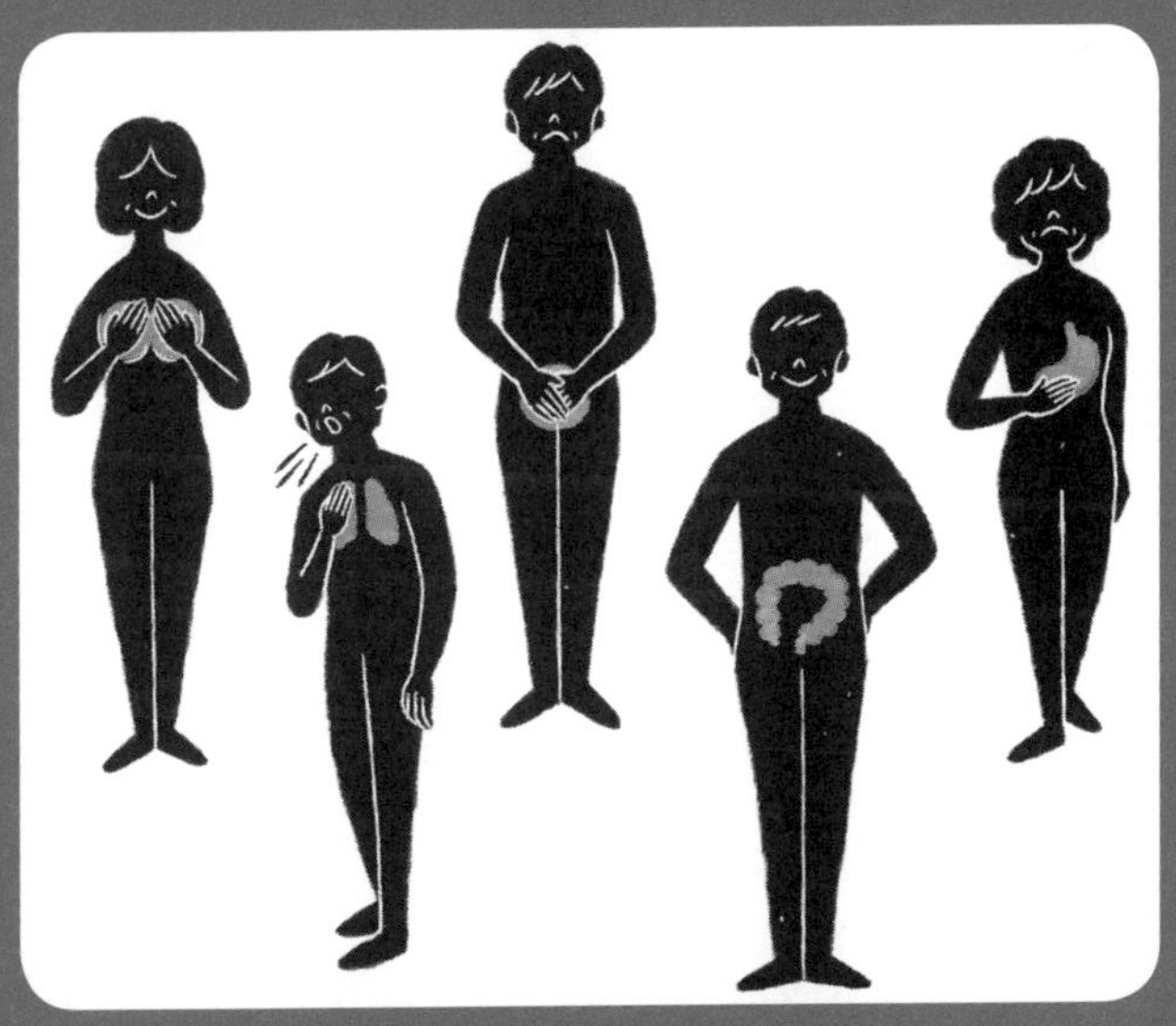

34 がんの薬（肺がん／大腸がん／乳がん／前立腺がん／がん症状の緩和）

抗がん剤による化学療法は見直しが必要

人の体には、がんになる異常な細胞が日々できていますが、それを監視して成長しないようにする免疫機能が備わっています。ですから、免疫が抑えられると、がんができやすくなります。免疫を抑制する物質は、アドレナリンやステロイド、GABA（204〜211ページ「18 不安・不眠の薬」参照）などのストレス関連物質で、体内にあります。強いストレスが持続すると、これらの物質が免疫を抑制し、発がんにつながります。

これらは薬剤として用いても、発がん性があります。カルシウム拮抗剤や、アンジオテンシン受容体拮抗剤（ARB）、睡眠剤・安定剤、アトピー皮膚炎の薬「**プロトピック軟膏**」やリウマチに用いる免疫抑制剤、コレステロール低下剤、非ステロイド抗炎症剤、フッ素化合物、クレオソート（「**正露丸**」）、骨粗しょう症用剤、胃酸を抑制するプロトンポンプ阻害剤（PPI）やH_2ブロッカー、制吐剤、抗精神病剤（統合失調症用剤）、抗インフルエンザウイルス剤の「タミフル」や「イナビル」などにも、発がん性があります。

転移するか否かはがん化したときに決まっている

近藤誠さん（元慶應義塾大学医学部講師、故人）が、著書『あなたの癌は、がんもどき』（梧桐書院）で述べている考え方は、がん治療の選択に大変重要な意味をもっています。

要点は、①転移巣の成長から逆算した、がん細胞ができたときの原発巣の大きさ（一㎜）から、手術時に転移が見えなくても、すでにあったとわかる。リンパ節切除で、生存率が改善しないのが、そのよい証拠だ、②臓器の境目を破る力、組織を突き抜け血管壁を破る力、そして遠隔臓器にとどまる力の三つの力が揃えば転移する。③その性質を決める遺伝子は、がん細胞ができたときに決まっているはず、などです。私は、これらを妥当と考えます。

抗がん剤化学療法によって、その後、維持療法なしで再発しない真の「治癒」が得られるがんは、急性白血病、悪性リンパ腫、睾丸のがん、絨毛腫瘍、小児のがん（ウイルムス腫瘍、横紋筋肉腫ほか）など、ごく一部です。また、延命効果が多少でもあるがんは、進行した卵巣がんや前立腺がん、乳がん、小細胞がん、大腸がんなどで、これも比較的少数です。ただし、延命効果は大きくなく、化学療法に要する入院やだるさ、思考力低下などの害を考えれば、患者本人が活動できる期間が延びるかどうか、活動内容の面で有利かどうかは、微妙なところです。多少でも真の効果が期待できるがんは、以上の例を含めて、一〇％程度です。大部分のがんは、化学療法で腫瘍は少し縮小しても、延命効果がないか、証明されていないかです。それどころか、寿命が縮まることさえあります。

抗がん剤による化学療法は根本的な見直しが必要ですが、医療の現場では、次々に新たな抗がん剤が導入され、反省のきざしはまったくないのが現実です。

肺がん

「イレッサ」は正常細胞も攻撃する

肺がんのうち、非小細胞肺がん治療用の化学療法剤は、ほとんどが注射剤ですが、「イレッサ」（一般名・ゲフィチニブ）は経口剤（のみ薬）です。それまでの抗がん剤が、全身の細胞に影響して強い害（副作用）があったのに対して、いかにもピンポイントでがん細胞だけを攻撃するかのように宣伝され、二〇〇二年九月から使用されはじめました。

「イレッサ」は、体内にあるEGFRという受容体を攻撃します。実はEGFRは、がん細胞だけではなく、赤血球を除くあらゆる細胞にあって、新しい細胞をつくり、できた傷を修復するために必要な受容体です。宣伝文句とは裏腹に、従来の抗がん剤よりも余計に正常細胞が妨害され、急性の肺傷害や間質性肺炎を生じて死亡します。

死亡報告が相次いだ〇二年一〇月に資料を取り寄せ、分析しました。動物実験や臨床試験の報告で危険な兆候が随所にあり、承認・発売すべきでなかったと私は主張しました。最初に解析して出した結論は、現在でも変える必要はありません。

「イレッサ」で家族を亡くした人たちや、被害者本人が、国とメーカーを訴えて〇四年に裁判を起こしました。大阪と東京といずれも一三年四月に最高裁で原告敗訴が確定しました。

このイレッサ裁判の過程では、国とメーカーが保有している非公開資料が、裁判所からの命令で開示されました。これらから明らかになった重要なことが、いくつもあります。

一九九五年（「イレッサ」の開発が進む前）、「イレッサ」の攻撃目標であるEGFRという受容体をもたないラットは、肺が虚脱し膨らまず、呼吸できずに生後最長八日目までに死亡したのです。また、イヌを用いた実験では、実験開始一〇日目に臨床用量の二倍にも足りない量で、肺が膨らまなくなり、死亡しました。

ところが、この結果は、臨床試験の担当医に報告されることなく、臨床試験が続けられました。臨床試験では、ごく初期の段階から、呼吸困難を生じたり、血管内に血栓ができたりといった害が多発しました。一般の薬剤と比べて、二〇〇倍以上も血栓ができやすかったのですが、ほとんどすべての不都合なこと（有害事象という）を、「イレッサ」とは「関連なし」と片づけて、臨床試験が進められました。承認の根拠となった臨床試験で、「イレッサ」開始当日に呼吸ができなくなり、数日で死亡した人のほか、六日以内に呼吸困難が生じ、四日〜三週間以内に死亡した電撃例が少なくとも八人いました。しかし、すべての例で「イレッサ」は無関係と判定され、承認されました。

二〇一〇年までに、「イレッサ」の総死亡率への影響を調べたランダム化比較試験は合計一〇件ありますが、「イレッサ」が総死亡率を低下させることを証明できたものはありません。むしろ一件では、プラセボ（偽薬）よりも死亡率が高まりました。信頼できるデータで検証すると、治療が変更される前の死亡者のうち、「イレッサ」で死亡したことになる人が、二七％にも及んでいたのです。一〇年六月、遺伝子変異がある人の治療効果がよい、との報道がありましたが、データを適切な方法で解析し直すと「イレッサ」による死亡率が高まり、死亡者の五七％が「イレッサ」による死亡と判断されました。使い道がなく、中止しか道はないというのが私の結論です。

ニボルマブなどの新抗がん剤は？

ニボルマブ（商品名「**オプジーボ**」）は、二〇一四年に悪性黒色腫という皮膚がんに承認され、次いで一五年に非小細胞肺がんに承認された抗がん剤です。最初の薬価では一回約一五〇万円、一年間使えば一人で三五〇〇万円を要し、保険財政の破たんが懸念され、一六年に薬価は半減。二〇年には当初の五分の一になりました。それでも大変高額です。

がん細胞やウイルスが感染した細胞を攻撃するＴリンパ球（必殺Ｔ細胞＝キラーＴ細胞。ウイルスに感染した細胞やがん細胞を認識し、その細胞を破壊する細胞のこと）が正常に働くためには、ＰＤ－１（Programmed cell Death-1）というたんぱくが必要です。**ニボルマブ**はこのたんぱくＰＤ－１に結合し、必殺Ｔ細胞の働きを守る作用がある抗体です。

肺がんなど、がん細胞が必殺Ｔ細胞のＰＤ－１を攻撃するたんぱく（ＰＤ－Ｌ１）をもつようになると、必殺Ｔ細胞の攻撃を免れて増殖し、進行がんになります。その際、必殺Ｔ細胞のＰＤ－１に**ニボルマブ**をくっつけて守ってやると、必殺Ｔ細胞がきちんと仕事をして、がん細胞をやっつけてくれる、というわけです。

ところが、そうよいことばかりではありません。異物を認識したりして外敵をやっつけるための免疫細胞は、異物をもっているため、そのままでは必殺T細胞の攻撃を受けます。攻撃されないために、がん細胞と同様、必殺T細胞のPD-1の働きを鈍らせるPD-L1をもっています。そのために、ニボルマブはがん細胞だけでなく、さまざまな免疫細胞の働きを鈍らせます。その結果、感染症に弱くなったり、がんが進行したり、炎症がなかなか終わらない自己免疫疾患が発生したりします。重症のI型糖尿病なども起こります。

したがって、がん細胞のうち、PD-L1を保有している細胞が半数以上あるようながんには効くけれども、多くない場合や、保有していない場合には、当然効きにくく、害のほうが大きくなります。七五歳以上の人にはほとんど効いていませんし、抗がん剤をすでに二種類以上使用している人にも大変効きが悪いので、効きやすいということがわかっている人にだけ使い、効きが悪いことがわかっている人には使わないようにしなければいけません。医療費の無駄遣いというだけでなく、害のほうが大きくなるからです。

ニボルマブと似た作用をする、**ペンブロリズマブ**（商品名「キートルーダ」）は、がん細胞の五〇％以上がPD-L1をもっている場合にだけ使用する臨床試験をした結果、確実な延命効果を得ています。**ニボルマブ**も同じ使い方をすれば対象患者は減ります。現状では**ペンブロリズマブ**のほうが効果はより大きいと考えます。

大腸がん

延命効果のある抗がん剤も

進行した大腸がん（結腸・直腸がん）の転移病巣に対して、手術が可能な場合があるといわれますが、化学療法による延命効果が得られており、化学療法が一般的です。

フルオロウラシルが標準治療薬剤で、これが使われはじめた初期には延命効果ははっきりしなかったのですが、葉酸（**ホリナート**または**レボホリナート**）と併用すると、単独使用に比し、延命効果が得られました（多少問題はあるものの）。その後、持続点滴で用いるようになり、さらに延命効果が増しました。ただし、ほかの抗がん剤と同様、解毒力は個人差が大きいので、最初から大量に持続点滴をすると、解毒力の弱い人には毒性が強く出過ぎて、死亡する危険もあります。個人差に応じた用量の決定をすべきと、強く考えます。

イリノテカンは、日本で開発された抗がん剤で、細胞分裂のどの段階にあっても、遺伝子を傷つけ、抗がん作用を発揮します。最初に承認された非小細胞肺がんでは、約四％が毒性死し、ほかの抗がん剤が無効な非小細胞肺がん患者には、腫瘍縮小効果もありませんでした。私は「使用を中止すべき」と判定しています。しかし、大腸がんには、海外で盛んに臨床試験が実施され、**レボホリナート＋フルオロウラシル**との組み合わせで、二〜三カ月の延命が得られています。ただし、激しい下痢や吐き気、嘔吐、全身の脱力などが多いため、ＱＯＬ（生の質）を十分に考えた、患者本人による使用の是非の判断が望ましいと考えます。

オキサリプラチンは、プラチナ系の抗がん剤です。手術で切除不能な進行性の大腸がんや、ほかの抗がん剤を用いていて再発してきた大腸がんに、**レボホリナート＋フルオロウラシル**と併用する方法が、日本では承認されています。日本で承認した際の説明を見ると、「化学療法未治療の切除不能進行結腸・直腸がん患者を対象とした臨床試験で生存期間の延長が確認された」とありました。したがって、当然、延命効果を認めた適切な臨床試験があるはずと手を尽くして探したのですが、質のよい研究が見つかりません。

問題は、**フルオロウラシル**の使い方です。ある試験では、**オキサリプラチン**群に**フルオロウラシル**を持続点滴する有利な方法、相手群には短時間で注射する不利な方法が割り当てられました。別の試験では、オキサリプラチン群は、対照群の一・五倍のフルオロウラシルが三日間持続点滴されていました。つまり、公平な比較の試験では延命効果は認めておらず、オキサリプラチンの延命効果は、いまだにきちんと証明されていないのです。さらに、神経障害が大変強いことも、オキサリプラチンを使いづらい点です。レボホリナート+フルオロウラシル持続点滴に、オキサリプラチンを組み合わせる方法は、初回治療にも推奨できるものではありませんし、再発治療としても延命効果が得られたとの証拠はなく、推奨できません。

ベバシズマブ（商品名「アバスチン」）やセツキシマブ（商品名「アービタックス」）などの新薬は、いずれもきわめて高価なうえ、延命効果は認められないか、矛盾するデータがあり、明確ではありません。作用部位が「イレッサ」に似て害も多く、勧められません。

乳がん

無意味な検診、危険な化学予防

欧米諸国では一九九〇年代ごろを境に、乳がん死亡は増加から減少に転じました。日本では、やや遅れて二〇〇〇年ころから閉経前の女性では減少に転じました。しかし、閉経後の高齢女性では増加し続けています。

タモキシフェン（乳がん治療に用いられるエストロゲン拮抗剤）の予防効果を見た比較試験が、四つあります。死亡率には、乳がんによる死亡率を比較する方法と、総死亡率（あらゆる原因による死亡率）を比較する方法があります。ある治療をすると乳がんは減っても、その薬剤による害やほかの病気による死亡が増加して、死亡率全体は増えることがあるため、一番適切な方法は、総死亡率による比較です。四つの試験すべてで、乳がん死亡は減少しました。しかし、三つの試験では総死亡率では有意の差がなく、もう一つの試験では総死亡率が統計学的に有意に増加していました。総死亡率に差がなかったり、増加したりしたのは、子宮体がんや静脈血栓症が増えたため、と考えられます。

抗がん剤治療は、リンパ節転移のある五〇歳未満の乳がんには多少の延命効果がありそうですが、五〇歳以上ではリンパ節転移の有無にかかわらず差がなく、勧められません。また、抗ホルモン療法（**タモキシフェン**）は、臓器転移と感受性のある人では延命効果がありそうですが、毒性（肺血栓塞栓や、がんが増加する可能性）については考える必要があります。局所にできたしこりを取り除き、局所に放射線を照射することで、目に見える部位のがんの再発を減らすことはできます。また、骨に転移した場合は、症状を緩和するための適切な治療を受けることが可能です。

前立腺がん

前立腺がんを原因とする死亡は少ない

前立腺がんについては、泌尿器科医の木元康介氏が主に執筆した『薬のチェックは命のチェック』№20の記事を紹介しつつ、私が独自に分析したことも交えて説明します。

英国泌尿器科学会の国際誌で二〇〇四年に発表された論説では、デトロイトで事故死した男性を解剖し、前立腺を調べると、二〇歳代ですでに八%に前立腺がんが見つかり、五〇歳代で四五%、六〇歳代で七〇%、七〇歳代では八〇%にまで達していたといいます。年齢に応じて確実に増加しており、白人と黒人で発見率は変わりませんでした。全年齢で何%だったのか不明ですが、仮に四〇%とすると、米国人一〇万人中四万人が、前立腺がんを「もっている」ことになります。

一方、米国男性一〇万人あたりで亡くなるのは一〇〇〇人で、前立腺がんをもつ四万人中約四〇〇人が亡くなると推測されます。このうち、前立腺がんが死因となるのは約二〇人です。残りの三八〇人（九五％）はほかの病気で死ぬことを意味します。前立腺がんをもっていても、前立腺がんで死ぬより、ほかの病気で死ぬ人がいかに多いかがわかります。

日本の男性の何％が、前立腺がんをもっているかは不明です。しかし、前立腺がんの死亡率が高い黒人と、やや低い白人で、潜在がんの発見率は同じであったという調査の結果を考えると、日本人でもかなり多いはずです。年齢を調整すると、日本の男性の一〇万人あたりの死亡は約七〇〇人で、このうち前立腺がんによる死亡は約六人です。少なく見積もって死亡男性の三〇％が前立腺がんをもっていたとすると二一〇人です。したがって、六人以外の二〇四人（九七％）は、別の病気で亡くなったことになります。

前立腺がんでは、ＰＳＡという前立腺特異抗体の値が増加するため、ＰＳＡ値が前立腺がんの診断に利用されます。しかし、「前立腺」の「特異抗体」であって、前立腺にできる「がんの特異抗体」ではけっしてありません。前立腺炎や前立腺肥大でも増加します。

そもそも、五〇歳以上の男性の半数以上は前立腺がんを「もっている」ので、ＰＳＡが低くても高くても、前立腺がんをもっている人はいます。生検（直径一・五㎜の針で六カ所から一〇カ所突いて組織をとり、顕微鏡で確かめる検査）をすれば、二人に一人以上は見つかります。しかし、見つかったとしても、前立腺がんで死ぬというよりも、別の病気で死ぬ可能性のほうが圧倒的に高いのですから、生検を受ける意味はない、というべきでしょう。

また、約半数が、中程度の進行度の前立腺がん患者を対象に、手術した場合と、手術せずに経過を見ただけの場合で比較すると、六五歳以上では、前立腺がんによる死亡率は変わりませんでした。六五歳未満では、手術をすると、前立腺がんによる死亡は少なかったのですが、手術後の合併症が相当数ありました。

手術した場合、術後三〇日以内の死亡率は二〇〇人に一人、再入院率が四・五%、心不全一・三%など心臓の重大な合併症が三・五%、肺虚脱三・八%など肺の重大合併症が六・一%、大腸切除や直腸修復を要する重大な合併症が〇・八%などをはじめとして、重大な合併症が三〇%近くありました。長期的合併症としては、通常の手術では三〇%でオムツが必要になり、六三%はときどき漏れると訴えました。ほぼ全員に、何らかの性機能障害が出現し、三五〜六〇%は術後に性交不能になったようです。術後五年では、約八〇%が性交不能になったとの報告もあります。便失禁が一七〜三二%出現しました。

手術に用いる全身麻酔剤の多くは、フッ素化合物なので、術後の免疫低下で、がんの芽が育つ原因になりうるかも、と心配です。

前立腺がんは、ある程度進行してからでも、治療法がいろいろあります。まず、ホルモン療法（いずれも男性ホルモンの影響を少なくする療法）で、延命効果があります。また、局所に放射線の小線源を埋め込む療法も有望そうです。したがって、めったなことでは手術すべきでなく、様子を見るか、治療するにしても手術以外を選ぶのが賢明と考えます。

がん症状の緩和

がんの痛みはモルヒネでコントロールできる

日本は、がんの痛みのコントロールが大変遅れています。医療用モルヒネの使用量が人口あたりで少ないのです。これは、医療現場が、WHO（世界保健機関）の提唱している緩和ケアの方法を、適切に取り入れていないためと考えられます。

WHOは、三段階法という確立された方法を推奨していますし、それを実施するための基本的な心構えの五原則もあります。①経口で、②定時的に、③段階的に、④個人に合わせ、⑤細心の注意を払いながら、使うようにというものです。

第一段階は一般の鎮痛剤、つまりアセトアミノフェンや、非ステロイド抗炎症剤を用います。これらは、弱いがんの痛みには対処できます。高齢者では、アセトアミノフェンを基本にすると、害が少なくて済みます。第二段階でも併用します。

第二段階はコデインです。しかし日本では、痛みにも咳止めや下痢止めに用いられるのと同じ量しか使えず、少な過ぎます。日本ではコデインを使える環境にはないように思います。したがって第二段階はパス。

第三段階は強オピオイド、中でもモルヒネが、がんの痛み治療の中心です。種々の剤型があり、のみ薬や皮下注射、静脈注射、貼り薬などで用いられます（筋肉注射はだめ）。

基本は経口です。開始時や痛みが突発した場合用の即効製剤、維持療法用には経口徐放製剤を定期的に用います。経口で使えない人には、注射剤や貼り薬を使います。貼り薬は簡便ですが、作用時間が長いために、用量の微妙な調整がきかず、過剰になりやすいのが欠点です。その点、携帯できる自動注入ポンプを用いて皮下注入する方法は、維持療法はもちろん、突発的な強い痛みには、患者本人が自分で判断して早送りで補給できるという、優れた方法です。

多くの場合、経口で一日四〇～二〇〇mgまでで痛みはほぼコントロールできます。モルヒネには天井効果（それ以上で効きが悪くなる）がないので、必要ならさらに増量が可能です。

鎮痛剤、特にモルヒネの効き方は個人差が大きく、少量で効く人もいれば、大量を必要とする人もいます。ですから、医師は、病気の程度や時期、余命の長短などによる平均的な必要量ではなく、患者の訴えに耳を傾け、本人が感じる痛みの強さとその効果に応じて、鎮痛剤、特にモルヒネをきちんと使用すべきです。この原則を徹底すれば、九〇％以上のがんの痛みは、ほぼ完全に除くことができ、日常生活を送ることが可能なのです。

ただ、気になるのは、モルヒネの薬価が高いことです。痛みをコントロールするためにたくさんのモルヒネを必要とする人では、薬剤費の負担が大変です。欧米では、低用量（たとえば一錠三〇mg）でも高用量（たとえば一錠六〇mg）でも、価格が同じという場合があります（これをフラット価格という）。日本ではなかなか実現しませんが、モルヒネはまさしく、フラット価格が適用されてしかるべき薬剤と考えます。

積極的に、痛みを和らげる治療が大切です。痛みは我慢しなくてもいいので、痛いと感じれば、医師に伝えましょう。主治医に見放されたら後がない、という患者さんも多いかもしれませんし、応えてくれる医師を探すのは大変でしょうが、粘り強くいってみてください。

二一章　泌尿器の薬

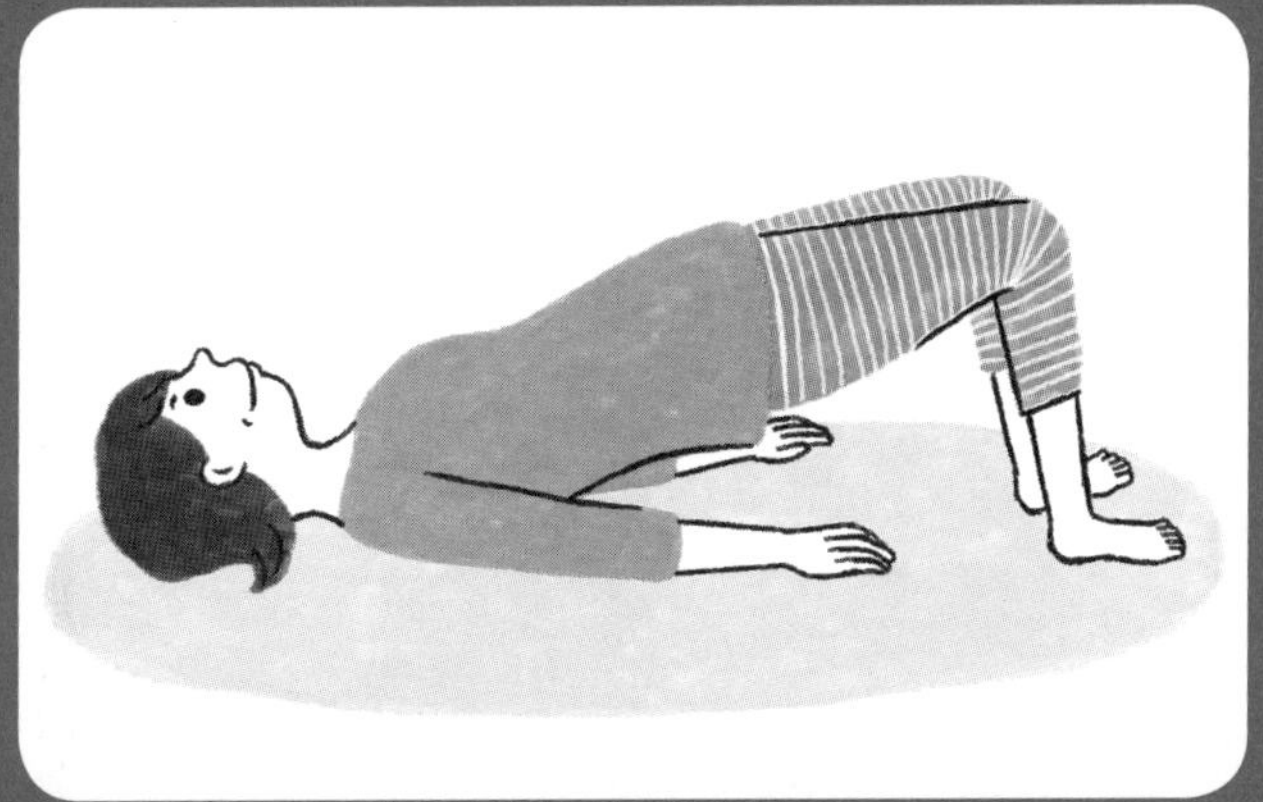

これは、骨盤底の筋肉を鍛え、尿漏れを防止する体操です。
1日に3回行なうとよいでしょう。

① 仰向けに寝た状態から、息を吐きながらお尻を上げます。
はじめのうちは5秒間、慣れてくれば10秒間で行ないます。

〈注〉陰部が身体の内部に引き込まれる感じになりますが、より意識的に引き込む感じを心がけます。排尿を止めるときのような感じです（実際の排尿時には止めないように）。

② ゆっくりと息を吸いながら腰を下ろしましょう。

③ これを10回繰り返します。

35 排尿障害用の薬

薬の助けを借りるのは一時的に

高齢者の泌尿器の病気の特徴をひと言で表現すると、排尿にともなう障害、つまり排尿障害です。しかし、障害の様子は男女で異なります。女性は漏らすことが多くなり、男性は尿が出にくくなります。この男女の違いは、女性と男性の解剖学的な違いに基づくものです。

男性が高齢になり、尿が出にくくなるのは、主には前立腺が肥大するため（前立腺肥大症）です。女性が漏らすことが多くなるのは、前立腺のように、周りから締めつけるものがなく、尿道が男性より太く短く、しかも尿が出ないように尿道を締めている括約筋や、その神経の働きが、年齢とともに鈍くなってくるからです。

男性で尿が漏れるようになるのは、肥大した前立腺を手術で除去した人に多く、手術後に膀胱が過活動になるためのようです。また、尿が出にくく、膀胱にたくさん尿がたまり過ぎて、これ以上膀胱が大きくなれないときに、尿が漏れることがあります。いずれにしても、前立腺が肥大し、尿が出にくくなることが、尿漏れよりも先にきます。

懸命に仕事をしているときや、スポーツに熱中しているときは、交感神経が強く働いているため、尿意はほとんど感じません。そして、仕事が一段落した、昼食前や入浴前、夜就寝前に、尿意を催します。このことは、交感神経の働きが少なくなり、副交感神経の働きが優勢になると排尿が促進される、ということを意味しています。

排尿に影響して排尿困難や尿失禁に用いられる薬剤には、交感神経や副交感神経の働きの代わりをする薬剤（作動剤）と、働きを妨害する薬剤（拮抗剤）があります。随意筋（自分の意志でコントロールできる筋肉）の働きを鈍らせる薬剤も少なくなく、排尿（障害）に影響します。ただし、ここでよく考えておかなければならないことは、交感神経や副交感神経は、排尿だけでなく、身体のあらゆる部位の働きに、関係していることです。排尿をスムーズにする、という目的以外の作用がいろいろと現れ、不都合もしばしば生じます。

高齢者に多い前立腺肥大症

前立腺とは、男性の膀胱の下にある、クルミ大の組織です。その中を、尿道と精管が通っています。精液の三分の一くらいは、この前立腺でつくられています。腺と平滑筋、そのほかの組織からなるため、腺や平滑筋が肥大してくると、前立腺全体が肥大してきます。六〇歳以上の男性の半数は、前立腺が肥大しているといわれているほどですが、多少肥大しているだけで、あまり症状がなければ、無治療で経過観察をするのが原則です。

しかし、排尿後に尿が残っている感じがある、排尿後二時間以内にまた排尿しなければならない、排尿中に尿がとぎれる、排尿を我慢するのがつらい、尿の勢いが弱い、排尿開始時にいきむ必要がある、床に就いてから朝起きるまでに何回も排尿のために起きる、といった症状（下部尿路症状）が出はじめ、そのことで生活に支障が出るほどになると、治療が必要になってきます。

ただし、現在、薬物治療の主流であるαブロッカーは、症状を和らげることはある程度可能ですが、肥大した前立腺そのものを小さくすることはできません。対症療法と、心得ておく必要があります。また、前立腺肥大は、排尿困難の重要な原因ですが、すぐに前立腺肥大症と結びつけることは正しくありません。ほかにも原因があるかもしれません。

口が渇くような薬剤、つまり、鼻づまりや咳止め、総合感冒剤、お腹の痛み止め、下痢止めなどには、たいてい副交感神経を抑制する薬剤や、交感神経を刺激する薬剤が入っており、尿が出にくくなります。睡眠剤や安定剤、不整脈用剤などもそうで、排尿困難には、多くの薬剤が関係します。また、血圧を下げる薬剤の中で、利尿剤系のものは尿を多くつくらせる作用があるので、尿量が増えることで、排尿回数を増やすことがあり、一気に膀胱に尿がたまって、排尿困難になることがあります。また、深酒や長時間の性行為や座位、膀胱に尿がたまる、便秘などは、前立腺がうっ血を起こして、腫れる原因になります。長時間ストレスが持続したり、ひどい睡眠不足が続くと、腫れるだけでなく、炎症を起こし、その炎症が治りにくくなります。

薬物療法を開始する前に、こうした原因の有無を点検し、適度な運動と、睡眠剤に頼らない十分な睡眠をとりましょう。ストレスを持続させないで、一時間に一度はリラックスして、ゆっくりと、腹式呼吸をすれば、排尿しやすくなります。そうした工夫をすることで、かなりの人が薬剤に頼ることなく、スムーズに尿が出るようになるはずです。

排尿困難の薬物療法：αブロッカー

尿を出やすくするためには、出にくくしている交感神経を抑える必要があります。交感神経抑制剤の中では、アドレナリンのα作用を抑える薬剤（αブロッカー）がよく使われます。副交感神経の働きの代わりをする薬剤（コリン作動剤）も、理屈のうえでは効きますが、害作用が強く、効果も期待するほどではないので、使うべきではないと考えます。

αブロッカーは、アドレナリンのα作用のうちα1作用（皮膚や腸など末梢血管の平滑筋を収縮させる作用）を阻害し、血管を広げ、血圧を下げます（降圧剤として使用が認められているが、耐性のため効き目が持続せず、長期効果の評価が低い）。また、膀胱の出口や前立腺の平滑筋も緩める作用があり、前立腺肥大症による排尿困難にも使用が認められています。

プラゾシン（商品名「ミニプレス」など）は、αブロッカーです。血管平滑筋の弛緩作用が強いですが、はじめのうちは効き過ぎで立ちくらみが多く、使い続けると慣れてきて、効きが悪くなります。いまではほとんど使われていません。

タムスロシン（商品名「ハルナール」など）は、α1作用の中でも、膀胱括約筋の平滑筋への作用（α1Aとα1D）が強く、血管を広げる作用（α1B）が弱いという性質があります（注1）。しかも、効果の持続時間が長いので、一日一回使用だけでよく、耐性も比較的出にくいようです。「ようです」というあいまいな表現をするのは、明瞭な証拠がないからです。ほかの薬剤の添付文書には、明瞭に増量が必要になることが書かれていますが（注2）、**タムスロシン**では一日〇・二mgが記載されているだけです。ただし、**タムスロ**

シンでは、射精障害があります（注3）。海外では一日〇・四mgが標準用量ですが、日本では半量の一日〇・二mgが標準です。

前立腺肥大症では、夜間に何度もトイレに起きます。αブロッカーを用いていると、特に使いはじめは低血圧が生じやすく、立ち上がったときにふらついて転倒し、骨折、入院となりかねません。睡眠剤をのんでいると、さらに転倒しやすくなります。

ナフトピジル（商品名「フリバス」）は、膀胱への作用（α1D）に選択性が高いとされていますが、プラセボ（偽薬）を対象とした臨床試験はなく、すべて**タムスロシン**など、既存の薬剤と比較した臨床試験です（日本のローカルドラッグで、日本で実施されたもののみ）。しかも、臨床試験で用いられた**タムスロシン**は、〇・二mgで用量は常に固定ですが、**ナフトピジル**は、多くの試験で漸増療法が用いられています（たとえば一日二五mgを二週間、その後一日五〇mgを一〇週間、その後必要に応じて一日七五mgまで増量、といった具合に漸増する）。したがって、**ナフトピジル**は、**タムスロシン**よりも耐性ができやすいと考えられます。

ただし、**タムスロシン**も、血圧に与える影響はゼロではないので、使用前と使用中に、座位と立位の血圧を測って、起立性低血圧を起こさないか、チェックは欠かせません。

推奨できない薬物療法

5-α還元酵素阻害剤（一般名・デュタステリド：商品名「アボルブ」）は、弱い男性ホルモンを強い男性ホルモンに変える酵素を阻害し、強い男性ホルモンをつくりにくくする薬剤です。前立腺肥大を縮小し、排尿困難の症状は改善しますが、性欲減退などがあります。重大な害は、悪性度の非常に高い前立腺がん（グレード八〜一〇）が、プラセボに比べて増加することです。四年間の追跡中三〜四年目で、プラセボ群二三三八人中、悪性度の高い前立腺がんはゼロ人でしたが、**デュタステリド**群二四四二人中では一四人（一七四人に一人）に見つかりました。同じ系統の薬剤、**フィナステリド**でも、七年間で、悪性度の非常に高い前立腺がん（グレード八〜一〇）が、プラセボ群五一二三人中六〇人（一・二％）に対して、**フィナステリド**群では四七七五人中九五人（二・〇％）に発生しました。

これらの臨床試験で見つかった前立腺がんは、悪性度の低いものも含めて全体では**デュタステリド**や、**フィナステリド**を使ったほうがプラセボ群よりも少なかったのですが、その理由は、スクリーニングに使われているＰＳＡ（前立腺特異抗原）検査値が下がったために、生検される機会が減り、前立腺がんが見つかりにくくなっただけです。推奨できません。

泌尿器の薬

日本で前立腺肥大症用の薬剤として承認されている、そのほかの薬剤の効果は、証明されていません。生薬（「エビプロスタット」「セルニルトン」）や漢方薬（八味地黄丸（はちみじおうがん））、抗アンドロゲン剤（「プロスタール」「パーセリン」）があります。これらは血圧に影響しませんが、前二者は公平な比較試験がなく、効果は不明です。後者は性機能障害を起こすこと、前立腺がんをマスクしてしまう可能性があり、日本のガイドラインですら推奨していません。

尿失禁にも薬剤が大きく関係

尿失禁も、多くの人が悩む症状です。咳をしたり、くしゃみをしたりして腹圧がかかると漏れるのが、腹圧性尿失禁です。急に尿意を覚え我慢できない、トイレに間に合わないというのが切迫性尿失禁で、腹圧性と切迫性が混じったのを、混合性尿失禁といいます。尿が漏れる要因にも、薬剤が関係します。αブロッカーのほか、吐き気止めや、抗不整脈剤、統合失調症に用いる抗精神病剤など、さまざまです。ただ、これらの多くは、抗コリン作用（副交感神経作用を阻害する性質）があるために、逆に働くこともあります。

なお、急に強い尿意を催して、排尿を我慢することが難しくなる感覚を、尿意切迫感といいます。やや使われすぎる病名「過活動膀胱」の症状です。この状態で失禁するのを、切迫性尿失禁といいます。脳卒中やパーキンソン病、前立腺肥大症などのほか、原因不明のものも多くあります。ただし、感染症やがんにともなう尿意切迫感などは除きます。

また、女性では、出産（経膣分娩）や老化現象が加わり、解剖学的な変化や、骨盤底の筋力の低下にしたがい、尿失禁しやすくなります。しかし、骨盤底の筋肉を収縮させる訓練をすることで、この筋肉の力を強めることが可能になります。

締め方のイメージとしては、①人前でおならをこらえるため肛門を締める感じ、②下痢をこらえる感じ、③硬くて太い便を切る感じ、④排尿を途中で止める感じ、などの例が挙げられています。これをいろいろな姿勢で、一日に五〇〜一〇〇回繰り返します。骨盤底筋をゆっくりと強く締め、五秒間保持するのを一〇〜一五回、朝食時、仕事が済んでホッとしたとき、昼食時、休息時、夕食時、就寝前など何回かに分けて、深呼吸をしながら行なう方法が、国立長寿医療センター泌尿器科による『一般内科医のための高齢者排尿障害診療マニュアル』（改訂版）で推奨されています。

尿失禁の薬物療法は非薬物療法の次に

薬物療法の中心は、抗コリン剤（副交感神経の抑制剤）です。しかし、切迫性尿失禁には、プラセボを使った場合でも三〇～四五％で有効とされ、膀胱訓練（尿意を我慢する訓練）では最大七四％で有効であったといいます。一方、抗コリン剤は、口が渇く、便秘、動悸がするなど、不快な害作用症状が多いことが問題です。また、男性の場合、前立腺肥大症に合併する過活動膀胱に、抗コリン剤は、残尿を増加させて症状を悪化させます。αブロッカーと併用すればよいとの意見もありますが、確立した治療法ではありません。

「過活動膀胱における尿意切迫感、頻尿及び切迫性尿失禁」への使用が承認された**ミラベグロン**（商品名「**ベタニス**」）は、交感神経作動剤の一種（アドレナリンβ3受容体作動剤）で、心臓刺激作用が強く、不整脈や心筋梗塞の危険性があり、勧めません。

なお、「尿崩症（にょうほうしょう）」というホルモンの病気の尿量を減らす目的で用いる「**デスモプレシン**」が、二〇〇三年に日本で、子どもの夜尿症への使用が認められました。「尿浸透圧あるいは尿比重の低下にともなう場合」との制限が加えられていますが、適切な診断がなされているかどうか、心もとない限りです。しかも使用量は、大人の尿崩症に使うよりも多いのです。水中毒（注4）を起こし、低ナトリウム血症によるけいれんの危険があり、治療を急いで急速にナトリウムを補給すると、けいれんを助長し、病態が複雑になります。生命の危険もありうる事態になりかねません。夜尿症の多くは、成長とともに治っていきます。焦らずに待ちましょう。

（注1）血管にはα1Bの受容体が豊富で、前立腺にはα1Aとα1Dの受容体が豊富。
（注2）プラゾシンの添付文書では、一日一～一・五mgで開始し、一～二週間の間隔で一・五～六mgまで漸増し、まれには一日一五mgまで漸増することもある。フリバスの場合、一日一回二五mgで開始し、効果が不十分な場合は一～二週間の間隔をおいて五〇～七五mgに漸増することが、記載されている。
（注3）射精の際に、精液の主な成分をつくる精のう腺の収縮を抑制することが知られている。この薬剤を男性の避妊薬剤に使用しようという研究があるくらいである（その是非は別）。
（注4）水分が尿に出ず、体内にたまった水で血液が薄まり過ぎ、不都合な症状が出ること。

※本項は、木元康介医師（元総合せき損センター・泌尿器科部長）の助言をいただきました。

泌尿器の薬

必要

αブロッカー（排尿困難に）

・タムスロシン
【ハルナール、タムスロシン】

→非薬物療法でコントロール不良の場合に薬物による対症療法の第一選択薬剤。アドレナリンα1Aとα1Dの選択的阻害剤

抗コリン剤（尿失禁に）

・オキシブチニン【ポラキス、オキシブチニン】

→抗コリン剤の中では、基本的薬剤。口内乾燥、便秘の頻度は多い

限定使用

αブロッカー（排尿困難に）

・シロドシン【ユリーフ、シロドシン】

→タムスロシンがアレルギーなどで使えない場合の第二選択薬剤。アドレナリンα1Aの選択的阻害剤。耐性が少ないかもしれない。射精障害が多い

抗コリン剤（尿失禁に）

・ソリフェナシン【ベシケア、ソリフェナシン】

→効果持続時間が長く、害作用症状が少ない反面、蓄積による害に要注意

危険

抗男性ホルモン剤（前立腺肥大に）

- デュタステリド【アボルブ、デュタステリド】

→4年間使用すると、174人に1人が高度悪性前立腺がんになる

アドレナリンβ3作動剤

- ミラベグロン【ベタニス】

→心臓刺激作用が強いため、不整脈や心筋梗塞などの危険性がある

抗利尿ホルモン

- DDAVPスプレー【デスモプレシン（スプレー）】

→夜尿症（尿浸透圧、尿比重低下にともなう場合）に使用が認められているが、水中毒でけいれんや生命の危険もありうる

不要

αブロッカー（排尿困難に）

- ナフトピジル【フリバス、ナフトピジル】

→α1D阻害剤だが耐性がありそう

- ウラピジル【エブランチル】

→神経因性膀胱に適応があるが、日本だけのローカル適応

- テラゾシン【バソメット】
- プラゾシン【ミニプレス】

→初期には起立性低血圧などの害があり、耐性ができやすい。現在ではほとんど使われていない

 ※薬剤の名称は、• 一般名【商品名】の順に記載してあります。

不要

抗コリン剤（尿失禁に）

- プロピベリン【バップフォー、プロピベリン】
- フラボキサート【ブラダロン、フラボキサート】
- イミダフェナシン【ウリトス、ステーブラ、イミダフェナシン】
- トルテロジン【デトルシトール】

→オキシプチニンに比し、特に優れた点はない

黄体ホルモン系（前立腺肥大に）

- クロルマジノン
【プロスタール、クロルマジノン、プロスタット、ルトラール】

→女性ホルモン様作用、副腎系抑制作用がある

その他（前立腺肥大に）

- オオウメガサソウエキス・ハコヤナギエキス配合剤
【エビプロスタット、エピカルス、エルサメット】
- グルタミン酸・アラニン・グリシン配合剤【パラプロスト】
- セルニチンポーレンエキス【セルニルトン】

→すべて、日本のローカルドラッグ

二二章 ビタミン剤

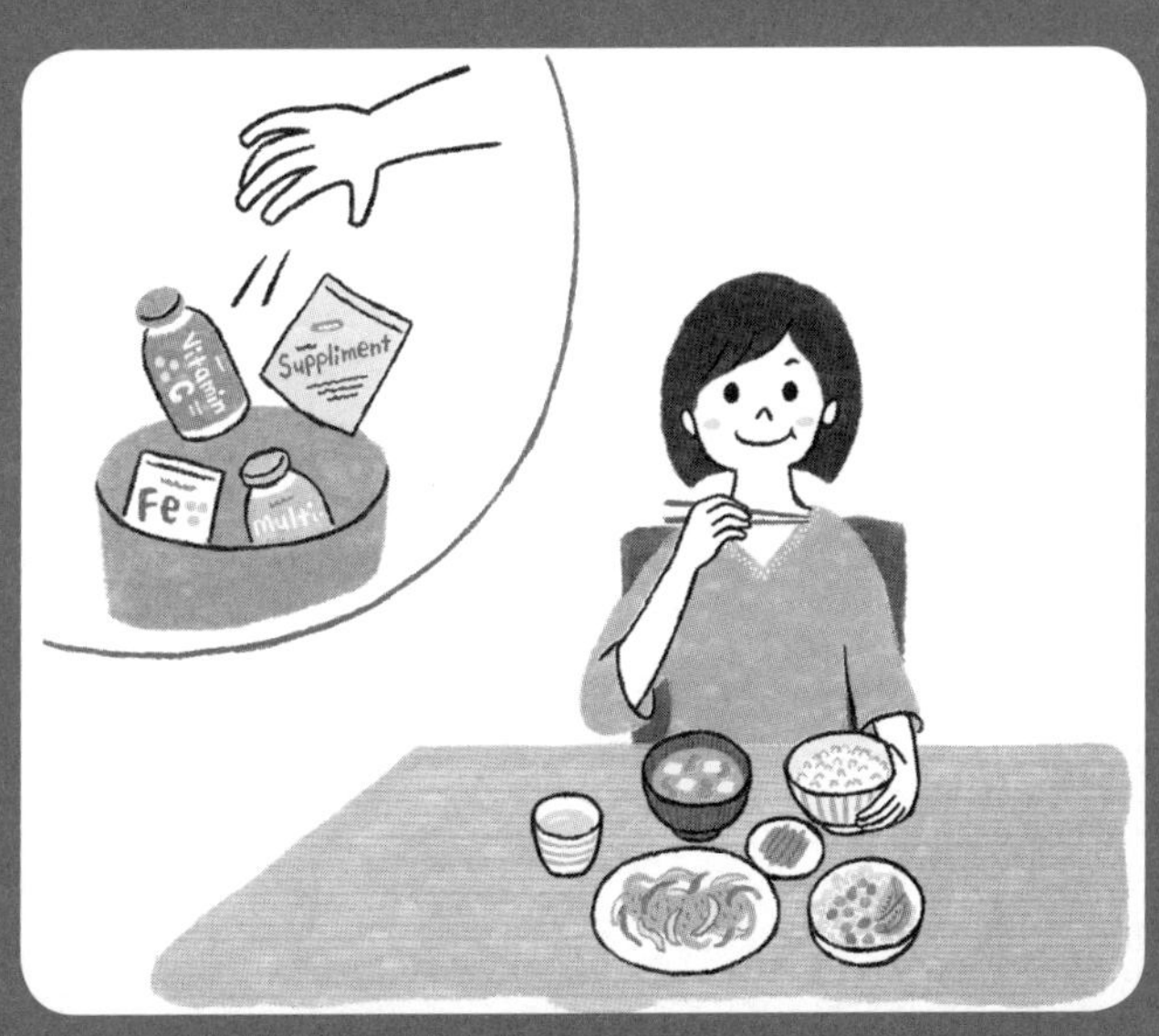

36 ビタミン剤

食事でとるのが一番よい

薬に頼らない体づくりには、三大栄養素、つまりたんぱく質、脂質、糖質を適切なバランスでとることがもっとも大切なことです。また、これら三大栄養素とは別に、体内では合成されず、しかも生体にとって不可欠なものがあります。それはビタミンや微量元素で、必要量は微量ですが、欠乏するとさまざまな症状が起こることがわかっています。

たとえばビタミン。古典的な病気が登場しますが、暗いところでの視力が極端に落ちる夜盲症（通称「とり目」）はビタミンAの欠乏症、白米を食べるようになって流行した脚気はビタミンB1の欠乏症、長旅の船員に起きた壊血病はビタミンCの欠乏症、幼時期に陽に当たらないために生じた骨軟化症（くる病）はビタミンDの欠乏症です。これらビタミンの欠乏で生じる病気は、死亡や後遺障害につながる重大な病気の原因になります。

ビタミンをたんぱく質、脂質、糖質より大切だと思っている人がいるようですが、三大栄養素（特にたんぱく質と脂質の二つの栄養素）の重要性には、はるかに及びません。三大栄養素をバランスよく適切に食べていれば、ほとんどビタミンや微量元素が不足することはありません。ビタミン不足になるのは、極端なダイエットや、特別偏った食事になっている人、極端に陽に当たるのを避けている人、食事ができなくて高カロリー輸液（IVH）を受けているにもかかわらず、ビタミン剤が使われていない人、などです。

ビタミン欠乏と過剰摂取

ビタミンA、D、E、Kなどの脂溶性ビタミンは、脂肪組織に溶け込んでいますので、しばらく補充しなくともすぐには欠乏しません。しかし、ビタミンB_1、B_2、B_6、B_{12}、ビタミンCなどの水溶性ビタミンは、組織にあまり蓄積されていないため、口からまったく食べずに、かつ補給がなければ急速に欠乏していきます。

高カロリー輸液は、一日一五〇〇〜二〇〇〇キロカロリーのエネルギーと、アミノ酸（たんぱく質のもと）を補給します。一般の食事と違ってビタミン剤が入っていませんので、ビタミンを補給しないと、確実にビタミン欠乏症になります。医師の処方ミスでビタミン剤を添加せず、ビタミン欠乏症を起こして死亡したり、精神・神経障害を残す例があります。急性のビタミンB_1欠乏症の典型的な症状として、意識障害、運動失調症、心不全、ショック、汎血球減少症などが現れます。すべての体の機能に関係するため、糖尿病も現れます。ビタミンB_1の大量使用で急速に回復しますが、脳の細胞が傷害されるまで、ビタミンが補給されないと、障害が残ります。

ビタミンAの欠乏症としては、先に挙げた夜盲症が有名ですが、小児では成長障害が問題になりますし、大人でも感染症が起こりやすくなり、目の傷害が重症になると、失明することもあります。ビタミンAは脂溶性ビタミンの典型で、過剰症がもっとも起こりやすいビタミンです。急性でも慢性でも頭の中の圧力が増すため、頭痛や嘔吐を起こしますし、皮膚が剥離(はくり)したり乾燥してざらざらになったり、関節痛などにもなります。

もっとも注意が必要なのは、妊婦がビタミンAを過剰摂取すると、子どもに先天〝奇形〟を起こすことがある点です。ビタミンAそのものが〝奇形〟の原因になりますし、総合ビタミン剤に添加されている、女性ホルモン様作用を有する添加剤のBHA(ブチルヒドロキシアニソール)も、〝奇形〟を起こす原因になり得ます。妊婦の栄養バランスの是正に「妊婦用総合ビタミン剤」と称するものがありますが、バランスのよい食事をしていれば、ビタミン剤を補給する必要はありません。妊娠中や妊娠の予定があるときには、ビタミン剤の補給はしないように。

フッ素とコエンザイムQ

ビタミンではありませんが、フッ化物（フッ素：これをビタミンのように必須のものといっている人もいるが間違い）と、コエンザイムQ（補酵素Q）は問題の物質です。

フッ化物は虫歯予防にと、水道水への添加の代わりに幼児や児童への集団フッ素洗口が推進されています。しかし、世界的には廃止の方向にあります。日本での一二歳児の虫歯は二〇〇四年には一人平均一・九本、一五年〇・九本、二一年には〇・六三本になりました。今後も減り続けるでしょう。フッ素の虫歯予防効果はほとんどないのに、発がん性やダウン症などの害は、確実にあります。男児の骨肉腫（骨のがん）が増えるので、危険です。

コエンザイムQそのものは、生体内でエネルギーを生むのに重要な役割を果たしていますが、体内で合成されるので、外から補う必要はありません。

ビタミンや微量元素類は、確実に不足することがわかっているとき、不足の症状があるときにのみ使用するもので、特別な理由もないのに使用しても無駄です。

必要

高カロリー輸液用総合ビタミン剤

- 総合ビタミン剤
【ビタジェクト注キット、オーツカMV注、ダイメジン・マルチ注、マルタミン注射用】

→医療用医薬品として必須

微量元素製剤

- 高カロリー輸液用微量元素製剤
【処方1：エレメンミック、シザナリンN、ボルビックス、ミネラミック、メドレニック、エレジェクト、ミネリック】

→経口（経腸）の栄養補給が不可能で、微量元素を含まない高カロリー輸液のみが長期に続く場合に使用（鉄、マンガン、亜鉛、銅、ヨウ素を含有）

- 【処方2：ボルビサール】

→同上（処方1との違いは、マンガンのみ含有しない点、黄疸のある場合はマンガン過剰防止となる）

鉄剤

- 硫酸第一鉄（内服鉄剤）
【テツクール、スローフィー、フェロ・グラデュメット】

→内服可能な場合は、錠剤を使用する。胃痛、胃重感など胃の不快な症状はありうる

- 含糖酸化鉄【フェジン】

→内服不可能な場合の鉄分の補給に

 ※薬剤の名称は、・一般名【商品名】の順に記載してあります。

限定使用 特別の場合だけに

脂溶性ビタミン〈ビタミンA〉

- パルミチン酸レチノール【チョコラA（滴、注、錠、末）】
- ビタミンA【チョコラA（錠、末）】

→過剰症が問題。妊娠している女性では（3カ月以内に妊娠予定者も含む）禁忌。急性中毒に頭痛、嘔吐、皮膚剥離など。慢性中毒に皮膚乾燥、頭痛、仮性脳腫瘍、脱力、皮質性化骨症、関節痛など

脂溶性ビタミン〈ビタミンD〉

- アルファカルシドール【アルファロール、ワンアルファ】

→ビタミンD欠乏にともなう骨軟化症（くる病）の予防と治療には必須。過剰症、害作用として血中カルシウム濃度の上昇で食欲不振、嘔吐、多飲、脱力、神経過敏、尿毒症など

脂溶性ビタミン〈ビタミンE〉

- トコフェロール酢酸エステル
【ユベラ、トコフェロール酢酸エステル】

→多価不飽和脂肪酸の抗酸化剤として作用。過剰症として、壊死性腸炎や敗血症、肺機能低下、血小板減少、肝不全、腎不全なども生じうる

脂溶性ビタミン〈ビタミンK〉

- フィトナジオン
【カチーフN（散、錠）、ケーワン（錠）、ビタミンK_1（錠）】
- メナテトレノン【ケイツー（経口、注、シロップ）】

→ビタミンK欠乏による出血傾向には必須。注射速度が速い場合、アナフィラキシーを生じうる

限定使用 特別の場合だけに

水溶性ビタミン〈ビタミンB1〉

- チアミン【メタボリンG、チアミン（注〈50mg/1ml〉）】

→急性ビタミンB1欠乏症（乳酸アシドーシス、ウェルニッケ脳症など）に必要。下痢の害作用あり

- チアミン【チアミン（散）】

→錠剤は販売されていない。脚気などビタミンB1欠乏症に必須

水溶性ビタミン〈ビタミンB2〉

- リボフラビン【ハイボン、ミタンB2】

→欠乏症にのみ必須

水溶性ビタミン〈ビタミンB6〉

- ピリドキシン【ビタミンB6F（錠、散）】

→欠乏症はきわめてまれ。実質的に必要なのは、抗結核剤イソニコチン酸ヒドラジドなど使用時のビタミンB6欠乏症予防と治療のみ

水溶性ビタミン〈ビタミンB12〉

- 酢酸ヒドロキソコバラミン【フレスミンS】

→自己免疫疾患の一つ、悪性貧血の特効薬だが、ほかの貧血には無効

水溶性ビタミン〈葉酸〉

- 葉酸ナトリウム【フォリアミン（錠、散、注）】

→葉酸欠乏症や抗けいれん剤、抗マラリア剤、アルコールなどによる貧血（葉酸欠乏による）に使用

 ※薬剤の名称は、・一般名【商品名】の順に記載してあります。

△

限定使用 特別の場合だけに

水溶性ビタミン〈ビタミンC〉

• アスコルビン酸
【ビタミンC、ハイシー、ビタシミン、アスコルビン酸、ビタCなど】

→ビタミンC欠乏症にのみ効果がある。皮膚のシミ・ソバカス、感冒予防治療には無効

水溶性ビタミン〈ナイアシン剤〉

• ニコチン酸【ナイクリン】
• ニコチン酸アミド【ニコチン酸アミド】

→ナイアシン（ニコチン酸アミド）の欠乏症（ペラグラなど）にのみ有効

コエンザイムQ（補酵素Q、ユビキノン）

• ユビデカレノン【ノイキノン、ユビデカレノン】

→先天性コエンザイムQ欠損症にのみ有用。通常は体内で合成されるので、それ以外は不要・無効

危険

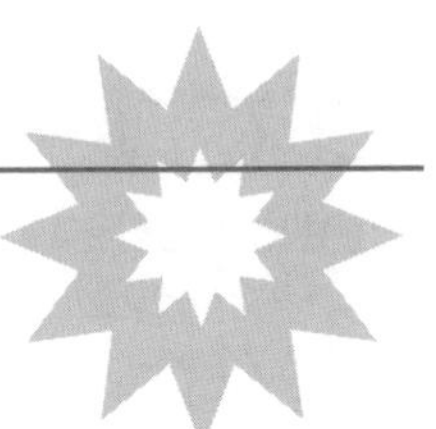

水溶性ビタミン〈ビタミンB1〉

- フルスルチアミン【アリナミンFなど】
- プロスルチアミン【アリナミン】
- セトチアミン【ジセタミン】
- オクトチアミン【ノイビタ】
- その他【種々】

水溶性ビタミン〈複合ビタミン剤〉

- ビタミンB_1、B_2、B_6、B_{12}の複合剤
【ビタメジン、ノイロビタン、ビタノイリン、ビタルファなど】

→高用量すぎる。下痢を起こしうる

脂溶性ビタミン〈ビタミンK〉

- メナテトレノン【グラケー、メナテトレノン】

→骨粗しょう症に対する長期効果と安全性は疑問（この使用法は外国では未承認）。内服剤でも界面活性剤が添加されており、アナフィラキシーがありうる

フッ素化合物（フッ化物）

- フッ化ナトリウム
【ミラノール、オラブリス、フッ化ナトリウム、フルオール】
- モノフルオロリン酸ナトリウム、フッ化スズ
【※フッ化ナトリウムの代わりに歯磨き剤に添加されていることがある】

→水道水への添加で発がん性あり。ダウン症、歯フッ素症、精神・神経障害、ホルモン異常など全身に影響する。急性中毒として胃痛、嘔気嘔吐、ひどい場合はけいれん、不整脈なども生じうる。フッ化物洗口用の溶液（高濃度）を1回分飲用で、急性中毒症状が出現しうる

これだけは知っておきたい! 医薬品の情報を得るためには

一般社団法人 医薬ビジランスセンター(薬のチェック)

〒543-0043　大阪市天王寺区勝山2-14-8-602

URL https://medcheckjp.org/

旧URL http://www.npojip.org

薬害オンブズパースン会議・タイアップグループ

〒160-0022 東京都新宿区新宿1−14−4　AMビル4階

Mail info@yakugai.gr.jp

URL http://www.yakugai.gr.jp

全国薬害被害者団体連絡協議会

〒153-0063 東京都目黒区目黒1-9-19 公益財団法人いしずえ(サリドマイド福祉センター)

URL http://hkr.o.oo7.jp/yakugai

厚生労働省

〒100-8916 東京都千代田区霞が関1−2−2

Tel 03-5253-1111(代表)

URL http://www.mhlw.go.jp

医薬品等安全性関連情報

URL http://www.mhlw.go.jp/stf/seisakunitsuite/bunya/kenkou_iryou/iyakuhin/iyaku/index.html

---

独立行政法人医薬品医療機器総合機構(PMDA)

URL http://pmda.go.jp

安全性情報・回収情報・添付文書等

URL https://www.pmda.go.jp/search_index.html

医薬品副作用被害救済制度

URL http://www.pmda.go.jp/kenkouhigai_camp/index.html

索 引

注：この索引では、一般名／その他は黒字で、商品名は赤字で記載しています。

あ

索引

き

お

か

す

せ

し

な

と

て

ひ

の

は

に

ね

ふ

ほ

へ

も

や

ゆ

む

め

ま

み

る

れ

よ

ら

り

ろ

わ

編集　東京コア
イラストレーター　オオイシチエ
カバー・本文デザイン　松田 剛（東京100ミリバールスタジオ）
DTP制作　木村暢恵

浜 六郎（はま　ろくろう）

医師（内科・疫学）。1945年徳島県生まれ。1969年に大阪大学医学部を卒業後、大阪府衛生部を経て、1997年まで阪南中央病院に勤務。1986年に製薬企業から独立した医薬品情報誌『TIP（正しい治療と薬の情報）』を別府宏圀氏とともに創刊（副編集長）、著書『薬害はなぜなくならないか』（日本評論社）の刊行を機に、1997年に病院を退職して医薬ビジランスセンターを設立。2000年4月にNPO（特定非営利活動）法人医薬ビジランスセンター（通称＝薬のチェック）としてスタートし、2023年より一般社団法人、医薬品の安全で適正な使用のための研究と情報活動に取り組む。『新版　病院で聞くことば事典』（岩波書店）、『薬の診察室——薬と毒の見分け方』（講談社）、『下げたら、あかん！コレステロールと血圧』（日本評論社）、『高血圧は薬で下げるな！』（角川書店）、『やっぱり危ないタミフル——突然死の恐怖』（金曜日）、『読んでやめる精神の薬』（金曜日）、『「薬のやめ方」事典』（三五館）など著書多数。

増補版 ひとめでわかる のんではいけない薬 大事典

2024年 5 月 27 日　　初版発行

著　者　　浜 六郎
発行人　　植村 隆
発行所　　株式会社金曜日
〒103-0007　東京都中央区日本橋浜町1-5-13
日本橋スカイビル6階
URL　https://www.kinyobi.co.jp
（業務部）03-5846-9001
Mail　gyomubu@kinyobi.co.jp
（編集部）03-5846-9005
Mail　henshubu@kinyobi.co.jp

印刷・製本　精文堂印刷株式会社

価格はカバーに表示してあります。

落丁・乱丁はお取り替えいたします。

ISBN978-4-86572-032-7　C2047